García

Lipödem – Ich bin mehr als meine Beine

Lipödem – Ich bin mehr als meine Beine

Isabel García

TRIAS

Bibliografische Information der Deutschen Nationalbibliothek

Die Deutsche Nationalbibliothek verzeichnet diese Publikation in der Deutschen Nationalbibliografie; detaillierte bibliografische Daten sind im Internet über http://dnb.d-nb.de abrufbar.

1. Auflage 2019

Rüdigerstr. 14
70469 Stuttgart
Deutschland

www.trias-verlag.de

Printed in Germany

Programmplanung: Katja Widmann
Projektmanagement: Anja Bippus
Redaktion: Anne Bleick
Bildredaktion: Christoph Frick
Umschlaggestaltung:
CYCLUS Visuelle Kommunikation, Stuttgart
Umschlagfoto: Calvin Hollywood
Fotos im Innenteil: Westermann + Buroh Studios, Hamburg
Zeichnungen S. 269, 270: Nina Tiefenbach, Berlin; alle sonstigen Zeichnungen: Ziegler und Müller, Kirchentellinsfurt
Satz: Ziegler und Müller, Kirchentellinsfurt; gesetzt in APP/3B2 V.9
Druck: Westermann Druck GmbH, Zwickau

ISBN 978-3-432-10788-2 1 2 3 4 5 6

Auch erhältlich als E-Book:
eISBN (epub) 978-3-432-10789-9

Liebe Leserin, lieber Leser,
hat Ihnen dieses Buch weitergeholfen?
Für Anregungen, Kritik, aber auch für Lob sind wir offen. So können wir in Zukunft noch besser auf Ihre Wünsche eingehen. Schreiben Sie uns, denn Ihre Meinung zählt!

Ihr TRIAS Verlag

E-Mail-Leserservice: kundenservice@trias-verlag.de

Adresse:
Lektorat TRIAS Verlag, Postfach 30 05 04,
70445 Stuttgart
Fax: 07 11-89 31-7 48

Besuchen Sie uns auf facebook!
www.facebook.com/trias.tut.mir.gut

Lassen Sie sich inspirieren!
www.printerest.com/triasverlag

Die Autorin

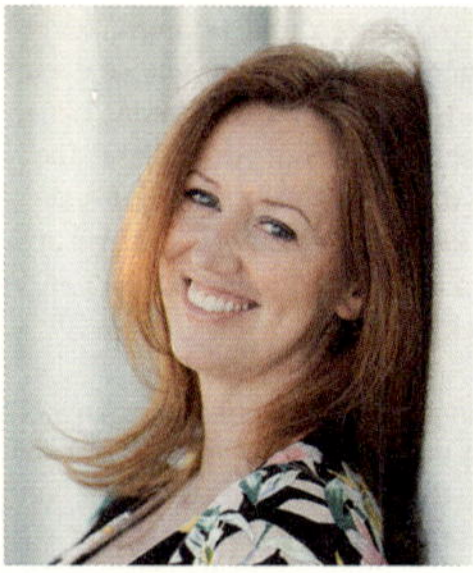

Isabel García, Tochter eines Spaniers und einer Hamburgerin, ist Rednerin, Autorin und Unternehmerin. Sie studierte erst Gesang am Hamburger Konservatorium und absolvierte anschließend ihre Ausbildung zur Diplomsprecherin mit Bestnote. Ihr Sprachtalent setzte sie später als Radio- und Fernsehmoderatorin ein. Seit 2010 steht sie als Rhetorik-Coach auf der Bühne und bringt in ihren Vorträgen die Menschen zum Lachen, Nachdenken und Anpacken. Doch das ist nur die eine, die öffentliche Seite des Multitalents. Bereits als junges Mädchen ahnte Isabel García, dass mit ihrem Körper etwas nicht stimmte, da sie in der Pubertät stark an den Beinen zunahm und unter Schmerzen litt. Die Diagnose Lipödem erhielt sie allerdings erst mit 27 Jahren, nach einer Odyssee durch sämtliche Diäten, Sportarten und von einem ratlosen Arzt zum nächsten. Dieses Buch ist das Ergebnis ihrer hartnäckigen Suche nach Antworten, den richtigen Therapien und Unterstützung im Alltag mit dieser rätselhaften und schwer behandelbaren Krankheit. Frau García will Frauen mit Lipödem Hilfe zur Selbsthilfe anbieten, über die Krankheit aufklären und mit Mythen aufräumen. Vor allem will sie zeigen, dass sich niemand wegen seines Lipödems verstecken muss. Isabel García lebt abwechselnd in Münster und Sevilla.

Inhalt

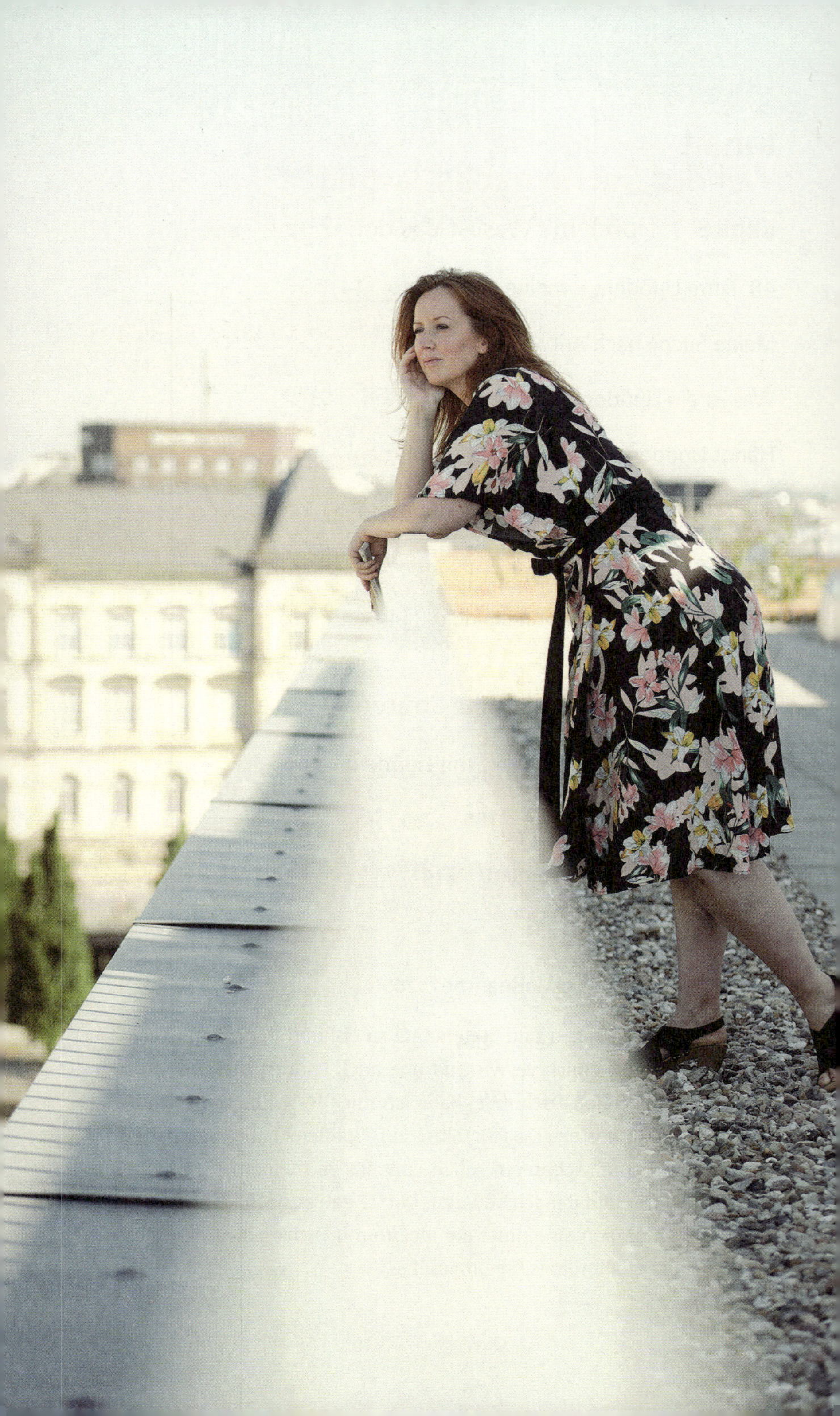

Auf der Suche nach Klarheit

Bei einem Lipödem sollte so früh wie möglich operiert werden.

Ich kann das Lipödem amputieren. Es kommt danach nie wieder.

Bei uns in der Klinik kommen Patientinnen an, die eine Operation hinter sich haben und schlimmer aussahen als vorher. Nur jetzt 18 000 Euro ärmer.

Eine Fettabsaugung bei einer 14-Jährigen durchzuführen ist moralisch nicht vertretbar.

Ich habe ein Ganzkörper-Lipödem.

Ein Lipödem gibt es nur an den Beinen und Armen. Nirgendwo sonst.

Dank der Kompression bin ich heute fast schmerzfrei.

Die Kompression bringt mir gar nichts.

Das alles sind Aussagen und Statements zu ein und derselben Krankheit: Lipödem. Reichlich verwirrend und auch widersprüchlich. Prost Mahlzeit. Und in den Dschungel habe ich mich freiwillig reingetraut? Ja. Ich will Antworten. Da ich selbst ein Lipödem habe, beschäftigt mich dieses Thema schon ein Leben lang. Bis zu meinem 27. Lebensjahr unbewusst und danach bewusst. Mit 27 gab es noch keine Bücher dazu und schon damals keimte die Idee in mir, selbst eines zu verfassen. Ich habe es allerdings nie umgesetzt.

Am Anfang lag es wohl daran, dass ich gar nicht wusste, wie man das macht und wie ich einen Verlag finde. Als ich mittlerweile mehrere Kommunikationsbücher geschrieben hatte, rieten mir einige Berater davon ab. Ich war mittlerweile eine erfolgreiche Rednerin zum Thema Kommunikation und ein weiteres Thema würde meine »Marke« verwässern. Und darüber hinaus könne es doch nicht mein Ziel sein, nur noch als die Rednerin mit den dicken Beinen gesehen zu werden. Einige Jahre haben mich die Aussagen noch davon abgehalten, dieses Buch zu schreiben. Mittlerweile nicht mehr.

Ich starte einen großen Selbsttest und lasse Sie daran teilhaben. Tauche ein in die Welt der Widersprüche. Reise quer durch Deutschland und befrage verschiedene Experten. Versuche eine Krankheit zu entschlüsseln, die noch nicht zu Ende erforscht ist. Spreche mit anderen Frauen, die auch ein Lipödem haben. Tausche mich mit selbstbewussten Frauen aus, die mutig an die Öffentlichkeit gehen und sich zeigen, mit ihrem Lipödem. Bemerke, dass sich auch bei mir vieles wandelt während dieser rund einjährigen Recherchezeit.

An dieser Fülle von Antworten, Anregungen, Lösungsmöglichkeiten und auch meinen sehr persönlichen Erfahrungen möchte ich Sie gern teilhaben lassen. Damit Sie Ihren ganz individuellen Weg finden, um gut mit Ihrem Lipödem zu leben.

Ihre

Isabel García

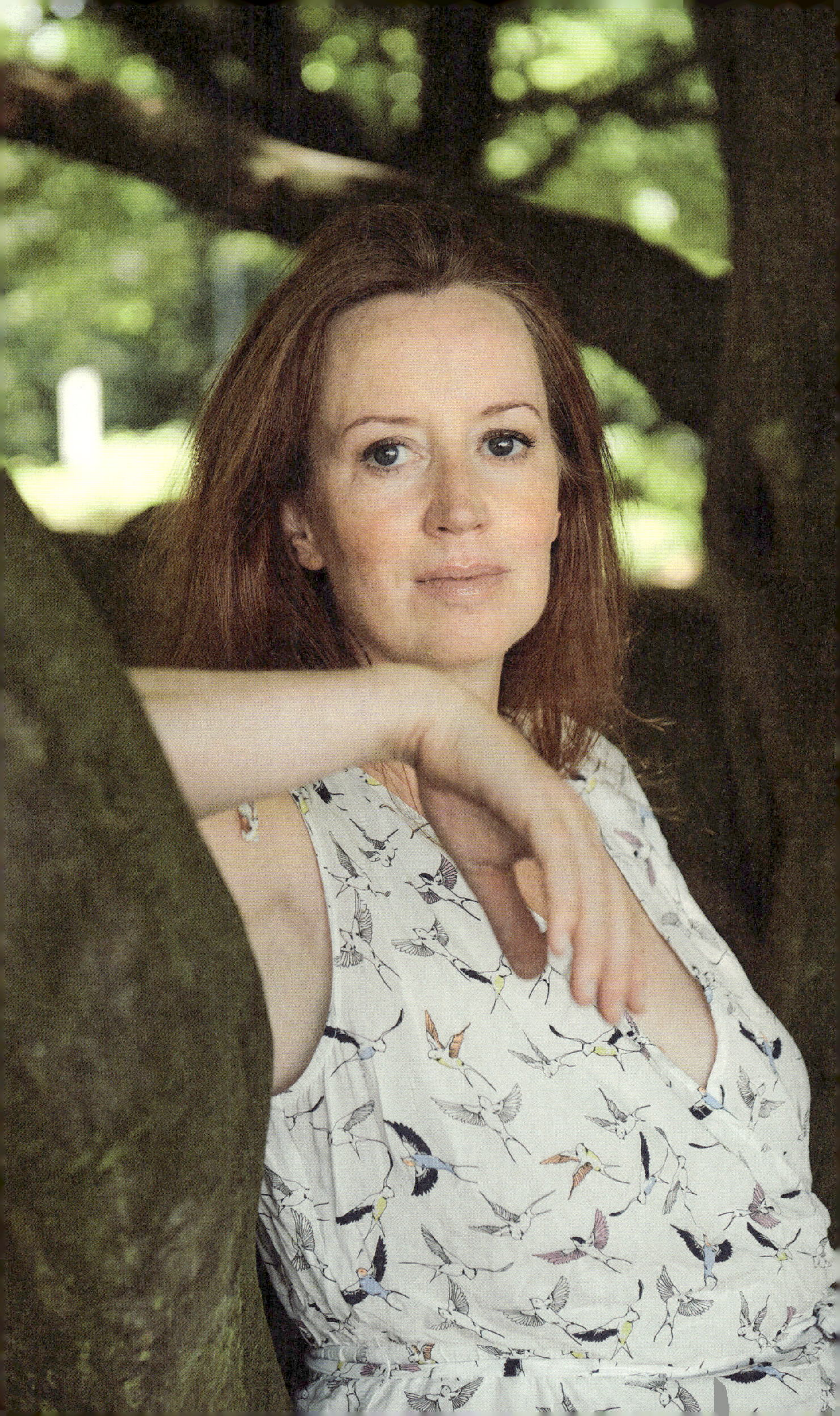

Kapitel 1
Lipödem? Was ist das denn?

Lipödem ist eine Störung der Fettverteilung, die fast nur Frauen trifft. Die Krankheit ist mit Schmerzen verbunden und stellt für die Frauen ein großes ästhetisches Problem dar. Da ich es selbst habe, beginne ich mit meiner Geschichte.

48 Jahre Lipödem – meine Geschichte

Ich trage ein langes Kleid. Nur die Schuhe schauen unter dem Saum hervor. Von den Beinen ist nichts zu sehen. Mit Absicht. Ich habe nämlich ein Lipödem.

Vereinfacht ausgedrückt wurde bei mir der Oberkörper einer schlanken Frau auf den Unterkörper einer übergewichtigen Frau gesteckt. Oben herum Barbie und unten Monchhichi. Das können Sie sich nicht vorstellen? Ich wundere mich auch immer wieder, wie das zusammenpasst, wenn ich mich im Spiegel anschaue.

Diese Beine gehören nicht zu mir

Es gab sogar mal eine Zeit, da habe ich die Spiegel so aufgehängt, dass ich nur meinen Oberkörper sehen konnte. Die Beine wurden ignoriert. Die gehörten nicht zu mir. Und das war mein fester Glaube: Diese Beine gehören nicht zu mir. Und dabei fing alles vermeintlich harmlos an: mit meiner ersten Brigitte-Diät. Ich war 13 Jahre alt und hatte mit Beginn der Pubertät etwas zugenommen. Bei einer Größe von damals 1,76 m wog ich 53 Kilo. Vorher waren es 49 Kilo gewesen.

Hätte ich die zusätzlichen vier Kilo überall gleichmäßig zugenommen, wäre ich wahrscheinlich nie auf die Idee gekommen, eine Diät zu machen, aber ich nahm das Gewicht nur an den Oberschenkeln zu. Vorher war ich ein Strich in der Landschaft, nun war ich ein Strich mit zwei Beulen. Nervig. Das wollte ich nicht. Und da meine Mutter sowieso häufig auf Diät war, machte ich einfach mal mit. An die leckere Fischsuppe erinnere ich mich heute noch gern.

Leider nahm ich kaum ab. Eigentlich hätte meine Mutter viel langsamer abnehmen müssen als ich, da der Stoffwechsel im Alter runterfährt. Es war aber andersherum. Und nicht nur dieses eine Mal. Wir haben sogar mal eine Woche gemeinsam gefastet. Meine Mutter nahm fünf Kilo ab und ich gerade mal ein Kilo, das dann nach dem Fastenbrechen auch sofort wieder drauf war.

Natürlich habe ich mich bei der ein oder anderen Diät auch mal nicht ganz strikt an den Diätplan gehalten. Ich war schließlich noch ein Kind. Eine Jugendliche. Eine junge Frau. Doch meistens war ich konsequent. Denn mit jeder neuen Diät hegte ich die Hoffnung auf schlanke Beine. Leider nahm ich jedes Mal sehr langsam ab und hauptsächlich am Oberkörper, der ohnehin schon schmal war. Ich wollte an den Beinen abnehmen, doch die wurden von Diät zu Diät bzw. von Jo-Jo zu Jo-Jo immer dicker.

Meine Beine werden einfach nicht schlanker

Was konnte ich also noch tun? Sport. Klar. Mit Sport würde ich auch an den Beinen abnehmen. Ich meldete mich im Fitnesscenter an, besorgte mir einen eigenen Stepper für zu Hause, fuhr Fahrrad und versuchte es sogar mit Joggen. Es gab Tage, da bin ich 40 Kilometer mit dem Fahrrad gefahren, dann noch 40 Minuten gejoggt und habe mich abends vorm Fernseher auf den Stepper gestellt. Jede Übung für die Beine war meine. Wurden die Beine davon schlanker? Ja. Einen Hauch. Doch dies stand in keinem Verhältnis zu dem Aufwand, den ich betrieb. Und wenn ich bei dem Pensum nachließ, wuchsen die Beulen nur noch mehr. Mit 18 hatte ich schon einen Unterschied von fünf Kleidergrößen. Oben herum Größe 36 und untenherum Größe 46. Wobei ich mit »untenherum« nur die Beine meine. Die Taille war schmal, die Hüften waren schlank und dann kamen die säulenartigen Beine.

In meiner Hochphase hatte ein einziger Oberschenkel einen Umfang von 90 cm und die Taille nur 60 cm. Versuchen Sie mal mit solchen Maßen eine Hose zu finden. Wenn die Beine reinpassten, konnte ich mir den Hosenbund zweimal um die Hüfte schwingen. Also erst Hose kaufen und dann ab zur Schneiderin. Einen hüftlangen Blazer konnte ich nicht anziehen, weil ich den nicht über die Oberschenkel bekam. Nur taillierte Sachen konnte ich tragen. Doch dadurch fielen die Oberschenkel noch stärker auf. Von der Natur wurde ich mit einem knackigen Hintern belohnt. Leider sorgte das Lipödem dafür, dass die Oberschenkel unter dem Hintern so dick waren, dass es aussah, als ob mein Hintern bis zur Hälfte des Oberschenkels hinunterhing. Mein hübscher Hintern ging nahtlos in die dicken, beuligen Oberschenkel über und ich konnte kaum erkennen, wo der Hintern aufhörte und die Schenkel anfingen.

Als Au-pair-Mädchen in England kaufte ich mir dann eine Videokassette zu Callanetics. In der Werbung sah man eine Frau mit einer ähnlichen Figur wie meiner und nach nur wenigen Monaten hatte sie eine normale Figur – dank des Fitnessprogramms. Toll. Das wollte ich auch. Die Trainerin in dem Video sagte, dass der Po auf derselben Höhe sein sollte wie das Schambein. Lustig. Mein Hintern hing deutlich tiefer. Sehr deutlich. Ich habe dieses Programm monatelang gemacht. Auch danach hing mein Hintern tiefer als das Schambein und die dicken Oberschenkel waren immer noch da. Wurde es besser? Ja, ein bisschen. Reichte es mir? Nein. Ich wurde diese dicken Beine einfach nicht los.

Zu der Zeit hatte ich schon überall Besenreiser an den Beinen und die Cellulitis verteilte sich gleichmäßig vom unteren Hintern bis zu den Waden. Was habe ich dagegen gemacht? Noch mehr Sport. Noch mehr Diäten. Ich kenne sie alle: Blutgruppendiät, Fasten, Fit for life, Atkins, Brigitte-Diät, Hollywood-Diät, die Wundersuppe und viele, viele mehr. Immer mit der Hoffnung, dass ich mit der nächsten dauerhaft mein Gewicht würde halten können.

Ich stecke im Teufelskreis aus Diäten und Frustessen fest

Konnte ich aber nicht. Warum nicht? Unter anderem, weil ich eine emotionale Esserin bin. Wenn ich jemals meine Traumbeine erreicht hätte, hätte ich vielleicht aus dem Diäten-Karussell aussteigen können. Doch ich kam ja nie an. Ich nahm ab. Die Beine wurden etwas schlanker. Aber nie schlank. Nie schön. Die Fettmassen sorgten dafür, dass ich kein sichtbares Knie mehr hatte. Selbst wenn ich nach einer Diät Kleidergröße 38 trug, so hatte ich als junge Frau dennoch keine Knie. Ich erinnere mich noch an das Schützenfest bei uns auf dem Land, wo ich mit meiner Familie immer meine Wochenenden und Ferien verbrachte. Ich hatte einen Minirock an, und als ich mit einigen Freunden nachts noch zusammensaß, stellte ein guter Freund von mir fest: »Komisch. Du hast gar keine Knie.« Woraufhin alle anderen auch schauten und zu demselben Ergebnis kamen.

Ich fühlte mich schlagartig furchtbar. Bis dahin hatte ich den Abend genossen. Jetzt war ich die Frau ohne Knie. Solche Erlebnisse gab es in meiner Jugend immer mal wieder.

Auch jetzt noch kommen Emotionen hoch, wenn ich mich daran erinnere. Wenn ich esse, fühle ich weniger. Essen betäubt mich. Dann kann ich auch ausblenden, dass ich am Wochenende immer nur mitgenommen wurde, weil die Clique jemanden brauchte, der Auto fuhr. Ich gehörte nicht wirklich dazu. Aber ich trank keinen Alkohol, was für die anderen sehr praktisch war. Wenn ich mitkam, konnten alle trinken. Durch das Essen spürte ich auch meine Einsamkeit nicht mehr, weil mich kein Junge interessant fand. Meinen ersten Freund hatte ich erst mit 23 Jahren. Wer will auch mit so einer merkwürdig aussehenden Frau zusammen sein? Ich konnte die Jungs verstehen. Ich mochte mich ja selbst nicht.

Ich erinnere mich noch, wie mir ein Lebenspartner mit leuchtenden Augen mitteilte: »Du bist meine erste dicke Freundin.« Das sollte ein Kompliment sein. Nach dem Motto: Meine Liebe ist so groß, dass ich sogar mit den Fettmassen klarkomme. Wobei ich ja nie dick war. Nie übergewichtig. Nicht dass dies schlimm wäre oder ich es verurteilen würde. Die meisten Lipödem-Betroffenen sind übergewichtig oder sogar adipös. Es geht mir nicht darum, dass ich zu den Ausnahmen gehöre, sondern dass ich von einem Mann, der meint, mich zu lieben, als dick bezeichnet wurde, obwohl ich zu dem Zeitpunkt nur 78 Kilo gewogen habe. Eigentlich ist das bei 1,80 m Normalgewicht. Bei meiner Figur und den Fettmassen wirkt es aber in der Tat übergewichtig. Oder ein anderer Mann, der mich im Badezimmer kritisch betrachtete und dann erstaunt sagte: »Mensch. Du bist ja wirklich nur hier unten dick. Hier oben bist du hübsch.« Das sind Komplimente, nach der sich jede Frau sehnt. Oder auch nicht. Und wenn ich diesen Seelenkummer vergessen wollte, flüchtete ich mich wieder in Fressattacken. Und die Kilos waren schneller wieder drauf, als ich Jo-Jo sagen konnte.

Darüber hinaus machte meine Cellulitiseher einer Mondlandschaft alle Ehre und nicht einer süßen, saftigen Orange. Was hilft dagegen? Wechselduschen. Heiß, kalt, heiß, kalt, heiß, kalt. Habe ich natürlich auch gemacht. Was noch? Schwimmen. Ich ging mit meinem Vater regelmäßig morgens ins Schwimmbad, um meine 1000 Meter zu schwimmen. Mit meinem Vater traute ich mich ins Schwimmbad. Alleine nicht. Und ich habe alle Cremes und Massagebürsten ausprobiert, die es zu kaufen gab. Ohne großen Erfolg. Wenn Sie also wochenlang auf alles Leckere verzichten und trotz Sport nicht das gewünschte Ziel erreichen, dann kommt der Frust. Die Enttäuschung. Die Traurigkeit. Wie soll mich jemals ein Mann dauerhaft lieben können? Mit den Beinen?

Also fing ich wieder an zu essen. Manchmal räumte ich den Kühlschrank leer, doch häufig reichte schon normales Essen. Mit normal meine ich das, was bei uns gegessen wurde: morgens ein Brötchen mit Marmelade, mittags ein Teller Eintopf, nachmittags ein Stück Kuchen und abends Brot mit Aufschnitt. Doch mein Körper wusste schon gar nicht mehr, was »normal« ist nach den vielen Diäten. Er nahm zu. Natürlich hauptsächlich untenherum und das Drama wurde schlimmer und schlimmer. Denn dann fingen die Schmerzen an.

Die Beine beginnen zu schmerzen

Darüber habe ich mit kaum jemandem geredet. Weil ich mich schämte. Ich dachte, die Schmerzen kämen daher, dass ich zu dick sei. Ich müsste einfach nur mehr Sport treiben und eine Diät lebenslang durchhalten, dann würden auch die Schmerzen weniger. Mir tun die Oberschenkel weh, wenn ich längere Zeit sitze. Mir tun die Beine weh, wenn ich lange stehe. Wenn in einem Hotel der Duschkopf zu hart eingestellt ist, tut mir der Wasserstrahl auf den Beinen weh. Als eine Ärztin letztens Akupunktur-Nadeln gesetzt hat und leicht in meine

Waden drückte, um die richtige Stelle zu finden, da wäre ich ihr am liebsten vom Tisch gesprungen. Auf einer Skala von 0 bis 10 habe ich permanent Schmerzen zwischen 2 und 4. Die kann ich meistens ausblenden. Doch wenn ich mich leicht stoße, ungünstigen Sport treibe, zu heftig angefasst werde, dann kurbelt sich der Schmerz schnell auf 6 bis 8 hoch. So eine harmlose Aktion wie Beine hochlegen tut mir weh, wenn ich die Waden nur auf einen Stuhl lege. Selbst dick gepolsterte Kanten tun mir weh. Ich kann meine Beine nur auf einem Sofa hochlegen, wo ich nicht an einer Stelle vermehrt Druck auf meine Beine ausübe. Das mache ich natürlich nicht in jedem Haushalt bzw. im Büro. Daher kämpfe ich mich meistens durch den Tag, ohne die Beine zwischendurch hochzulegen.

Berührungen, die Menschen ohne Lipödem als intensives Streicheln empfinden würden, treiben mir Tränen in die Augen. An manchen Tagen ist es schlimmer und an manchen weniger. Das glaubt einem doch keiner. Also habe ich es mir auch irgendwann nicht mehr geglaubt und dachte, dass ich das alles wegbekomme – Fett und Schmerzen –, wenn ich die nächste Diät inklusive Sportprogramm endlich dauerhaft durchhalte.

Nervig waren auch die blauen Flecken. Ständig sah ich aus wie frisch verprügelt. Häufig konnte ich mich gar nicht mehr erinnern, ob und wo ich mich gestoßen hatte, doch der blaue Fleck war unübersehbar. Einmal schaut mich mein damaliger Lebenspartner morgens voller Schreck an: »O Gott, habe ich das gemacht? Habe ich dich zu hart angefasst?« – »Nö. Das ist normal. Ich bekomme auch einfach so spontan blaue Flecke.« Einmal war ich mit einem Freund auf dem Dom. Dies ist eine große Kirmes in Hamburg mit vielen Karussells. Ich war dort im »Shaker«. Das ist ein Gerät, bei dem der Wagen immer wieder unvermittelt stoppt, losrast, sich überschlägt und um die eigene Achse dreht. Ich wurde von rechts nach links, nach oben und unten geschleudert. Großartig. Dementsprechend sah ich hinterher aus: überall blaue Flecke. Einen Tag später hatte ich ein Blind Date. Im Hochsommer. Keine Ahnung, was der Mann sich bei meinem Anblick gedacht hat. Ich kann ihn auch nicht fragen, weil es bei diesem einen Date blieb.

Der erste Arztbesuch

Mit 18 Jahren ging ich zum Arzt. Ich wollte herausfinden, ob hinter meinen dicken, schmerzempfindlichen Beinen nicht vielleicht doch eine Krankheit stecken könnte. Vielleicht die Schilddrüse? Eine Stoffwechselkrankheit? Irgendetwas? Ich betrat den Praxisraum und dort saß dieser Gott in Weiß.

»Wo wollen Sie denn abnehmen? An den Ohrläppchen oder was?« Schallendes Gelächter seinerseits. – »Ich denke, Sie können deutlich erkennen, wo ich zu dick bin.« Er grübelte, entnahm Blut … und stellte Fragen wie: »Wie sieht denn Ihre Mutter aus? Oder andere Familienmitglieder?« – »Schlank. Die sind alle schlank.« – »Na, dann sind Sie doch das einzige Goldstück in der Familie.« Sprach's und klopfte mir grinsend auf die Schulter. Die Untersuchung ging weiter. Die Sprüche auch. Irgendwann hielt ich diese nicht mehr aus und fing an zu weinen. Da sagte er: »Jetzt hören Sie doch auf zu weinen. Sie verschmieren noch Ihr ganzes Make-up.« – »Ich trage kein Make-up.« – »Na also, damit können Sie doch schon mal anfangen. Wenn Sie schöner sein wollen, fangen Sie an sich zu schminken.«

Nach weiteren Tests hat dieser Arzt dann doch noch eine für ihn logische Erklärung gefunden, warum meine Beine so dick waren: »Ihr Name klingt so ausländisch.« – »Ja. Mein Vater ist Spanier.« – »Ach, sehen Sie, da haben wir es doch. Schauen Sie sich doch die ganzen Türken an, die hier zu uns nach Hamburg kommen. Wenn die jung sind, sind sie schlank und im Alter werden sie fett. Das ist Veranlagung.«

Ein paar Minuten später fuhr ich heulend mit dem Bus nach Hause. War dort allein mit meinem Kummer und habe gegessen. Um weniger zu fühlen. Die körperlichen Schmerzen sind bei einem Lipödem nicht zu unterschätzen. Die seelischen aber auch nicht. Mit dieser Figur bin ich nicht mehr ins Schwimmbad gegangen. Oder nur dann, wenn niemand dort war oder mein Vater mitkam. Ich wollte fiese Sprüche vermeiden. Und die kamen regelmäßig, selbst wenn ich Kleidung anhatte. Ohne Kleidung noch extremer. Ich versuchte mit Kleidung meine Schwachstellen zu verstecken. Doch wie versteckt man die Hälfte des Körpers? Mit Röcken. Das ging. Wallende Röcke mit Petticoat drunter. Und lang musste der Rock sein, weil die Waden so dick waren. Es geht weniger um den Umfang der Waden, sondern mehr um die unnatürliche Form. Denn das Fett an den Waden hört schlagartig an den Knöcheln auf. Die Füße sind schlank mit keinem Gramm zu viel. Wie bei den besagten Monchhichi. Den Puppen aus meiner Kindheit: Fell am ganzen Körper und dann ragten die hellen schlanken Füße raus.

Wenn ich also mal ausgehen wollte, stand ich ewig vor dem Kleiderschrank. Es ging nicht um die Frage »Was sieht gut aus?« oder »Was ist dem Anlass angemessen?«, sondern nur um »Womit sehe ich schlank aus«. Meistens war es dann ein Rock. Wenn sich Freunde aber für ein Picknick verabredeten oder für eine Fahrradtour, dann ging der Rock nicht. Also griff ich dann zu einer weiten Hose und einem weiten Pullover oder sagte ab. Häufig habe ich abgesagt. Lieber zu Hause einsam sein als draußen ständig unwohlfühlen und den Blicken der anderen ausgesetzt sein.

Ich rette mich in den Humor

Wie viele unsichere Menschen habe ich mich in den Humor gerettet und in die Schlagfertigkeit. Was mir als introvertiertem Menschen zunächst schwerfiel. Ich wollte nicht im Mittelpunkt stehen, doch mit meinen Beinen war ich eh Gesprächsthema. Dann wollte ich wenigstens ein lustiges Gesprächsthema sein. Wobei ich am Anfang gar nicht lustig war. Meine Schlagfertigkeit war meistens verletzend für mein Gegenüber. Aber ich wurde besser. Das Lipödem ist somit der Hauptgrund, warum ich mich so intensiv mit Kommunikation auseinandergesetzt habe. Wer will schon eine Frau mit so unförmigen Beinen kennenlernen? Dann doch lieber eine Frau mit dicken Beinen, die eloquent, schlagfertig und extrem lustig ist. Und es führte auch dazu, dass ich so lieb wie möglich war. Wie jeder andere Mensch wollte ich gemocht werden, mich geliebt fühlen. Wenn schon nicht wegen meines Aussehens, dann zumindest wegen meines umwerfenden Charakters. Es spricht nichts dagegen, wertschätzend zu sein, doch die Interessen anderer immer vor die eigenen zu packen, ist auf Dauer ungesund und zeugt von wenig Selbstliebe.

Keine Mode, die mir passt

Immer wenn ich etwas zu viel wiege, gehe ich in einen Laden für Übergrößen. Als Jugendliche entdeckten meine Mutter und ich Ulla Popken. Wir gingen in den Laden und die Verkäuferin fragte uns, was wir da wollten. Ich gehörte offensichtlich nicht zu deren Klientel. Das dachte die Dame zumindest, bis ihr Blick von meinem Gesicht über den Oberkörper zu den Beinen wanderte. Dann folgte ein wissendes Nicken und sie zeigte uns die Hosenabteilung. In die kleinste Größe 42/44 passte ich gut rein und die Hose hatte einen großen Stretchanteil. Dieser Druck auf der Haut tat zwar auf Dauer weh, aber tagsüber konnte ich es aushalten und es sah besser aus als die konventionellen Hosen in Größe 46 in anderen Läden. Leider schlabberte auch hier der Hosenbund. Den musste ich also verstecken. Am besten mit einem Pullover oder einer Bluse. Doch da wurde es wieder kompliziert. Bis der Pullover auch über den Hintern und die Oberschenkel passte, rutschte er mir oben ständig von den zarten Schultern. Okay. Einen modischen Tod muss man sterben, also trug ich die Pullover in Übergröße und versteckte den letzten schlanken Teil an mir.

Ich flüchtete mich in Fantasiewelten. Ich las Romane. Am liebsten Liebesromane. Dicke Wälzer, in denen ich tagelang die reale Welt vergessen durfte. Ich verließ die Wohnung ungern. Draußen war die böse Welt, mit der ich nicht klarkam. Ich wollte mich nicht zeigen. Dumm nur, dass ich so gern sang. Ich wollte immer Sängerin werden. Zu Hause habe ich schon als Kind auf dem Kassettenrekorder eigene Hitparaden aufgenommen. Ich war alles in einer Person: Moderatorin, Publikum, Sängerin. Ab meinem 14. Lebensjahr habe ich dann im Hamburger Schubertchor mitgesungen. Doch ich wollte mehr. Ich wollte als Solistin für meine Stimme geliebt werden. Doch ich traute mich nicht. Auf die Bühne stellen und von allen gesehen werden? Unvorstellbar.

Mein Weg über die Bühne zum Radio

Mit 24 Jahren nahm ich an einem Gesangswettbewerb teil: dem Stimmtreff 94 von der Sängerakademie in Hamburg. Die Vorrunden liefen nur über ein eingeschicktes Tape. Ich kam in die Endrunde. Dort durften wir alle vor Publikum und einer Jury singen. Ich weiß noch genau, was ich anhatte. Einen grauen, schmal geschnittenen Pullover mit Rollkragen, dazu Stiefel mit Stretch. In normale Stiefel kam ich mit meinen Waden nie rein, aber in diesen Stiefeln wirkten meine Beine schlanker. Und dann natürlich ein Rock. Dunkelblau war er. Die schlanke Taille betonte ich mit einem extra breiten Gürtel. Der schnürte mir zwar die Luft ab und die Beine taten mir in den engen Stretchstiefeln weh, aber ich sah einigermaßen normal aus und traute mich auf die Bühne. Ich sang. Und gewann. Den ersten Platz. Ich weiß, dass »gewonnen« und »erster Platz« doppelt gemoppelt ist, aber ich konnte es kaum glauben. Die anderen waren so gut und sahen so viel besser aus.

Nun durfte also mein neues Leben beginnen, weil mir gesagt wurde, dass die Gewinner aus den letzten Jahren immer einen Plattenvertrag bekommen hätten. In den letzten Jahren schon. Bei mir war das anders. Ich war ihnen nicht hübsch genug. Mir wurde vorgeschlagen, dass ich als Studiosängerin arbeiten dürfte. Ich würde die Songs singen und eine Vorzeige-Frau würde dann zu meiner Stimme auf der Bühne die Lippen bewegen. Das war zu der Zeit gang und gäbe. Doch ich wollte das nicht. Adiós Plattenvertrag. Auf Nimmerwiedersehen.

Ich studierte dann klassischen Gesang, bis ich merkte, dass mein Herz nicht für die Klassik schlägt. Ich mag sie. Aber ich liebe sie nicht und lebe nicht dafür. Dafür war ich ein Musical-Fan und sah mich in Gedanken auf den großen Bühnen. Der Zahn wurde mir aber schnell gezogen, denn mit meiner Figur hätte ich wenig Chancen gehabt. Und da mir das Tanzen wegen der Schmerzen so schwerfiel, hatte ich es auch jahrelang vernachlässigt. Somit fehlte mir die Basis für eine Musical-Karriere. Mein beruflicher Weg führte mich daher weg von der Bühne und hin zum Radio. Dort konnte ich mich als Radiomoderatorin verstecken, denn da war nur meine Stimme gefragt.

Meine »Rettung«: Ess-Brech-Sucht

Mittlerweile habe ich meinen Körper mit allem gequält, was mich vermeintlich schlank machen würde. Zum Beispiel Entwässerungstabletten. Oder auch sehr beliebt: Abführtabletten. Ich weiß noch, wie ich vor einem Vorstellungsgespräch des Radiosenders NDR 2 diese Tabletten genommen habe, damit ich am nächsten Tag etwas schlanker aussah. Leider hielt der Effekt noch vor und ich wäre fast zu spät gekommen, weil ich das Badezimmer nicht verlassen konnte. Kurz darauf habe ich dann angefangen, mir den Finger in den Hals zu stecken. So konnte ich zwei Sachen vereinen: Meinen Körper mit Essen betäuben und trotzdem schlanker werden. An manchen Tagen habe ich sogar extrem wenig getrunken, um noch ein paar Gramm weniger zu wiegen. Ich war davon regelrecht begeistert: essen und nicht zunehmen. Nach einem Jahr erzählte ich Arne davon, einem guten Freund und Radiokollegen, und brachte ihn damit in eine sehr schwierige Situation. Er informierte sich bei Selbsthilfegruppen und erfuhr nur, dass er mir nicht helfen konnte. Also hat er meine Ess-Brech-Sucht über die Jahre stumm ertragen und war für mich da.

Die Waage nahm eine große Rolle in meinem Leben ein. Ich wog mich mehrmals am Tag. Durch die Bulimie nahm ich zwar ab, aber ein soziales Leben war nicht möglich. Arbeit, einkaufen, essen, kotzen, schlafen. Natürlich ging dies nur, wenn ich allein wohnte, keinen Lebenspartner hatte und kaum jemanden traf. Genauso sah mein Leben auch aus. Nun war ich zwar einigermaßen schlank, doch noch einsamer als zuvor. Wenn ich die Einsamkeit nicht mehr aushielt und am normalen Leben teilnahm, kamen die Kilos wieder. Und die Schmerzen wurden schlimmer.

Ich erhalte die Diagnose »Lipödem«

»Sag mal, das mit deinen Beinen könnte eine Krankheit sein. Ich habe eine Freundin mit Lymphödem. Die fährt einmal im Jahr zur Kur in eine Klinik und sie meint, dass dort viele Frauen rumlaufen, die genauso aussehen wie du.« – Ich sitze am Klavier und vor mir steht meine Gesangsschülerin Ulrike. Es ist 1997 und ich bin 27 Jahre alt. Sie fragt dann noch einmal ihre Freundin und mir wird der Begriff »Lipödem« genannt. Am besten solle ich mal zu dieser Klinik fahren, denn dort könnten mir Spezialisten sagen, ob ich das wirklich habe oder nicht. Ich gehe zu meiner Hausärztin und bitte um eine Überweisung. »Wofür?« – »Lipödem.« – »Nie gehört. Wie schreibt man das?«

Ich kratze mein Geld zusammen und fahre mit dem Zug zu der Klinik. Dort bin ich auf einmal nicht mehr allein. Die Patientinnen dort sehen fast alle so aus wie ich. Dort wird mir von einer Ärztin bestätigt, dass ich ein klassisches Lipödem habe. Literatur könne sie mir nicht empfehlen, weil es nur ein Buch gebe und das sei sehr medizinisch. Aber ich bekomme die Empfehlung, bald eine Kur bei ihnen zu machen. Dort würde ich dann alles Nötige lernen und erfahren. Bevor ich fahre, wird mir noch eine Ernährungsliste gegeben und meine Beine werden vermessen. Für die Kompressionsstrumpfhose.

Ich fahre noch am selben Abend zurück und falle in ein tiefes Loch. Heule tagelang von morgens bis abends. Ich weine, weil mir bewusst wird, dass ich mir selbst nicht mehr geglaubt habe. Früher hatte ich noch das untrügliche Gefühl, dass meine Beine nicht zu mir gehören und meine richtigen Beine irgendwo unter den Fettmassen versteckt sind. Doch mit den Jahren glaubte ich mehr dem Umfeld als mir. Wenn mir alle sagen, dass man mit Diät und Sport abnimmt und auch die Beine schlank bekommt, dann habe ich wohl etwas falsch gemacht. Sonst hätte es ja funktioniert. Ich habe sogar ab und an behauptet, dass ich bei Diäten gesündigt hätte, obwohl es nicht der Fall gewesen war, weil es ja nicht anders sein konnte. Und nun habe ich eine Krankheit. Mein Bauchgefühl von früher war richtig gewesen. Doch ich habe mich verraten. Ich fühle mich nicht nur von anderen verraten, sondern auch von mir selbst. Das ist das Schlimmste. Ich habe mich selbst im Stich gelassen und war Opfer und Täter zugleich.

Ich bin auf Zuckerentzug

Nun soll alles besser werden. Ich kümmere mich um mich und stürze mich mit Feuereifer in die Ernährungsumstellung. Zucker ist verboten. Sogar Honig und alle sonstigen Süßungsmittel. Nur Obst ist erlaubt. Darüber hinaus wird fettarme Ernährung empfohlen. Fettarmer Fisch, fettarmes Fleisch, fettarmer Käse, fettarme Milch etc. Bei den Fetten soll ich auf einen hohen Anteil an ungesättigten Fettsäuren achten. Salz minimieren, wenig Kohlenhydrate (Brot, Kartoffeln, Reis, Nudeln etc.) und wenn überhaupt, dann in der gesunden Vollkornvariante. Ich soll keine Kalorien zählen, sondern mich von diesen Lebensmitteln satt essen.

Die Umstellung ist hart. Zu der Zeit ist mir noch nicht bewusst, dass der Entzug von Industriezucker dem Körper so zusetzt. Ich habe nach einigen Wochen eine heftige Mandelentzündung. Ich weiß vor Schmerzen gar nicht wohin und drei Ärzte raten mir dringend, die Mandeln entfernen zu lassen. Obwohl ich natürlich jedem sage, dass ich gerade eine Ernährungsumstellung vollziehe und es daran liegen könnte, dass der Körper gerade entgiftet. Mein Vater fährt mich heulendes Wrack dann zu einem vierten Arzt, der endlich mal zuhört. Er gibt mir Medikamente und sagt, dass ich durchhalten solle. Nach einigen Tagen werden die Schmerzen wieder erträglich. Ich bleibe am Ball, ernähre mich gesund und fange wieder verstärkt mit Ausdauersport an. Mir wird abgeraten, Krafttraining zu machen, weil dies das Lipödem nur noch verstärken würde. Und ich solle nur noch mit Kompressionsstrümpfen Sport treiben.

Kompression: eine schweißtreibende Quälerei

Ach ja … diese Kompressionsstrumpfhose. Nicht zu vergleichen mit den Strumpfhosen, die im Laden als Stützstrümpfe verkauft werden. Es sind im Prinzip Stretchhosen. Mit einer großen Naht auf der Rückseite. Nicht so elegant und sexy wie bei einer hübschen Perlonstrumpfhose, sondern eine dicke, fette Naht, die ich nur halbwegs verstecken kann, indem ich zwei blickdichte schwarze Perlonstrumpfhosen drüberziehe. Und das ist nötig, weil es die Strumpfhosen vorerst nur in Mittelbraun gibt. Die Strümpfe als hässlich zu bezeichnen wäre noch ein Kompliment. Sinn und Zweck der Strumpfhose ist es, die Beine zu halten und die Schmerzen zu lindern.

Regelmäßig heule ich, wenn ich mir die Strumpfhose anziehe. Sie soll eng sitzen. Was okay ist, wenn ich sie anhabe. Aber das Anziehen an sich ist ein schmerzhafter Vorgang, vor allem als ich noch nicht so viel Routine habe. Lustig ist auch, dass ich diese Kompression nur mit Gartenhandschuhen an- und wieder ausziehen kann. Ich wähle im Laden grüne Handschuhe mit Noppen. Die sind klasse. Damals arbeite ich noch nebenberuflich als Telefonistin bei der Annoncen-Avis in Hamburg. Jedes Mal wenn ich auf Toilette muss, schnappe ich mir meine Gartenhandschuhe. Ich werde hier nicht ins Detail gehen. Nur so viel: Jeder Toilettengang ist eine schweißtreibende Quälerei.

Auch wenn die Kompression helfen soll, mir tut die Strumpfhose weh. Eine Schmerzlinderung spüre ich nicht. Denke aber, dass dies bestimmt noch kommt.

Darüber hinaus bekomme ich Lymphdrainage verschrieben. Es ist eine Art Massage, die das Lymphsystem anregen soll. Wobei es mehr Streicheln als Massage ist. Trotzdem tut es mir weh. Und es ist auch keine Freude, dort meine Kompressionsstrumpfhose komplett aus- und wieder anziehen zu müssen. Nach einem halben Jahr höre ich damit wieder auf. Doch die Kompression trage ich weiterhin. Jeden Morgen ziehe ich sie mir sofort nach dem Duschen an und erst vorm Zubettgehen wieder aus. Dann schnell die Strumpfhose waschen, aufhängen, um sie am nächsten Morgen wieder anziehen zu können.

Ich fahre zur Kur

Dank der Ernährungsumstellung sind schon zehn Kilo runter, bevor ich endlich die Kur genehmigt bekomme und zu der Klinik fahre. Dort nehme ich weitere drei Kilo ab. Ist das Lipödem dadurch weg? Nein. Chronisch sei die Krankheit, sagt man mir. Man wisse nicht, woher sie komme. Das Lipödem hänge wahrscheinlich mit Hormonen zusammen, daher solle ich auch bei der Verhütung Hormone meiden. Mir wird auch gesagt, dass die Krankheit immer schlimmer werden kann und ich im schlimmsten Fall sogar Krebs bekomme, weil bei mir das ganze Lymphsystem nicht korrekt funktioniert. Das sind tolle Aussichten. Trotzdem ist die Diagnose für mich ein Hoffnungsschimmer.

Ich wittere die Chance meines Lebens. Lange Zeit halte ich mein Gewicht dank der neuen Essgewohnheiten, dem vielen Sport und der Kompression. Doch aus der Essstörung bin ich emotional noch lange nicht raus. Die Beine sind ja immer noch hässlich. Nun trage ich zwar oben herum Größe 34 und unten herum Größe 38, aber trotzdem passe ich nicht in normale Kleidung. Nur Stretchklamotten. An dem Aussehen der Beine hat sich nichts geändert. In mir wächst der Wunsch nach einer Operation.

In der Klinik raten sie mir davon ab, weil das Lymphsystem dadurch noch größeren Schaden nehmen könnte. Nur in Ausnahmefällen würden sie dazu raten, herunterhängende Hautlappen entfernen zu lassen. Meine Haut hängt definitiv. Auch durch die erneute Abnahme. Eine Kollegin beim Radiosender kann mein Gejammer nicht mehr hören und meint: »Du hast doch tolle Beine. Was willst du denn?« Als Beweis ziehe ich mir in ihrem Wohnzimmer meine Hose aus. Den entsetzten Gesichtsausdruck werde ich nie vergessen. Danach hat sie nie wieder ein Wort darüber verloren.

Ich will endlich normale Beine und lasse mich operieren

Wenn ich mich schon so quäle – so mein Gedanke –, dann will ich auch endlich das perfekte Ergebnis haben. Endlich normal sein. Ich suche lange nach einem Schönheitschirurgen, dem ich vertrauen kann, und werde fündig. Als ich in seine Praxis komme, schaut er mich kurz an und geht in Richtung Silikonimplantate. »Ich möchte mir nicht die Brüste vergrößern lassen. Es geht um meine Beine.« Während er mich verdutzt ansieht, legt er langsam das Implantat wieder zurück ins Regal. Zu dem Zeitpunkt wiege ich nur 57 Kilo. Ich bin sehr schlank, daher kann ich seinen ungläubigen Blick verstehen. Als er meine Beine sieht, ist auch dieses Missverständnis geklärt. Er will es erst einmal mit Fettabsaugen an den Oberschenkeln probieren, denn häufig würde sich die Haut dann zusammenziehen und verbessern. Dies wäre ein deutlich kleinerer Eingriff als das Entfernen der Haut.

Die Krankenkasse hätte die Kosten nicht übernommen, also nehme ich einen kleinen Kredit auf. In der Klinik liegt neben mir eine Frau, die stolz erklärt, dass sie hier und heute mit ihrer Diät anfangen würde: »Ich lasse mir jetzt mindestens fünf Kilo absaugen. Vom Bauch und dem Po. Dadurch ist schon mal ein großer Batzen weg und dann mache ich mit Diät weiter.« Ich wäre gern an ihrer Stelle. Denn ohne Lipödem könnte ich abnehmen. Ohne Lipödem hätte ich nach dem Abnehmen eine schöne Figur.

Die erste Operation bringt leider nicht den angestrebten Erfolg. Die Haut hängt. Also werden mir in einer zweiten OP zwei Kilo Haut wegoperiert. Er schneidet aus jedem Oberschenkel einen Querstreifen raus, zieht die Haut von der Mitte des Oberschenkels nach oben und näht sie dort wieder an. Und er saugt sogar noch einmal oberhalb des Knies etwas Fett weg, sodass es fast so aussieht, als hätte ich Knie. Ich bin glücklich. Überglücklich. Ich kaufe mir Miniröcke, Röhrenjeans und alles, was ich bisher nicht tragen konnte.

Natürlich ist das Lipödem noch da. Und die Waden wurden nicht operiert, weil dies dem Chirurgen zu heikel war. Ich habe also immer noch kräftig gebaute Beine, aber es ist alles in einem relativ normalen Rahmen und ich traue mich sogar wieder ins Schwimmbad. Das Leben hat mich wieder. Jetzt habe ich recht normale Konturen. Sind die Schmerzen weg? Nein. Bin ich seitdem ständig schlank? Nein. Die Essstörung, die im Kopf beginnt, ist ja nicht geheilt. Wenn es mit einem Partner auseinandergeht, wenn ich Ärger mit einer Freundin habe, wenn mich finanzielle Sorgen quälen oder ich mich im Job unwohlfühle, dann fange ich an zu essen. Mein Gewicht pendelt meistens zwischen 60 und 70 Kilo. Hoch. Runter. Hoch. Runter.

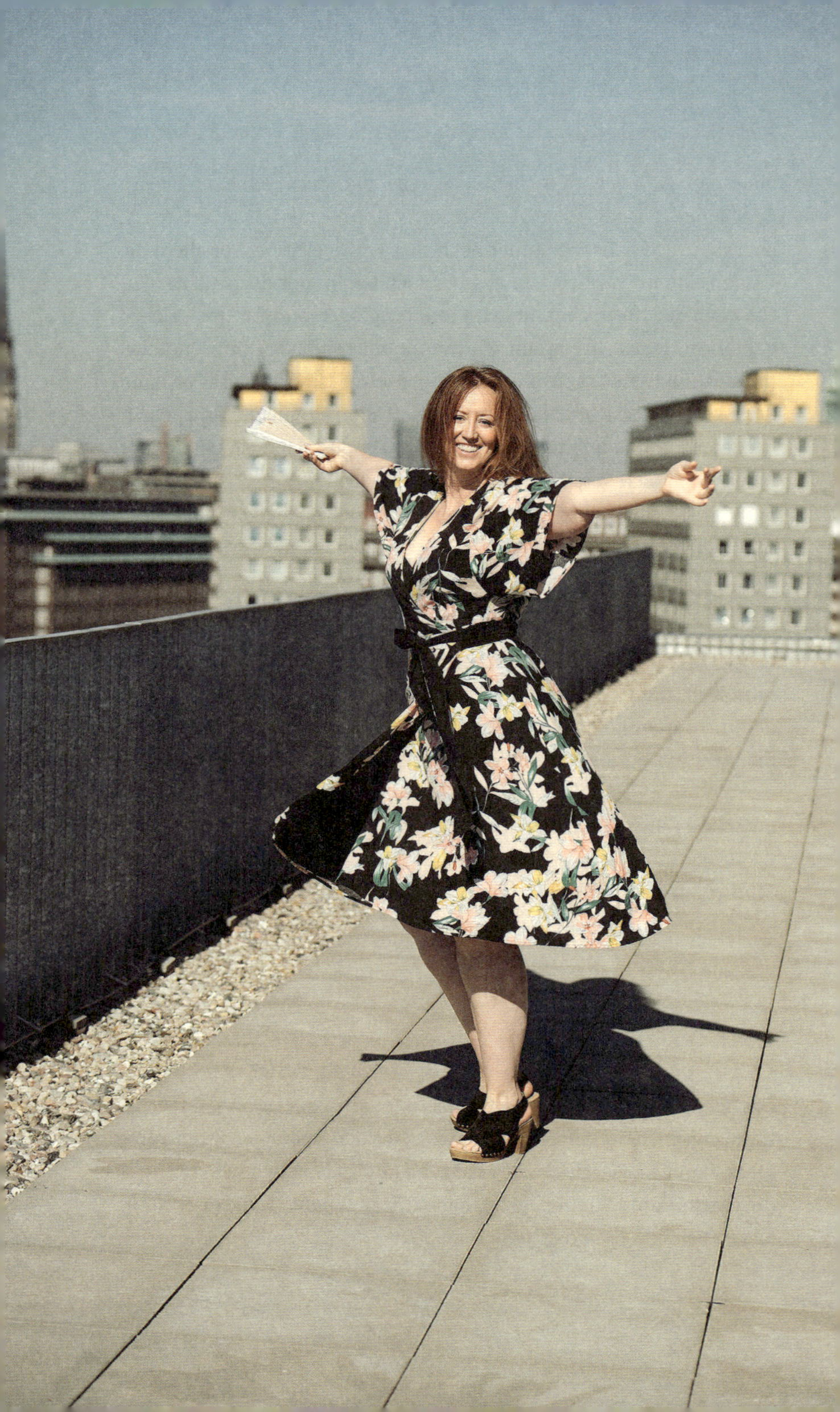

Der Weg zum Buch

Stand heute zu Beginn meiner Recherche zum Buch: Ich habe wieder Orangenhaut. Und Schmerzen. Die Körperform ist deutlich verbessert, aber natürlich habe ich immer noch sehr kräftige Beine. Vor allem die Waden sind im Vergleich zu dick. Und ich bin immer noch auf der Suche nach der für mich richtigen Ernährung oder dem für mich richtigen Sport. Jedes Mal, wenn ich mit einem Personal Trainer arbeite, muss ich ihm erst erklären, was ein Lipödem ist. Nur damit er dann doch keine Rücksicht darauf nimmt und sich noch nicht einmal darüber informiert. Jede neue Ernährungsform verspricht mir, dass damit alle Krankheiten verschwinden, also auch das Lipödem. Nein. Immer noch da. Seitdem ein Lebenspartner von mir vor einigen Jahren bei einem Motorradunfall gestorben ist, schwankt mein Gewicht wieder zwischen 60 und 80 Kilo. Am besten geht es mir mit veganer Rohkost und viel Ausdauersport. Das halte ich aber nicht immer durch.

Lange hielten mich die Aussagen von Beratern ab, dieses Buch zu schreiben. Natürlich wollte ich weiterhin beruflich ernst genommen und nicht nur als »die Rednerin mit den dicken Beinen« wahrgenommen werden. Also nahm ich immer wieder von dem Buchprojekt Abstand. Doch es wird Zeit, dass ich darüber rede. Denn es ist eine heftige, schmerzhafte Krankheit. Über meine Figur habe ich immer mal wieder gejammert. Als Rechtfertigung für die nächste Diät. Von den Schmerzen habe ich viel zu selten gesprochen. Wie gesagt: aus Scham. Ich dachte ja, es liege alles an mir. Vor einigen Monaten ging meine Mutter auf einen Infoabend für Lipödem-Betroffene. Ein paar Tage später besucht sie mich und sagt: »Ich muss dich mal in den Arm nehmen. Ich habe ja nie gewusst, dass du täglich solche Schmerzen aushalten musst.«

Das hört jetzt auf. Jetzt sage ich etwas bzw. schreibe ich es auf. Die Berater, die mir von dem Buchprojekt abgeraten haben, arbeiten nicht mehr für mich. Je älter ich werde, desto entspannter gehe ich mit Gegenwind um. Dann lande ich eben in der Schublade »Rednerin mit dicken Beinen«. Es ändert nichts an meiner fachlichen Kompetenz.

Meine Suche nach Antworten

Ich reise durch Deutschland von einem Facharzt zum nächsten, befrage Personal Trainer, Ernährungsspezialisten und Psychologen und spreche mit anderen Betroffenen.

Ich reiße erstaunt die Augen auf: »Echt? Du meinst, ich soll jetzt doch darüber schreiben?« – Das war der Startschuss zum Buch. Ich sitze im Büro meiner Assistentin Joana Schulz und mache gerade meine Buchhaltung. Wie immer starten wir bei diesen monatlichen Treffen mit Klönschnack. Wir reden über Privates, Berufliches und was uns thematisch gerade vor die Füße fällt. Es ist Mai 2017 und Joana hält das Buch »Mit Schmerzen leben« von meiner lieben Kollegin Annette Auch-Schwelk hoch. »Wenn sie ein Buch über eine Krankheit schreiben kann, dann machst du das jetzt auch.« Annette hält Vorträge und coacht Führungskräfte rund um das Thema Persönlichkeitsentwicklung. Dazu gehört auch der wichtige Bereich der Stressbewältigung, wozu sowohl seelische, aber auch körperliche Schmerzen gehören. Und da dieses Thema in den Coachings immer präsenter wurde, hat sie nun einfach ein Buch darüber geschrieben.

Bisher fand Joana mein Lipödem nicht sonderlich spannend, aber sie weiß natürlich, wie sehr es mich beschäftigt.

Sobald sie ihre Idee ausspricht, bin ich sofort Feuer und Flamme. Kaum zu Hause bestelle ich alle Bücher, die ich zu dem Thema finden kann, und gebe danach bei Google »Lipödem« ein. Gefühlt bekomme ich bei dem Suchergebnis minutenlang den Mund nicht wieder zu. Was ist nur passiert? Als ich vor 20 Jahren noch krampfhaft nach Informationen suchte, da gab es so gut wie nichts.

Lipödem ist *das* Thema im Internet

Auf einmal finde ich zig Ärzte, die das Lipödem operieren. Ich finde Konferenzen. Einen Tag des Lipödems. Allgemeine Ärzte, die sich auf diese Krankheit spezialisiert haben. Selbsthilfe-Gruppen mit realen Treffen und virtuellem Austausch auf Facebook. Viele Fernseh-Beiträge, die ich verpasst habe, weil ich als Minimalistin keinen Fernseher besitze. Ich finde sogar eine Internetseite, die »Lipödem-Hilfe« heißt, und haufenweise Artikel in Zeitungen und Magazinen.

Die Zeiten, in denen ich meiner Ärztin das Wort Lipödem buchstabieren muss, scheinen vorbei zu sein. Zum Start meiner Recherche gab es fünf Bücher, mittlerweile sogar sieben und es werden immer mehr. Ich atme tief aus und lehne mich nachdenklich zurück. Warum soll ich dann noch ein Buch schreiben?

Neugierig klicke ich mich durchs Internet, schaue mir bis tief in die Nacht Dokumentationen an und finde viele widersprüchliche Aussagen. Zig Berichte, in denen Frauen ihr Leid klagen, so wie ich es in meinem ersten Kapitel (S. 14) gemacht habe. Was ich nicht finde, sind klare Anleitungen und Tipps. Wenn die Krankheit so präsent ist, dann muss es doch auch schon viele Therapieansätze geben. Schon. Aber die widersprechen sich alle. Und das, was ich lese, passt überhaupt nicht zu dem, was ich damals in der Klinik gelernt habe.

Warum ich begann, dieses Buch zu schreiben

Mein Antrieb am Anfang der Buchrecherche war: ein Buch zu schreiben mit konkreten Tipps und Anleitungen, wie ein Leben mit Lipödem leichter wird. Ich wollte herausfinden, woher die Schmerzen kommen und ob die speziellen Operationen wirklich ein Lipödem heilen können. Aber vor allem möchte ich Mut machen. Für Betroffene darf das Buch wie eine große Schwester sein, die einen an die Hand nimmt, ungeschönt von den eigenen Erfahrungen berichtet und so hoffentlich dafür sorgt, dass die kleinere Schwester ihr Leben mit Lipödem ohne Schmerzen genießt. Für Angehörige soll es die wichtigsten Fragen beantworten: »Warum hat meine Mutter solche Schmerzen?« – »Wie kann ich mit meiner Frau schlafen, ohne ihr Schmerzen zu bereiten?« – »Wie kann ich meiner Tochter aus dem seelischen Tief helfen?«

Kann mir eine Schönheitschirurgin helfen?

Hoch motiviert melde ich mich zur meinem ersten Lipödem-Kongress an, bei dem mehrere Lymphologen – Spezialisten für Erkrankungen des Lymphsystems – sprechen werden. Ich lasse mir sogar schon einen Beratungstermin bei einem der vortragenden Ärzte geben. Die Wartezeiten sind bei ihm sehr lang, daher gehe ich vorher noch zu einer plastischen Chirurgin. Meine Frauenärztin hat sie mir empfohlen, weil die Chirurgin wohl eine andere Patientin von ihr ganz toll operiert habe und die Beine hinterher großartig aussahen. Ja, Frauenärzte können natürlich immer einen besonders guten Blick auf meine Beine werfen, wenn ich auf dem Behandlungsstuhl sitze. Ich weiß noch, als ich einmal dringend zum Frauenarzt wollte und meiner leider im Urlaub war. Bei seiner Vertretung bekam ich schnell einen Termin, und als dieser Arzt mich und meine Beine zum ersten Mal sah, meinte er: »Also … dagegen kann man was machen. Wissen Sie das? Das kann man operieren. Ich meine … so wollen Sie doch nicht leben, oder?« Er sah mich nach dieser Aussage kein zweites Mal.

Meine jetzige Frauenärztin ist nicht so übergriffig. Sie erwähnt nur ihre Patientin und demzufolge die plastische Chirurgin, weil ich ihr von meinem Buchprojekt erzähle. Sie taucht zwischen meinen Beinen auf und meint: »Gehen Sie doch mal dorthin. Die scheint wirklich gut zu sein.« Ich erfahre, dass die Chirurgin über das Thema Lipödem sogar ihre Doktorarbeit geschrieben hat, und stufe sie damit als absolute Expertin ein.

Ein paar Tage später sitze ich in ihrem Wartezimmer. Neben mir ein 16-jähriges Mädchen mit seiner Mutter. »Finden Sie nicht auch, dass es zu extrem ist und auffällt?«, fragt mich das Mädchen. Ich schlucke. Ihr wurden in dem Alter schon die Lippen gespritzt. Ich höre, dass sie es schon häufig gemacht habe, aber dieses Mal sei es einfach zu ex-

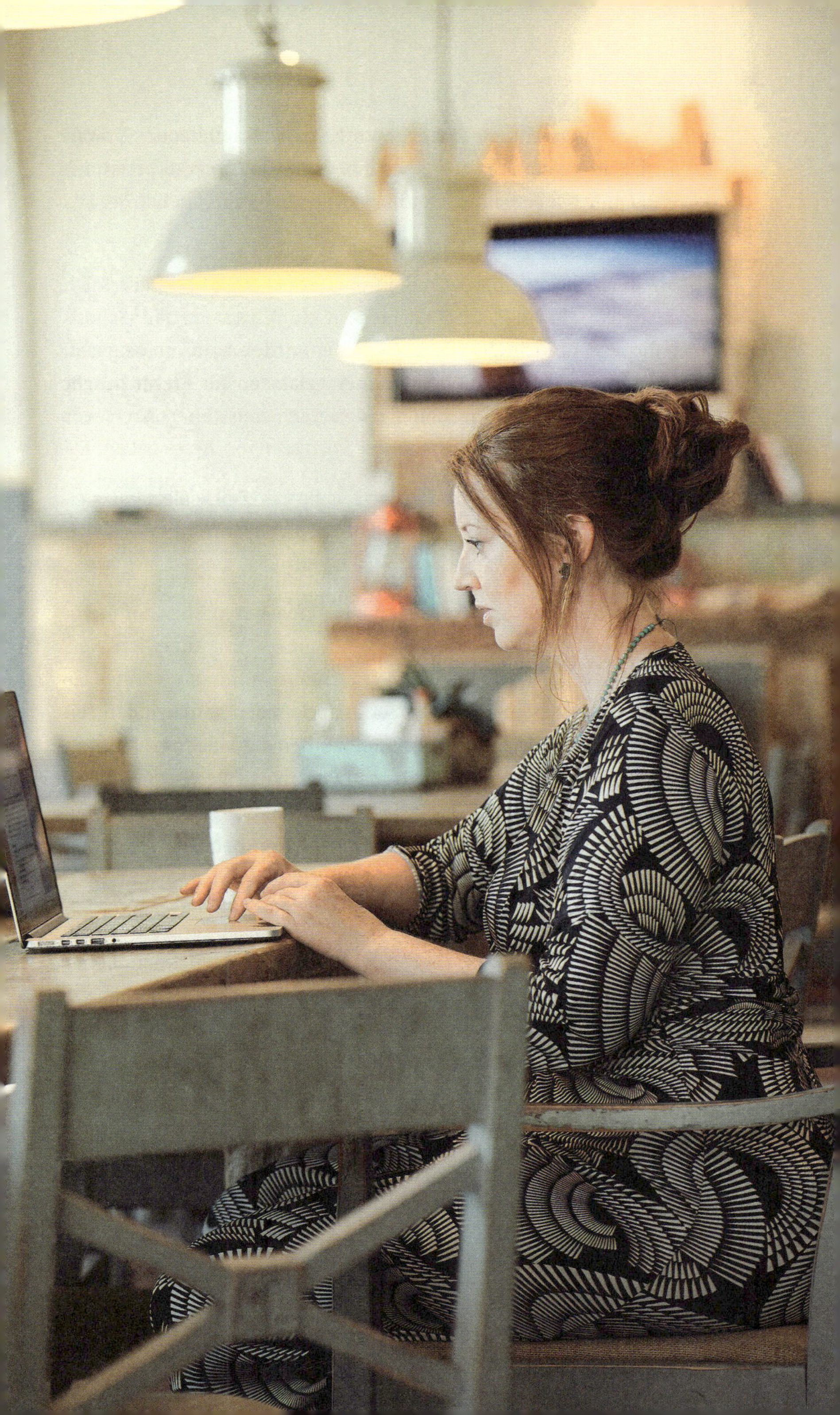

trem. Sie wolle ja vollere Lippen, aber keine Schlauchboote. Stimmt. Etwas schlauchig sieht es aus. Aber die Mutter beruhigt sie, dass das bestimmt nur am Anfang sei und bald wieder weggehen würde. Wo bin ich hier gelandet?

Ich will mich wegen einer Krankheit operieren lassen und fühle mich hier komplett fehl am Platz. Ich habe das Gefühl, als seien alle »Schönheits«-Patienten wichtiger als ich, ständig wird jemand vorgezogen. Schließlich werde ich ins Praxiszimmer gelassen. Die Ärztin huscht rein und wieder raus. »Entschuldigen Sie, ich muss eben noch was klären.« Ich warte wieder.

»Puh … entschuldigen Sie bitte. Jetzt habe ich Zeit.« Sie lässt sich schnaufend auf ihren Chefsessel fallen. Sie plaudert fröhlich vor sich hin. Unterbrechen zwecklos. Ich bin beeindruckt, sonst bin ich das Plappermaul und bringe in meinen Trainings auch bei, wie man einen Dauerredner unterbrechen kann. Klappt hier nicht. Aber gut, ich möchte ja etwas lernen und nicht unbedingt selbst reden.

Sie erzählt, dass es in ihrer Heimat Irland diese Krankheit offiziell noch gar nicht gibt. Die Krankenkassen würden das Lipödem komplett ignorieren. Da hätten wir es in Deutschland schon besser. Sie untersucht mich und rät zu drei Operationen. Zwei an den Beinen und eine an den Armen. Wobei sie auch lange darüber grübelt, wie sie das in zwei Operationen hinbekommen könnte. Zwischen den Operationen sollen sechs bis acht Monate Pause liegen und die erste Operation könnte sie schon im Dezember reinschieben.

»Es gibt ja mittlerweile viele Ärzte, die das Lipödem operieren …«, schaffe ich es reinzugrätschen. Ja, aber da sei die Fehlerquote höher, meint die Ärztin. Jedes Mal, wenn in einem Artikel etwas über eine mangelhafte Schönheitsoperation stehe, dann habe es wahrscheinlich kein plastischer Chirurg gemacht. Die hätten eine viel längere Ausbildung, aber mittlerweile verdienten sich eben auch Allgemeinmediziner Geld dazu, indem sie nach kurzen Fortbildungen Schönheitsoperationen anböten. Ich lausche ihren Worten und streiche in Gedanken den Beratungstermin bei dem Lymphologen, da er ja kein plastischer Chirurg ist.

Nachdem wir uns beide ausgiebig meinen Körper in Unterwäsche angeschaut haben, lässt sich die Ärztin wieder in den Sessel fallen und fasst zusammen: am besten zwei Operationen. Die erste im Dezember. »Übrigens kann ich auch einen Teil des Fetts in Ihre Brüste packen, wenn Sie möchten.« – Was haben die Ärzte nur immer mit meinen Brüsten? – »Und in einer dritten Operation können wir dann noch einmal über eine Hautstraffung nachdenken. Es könnte sein, dass Ihre Haut sich gut zurückbildet, aber falls nicht, dann kann ich hier und hier die Haut straffen. Das fällt gar nicht auf.« Sie deutet mit dem Finger zwei kleine Schnitte an der Innenseite der Oberschenkel an.

Einige Tage denke ich darüber nach und bespreche mich mit Freunden. Schließlich bestätige ich den Termin für Dezember, überweise die erste Anzahlung und sage den Termin bei dem Lymphologen ab. Wir haben Sommer. Bis zum Dezember habe ich noch Zeit, alles Mögliche an Sport und Ernährung an mir selbst zu testen, bevor ich mich operieren lasse.

Kann man das Lipödem einfach wegoperieren?

Obwohl ich mich schon für meine Operation entschieden habe, gehe ich zu dem Lipödem-Kongress. Da ich zu früh bin, sitze ich in der Lobby, trinke einen Tee nach dem anderen, balanciere meinen Laptop auf den Knien und arbeite. Ich muss mir gar keine Uhr stellen. Als auf einmal ganz viele Frauen mit kräftigen Beinen an mir vorbeigehen, klappe auch ich meinen Laptop zu und gehe in den Konferenzraum. Es sind hauptsächlich Frauen anwesend, einige werden von ihren Männern begleitet.

Vorne reden die Spezialisten für Lymphologie über eine Methode, das Lipödem operativ zu entfernen. Obwohl sie allesamt auf mich sehr arrogant wirken, wächst in mir der Wunsch, ihnen glauben zu wollen. Sie sprechen davon, dass man drei Operationen bräuchte – zwei an den Beinen und eine an den Armen – und danach sei man normal. Normal. Allein bei dem Wort kommen mir die Tränen. Normal sein. Keine Schmerzen mehr. Das wäre großartig. Normale Beine. Normale

Arme. Und da die Krankheit dann geheilt wäre, könne ich danach auch normal abnehmen, wie jede andere Frau. Das klingt zu schön, um wahr zu sein.

Bis dahin sei es fast egal, was ich esse, weil das Lipödem ernährungs- und sportresistent sei. Nach einer kurzen lustigen Bemerkung, dass Zucker ja generell nicht so gut, aber lecker sei, wird die Kaffeepause eingeläutet. Mit Kuchen. Okay, ich will fair sein, es gab auch etwas Obst. Doch nach dieser Erläuterung, dass wir mit Ernährung nichts ändern könnten, greifen natürlich viele Frauen zu dem Kuchen und reichern ihren Milchkaffee mit zwei oder drei Teelöffeln Zucker an. Ich denke an meine Ernährungsliste von der Klinik und halte mich zurück. Die Lymphologen sagen, dass es schon einige Ernährungsformen gibt, von denen behauptet wird, dass sie beim Lipödem helfen. Doch: alles Quatsch, so ihre Meinung.

Ich sitze in der zweiten Reihe in diesem Konferenzraum mit meinem orangen Notizbuch und schreibe eifrig mit. Sauge alle Informationen auf. Und in Gedanken streiche ich wiederum den OP-Termin bei der plastischen Chirurgin und ärgere mich, dass ich den Beratungstermin bei dem Lymphologen schon abgesagt habe. Denn hier konzentrieren sich alle auf die Schmerzen. Hier wird von einer medizinischen Operation gesprochen und nicht von einer plastischen. Das will ich. Mit meinen 47 Jahren interessiert es mich hauptsächlich, dass ich die Schmerzen loswerde, und weniger, ob ich danach bei einem Modelwettbewerb mitmachen kann.

Darüber hinaus verteilen die Referenten verbal das Rundum-Wohlfühl-Paket. Sie wissen genau, wie man sich vom Finanzamt etwas Geld zurückholen kann, da die Krankenkassen die Operationen nicht bezahlen. Wenn ich die Operationen bei einem von ihnen durchführen lasse, dann ist die Nachbehandlung mit Lymphdrainage und Kompression schon gleich mit drin. Sie kümmern sich um alles. Und sie sagen, dass das Lipödem nur weg ist, wenn alles operiert wird. Arme und Beine komplett. Selbst wenn es in den Armen noch nicht ausgebrochen ist, so muss auch dort das Fett abgesaugt werden. Nur dann sei das Lipödem geheilt. Hinter mir sitzt ein Ehemann und provoziert diese Aussage, weil er wissen möchte, ob seine Frau sich nach diesen drei Operationen irgendwann wieder operieren lassen müsse. Er fragt sich, ob die Ausgabe von circa 18 000 Euro einmalig sei. Laut den vortragenden Ärzten, ja. Denn ein entfernter Blinddarm komme ja auch nicht wieder.

Noch mehr Gründe, der plastischen Chirurgin abzusagen, weil sie mir die Unterarme nicht operieren will, da die noch nicht so stark betroffen sind.

Da ich nun von der Chirurgin weiß, dass sie einige Monate zwischen den Operationen verstreichen lassen will, um dem Körper ausreichend Zeit für die Wundheilung zu geben, bin ich verwirrt darüber, dass die Lymphologen zwischen den drei Operationen nur jeweils vier bis sechs Wochen Pause lassen. Die Operationen gehen also Schlag auf Schlag.

Arm hoch. Ein großer, schlanker Referent tritt zu mir hin und schaut mich durchdringend an. Ich frage: »Ich habe gehört, dass es wichtig sei, eine längere Pause zwischen den Operationen zu lassen. Warum ist bei Ihnen die Pause zu kurz angesetzt?« – Pause. Pokerface. Ich frage mich schon, ob meine Frage so unsinnig war, dass ich keine Antwort verdient habe, aber dann bekomme ich nach ein paar herablassenden Bemerkungen seinerseits doch noch meine Antwort: »Wir haben alles getestet. Über 20 Jahre. Längere Pausen und kürzere Pausen. Und mit genau diesem Zeitabstand erzielen wir die besten Ergebnisse.« – Warum nicht gleich so? Leiden wir Lipödem-Frauen nicht schon genug unter unserer Krankheit, müssen wir uns dann von Ärzten noch vorführen und von oben herab behandeln lassen?

Einerseits will ich so einen selbstverliebten Menschen lieber nicht an meine Beine lassen, andererseits hat er mich mit dem Begriff »normal« total gepackt. Ich sitze ein paar Tage später bei meinen Eltern auf der Terrasse. Es ist Sommer, wir genießen die Wärme und einen leckeren Salat. Wobei vielmehr meine Eltern den Salat genießen und ich ununterbrochen rede. Meine Mutter versucht es manchmal mit: »Jetzt vergiss nicht zu essen.« Doch es sprudelt nur so aus mir raus. Meine Begeisterung. Mein Entschluss, mir bei dem Lymphologen nun doch wieder einen Beratungstermin geben zu lassen und der Ärztin für plastische Chirurgie abzusagen.

Ja. Das fühlt sich alles richtig gut an. Und nach drei Operationen bin ich dann normal.

Ich interviewe Dr. Bertsch

Im Rahmen meiner Buch-Recherche rufe ich die lymphologische Fachklinik an, bei der ich vor 20 Jahren in Behandlung war. Ich frage mich durch und erfahre, dass Dr. Tobias Bertsch viele Vorträge zum Thema Lipödem hält und vielleicht ein guter Interviewpartner für mich sei. Nach einigen Versuchen habe ich ihn direkt in der Leitung. Ich erkläre kurz, dass ich ein Buch schreiben und ihn dazu gern interviewen möchte. »Ich kann Ihnen jetzt schon sagen, dass Ihnen meine Antworten nicht gefallen werden.« – Häh? Wieso? – »Ich vertrete eine ganz andere Meinung als viele meiner Kollegen dort draußen. Ich glaube nicht, dass eine Operation die erste Wahl ist.« Das klingt super. Ich will ja sowieso mit ihm über den Ernährungsplan sprechen, den ich dort mit 27 bekommen habe und der unbedingt in mein Buch soll.

Ein paar Wochen später fahre ich zu der Klinik. Die letzte Strecke mit der Bahn ist traumhaft. Ich sitze extra in diesem zweigeschossigen Zug im oberen Abteil, um die Aussicht zu genießen. Während die Berge, Bäume und Täler an mir vorbeirauschen, erinnere ich mich an die vielen Wanderungen, die ich hier mit 27 gemeistert habe. Mit dick eingewickelten Beinen. Bei der Kur damals bekam ich nach der täglichen Lymphdrainage Schaumplatten um die Beine gelegt, die mit unzähligen Verbänden fixiert wurden, um die Beine zu stützen. Eine individuell geschnürte Kompression.

Meine Beine waren ja ohnehin schon füllig. Mit diesen Verbänden hatte ich gleich drei Kleidergrößen mehr und der Unterschied vom schmalen Gesicht und Oberkörper zu den Beinen war noch auffälliger. Ein lustiger Anblick. Und mit diesen frisch gewickelten Beinen bin ich jeden Tag stundenlang Kilometer um Kilometer gelaufen. In langen Röcken, die ich mir von einer Schneiderin extra für die Kur haben anfertigen lassen. Denn mit diesen Bandagen passte ich in keine Hose. Frisch geschnürt und gut gelaunt erkundete ich die Gegend. Diese wunderschöne Natur. Um Seen herum, durch Wälder und über Berge. All diese Erinnerungen kommen zurück, während ich mich innerlich auf das erste Interview vorbereite.

Ich bin zu früh. Neugierig gehe ich durch die Gebäude, erkunde den kleinen Supermarkt gegenüber und schwelge in Erinnerungen. Immerhin habe ich hier drei Wochen zugebracht und – wenn ich nicht wandern war – von meinen älteren Zimmergenossinnen beigebracht bekommen, wie man Socken strickt. Es war eine anstrengende, aber auch schöne und prägende Zeit. Der Start in mein neues Leben.

Dr. Bertsch hat sein Praxiszimmer in der Ambulanz. Dort läuft mir auch eine Ärztin, die mich damals behandelt hat, über den Weg. Eine resolute, ältere Dame mit weißen Haaren und blitzenden Augen. Sie hat mir damals die Diagnose gestellt und mich auch mehrfach ermahnt, ausreichend zu essen, weil sie befürchtete, dass ich in die Magersucht abgleite. Womit sie nicht ganz unrecht hatte, obwohl ich das damals natürlich nicht hören wollte. Ich bin zwar nie richtig in der Magersucht gelandet, aber fand mich selbst mit 57 Kilo im Spiegel zu dick. Ich hatte also definitiv ein gestörtes Selbstbild und rutschte ja ein paar Jahre später endgültig in die Essstörung mit meiner Bulimie.

Dr. Bertsch räumt mit einigen Mythen zum Lipödem auf

Nun sitze ich also Dr. Bertsch gegenüber, einem schlanken Mann mit wachen Augen: »Wollen Sie Fragen stellen oder soll ich erzählen?« – Ich versuche es erst mit Fragen, aber bin noch viel zu konfus bei diesem Thema. Deswegen erzählt er mir, welche Meinung er in seinen Vorträgen vertritt. Er wehrt sich gegen die Mythen, die das Lipödem umranken. Dass die Krankheit fortschreitend sei, sei wissenschaftlich nicht bewiesen. Ich erinnere mich an die plastische Chirurgin, die mir sagte, dass wir bald operieren sollten, weil die Krankheit ja immer schlimmer werde. Auch bei dem Kongress sprachen die Ärzte davon, dass die Krankheit fortschreitet. Sie räumten zwar ein, dass eine Frau mit Lipödem Stadium 1 nicht automatisch irgendwann bei Stadium 3 landet, vertraten aber die Ansicht, dass die Schmerzen immer schlimmer werden. Und nun doch nicht?

Nein. Bei den meisten Patientinnen in der Klinik sei das Lipödem konstant. Solange die Frauen nicht extrem zunähmen. Mit jeder Gewichtszunahme werde das Lipödem schlimmer, meint Dr. Bertsch. »Kann es sein, dass meine Schmerzen nie so schlimm geworden wären, wenn ich nie mit einer Diät angefangen hätte?« – »Das kann gut sein.« Er verdreht auch die Augen, als ich ihm meine schöne Ernährungsliste zeige, die ich damals von einer Ärztin der Klinik bekommen habe und die ich ja unbedingt ins Buch packen will. »Wenn ich das schon lese: nie Zucker.« Natürlich weiß er, dass übermäßiger Zuckerkonsum häufig zu Übergewicht führt, aber er mag einfach keine Dogmen und keine strikten Verbote. Er schaut mich an und meint, dass ich doch prima aussähe und es in erster Linie immer darum ginge, das Gewicht zu halten. Aus der Diäten-Falle auszusteigen. Denn nach fast jeder Diät folge eine Zunahme. Und dann könne es gut sein, dass die Schmerzen schlimmer würden.

Und was hält er vom Fettabsaugen, also der Liposuktion speziell für ein Lipödem? Das ist seiner Meinung nach okay, sollte aber nur als letzte Möglichkeit in Betracht gezogen werden. Erst einmal langfristig das Gewicht halten. Keine Diäten mehr. Dann mit Sport und Kompression anfangen. Falls ich das mache und dann nach einem Jahr immer noch starke Schmerzen habe, dann spräche nichts dagegen, meine Beine und Arme operieren zu lassen. Aber ich solle mich nach einem seriösen Arzt umschauen. Er empfiehlt mir einen seriösen plastischen Chirurgen, den ich einen Monat später in dessen Praxis besuche. Der Chirurg wirkt auf mich vertrauenswürdig, da er nicht jede Frau gleich operiert, die mit der Diagnose Lipödem in seine Praxis kommt, sondern immer erst einmal ausgiebig berät. Aktuell steht er auf meiner Favoritenliste ganz oben, falls ich mich irgendwann doch für eine Operation entschließen sollte.

Mein Versuch, »normal« zu essen

Nach dem Gespräch mit Dr. Bertsch rücke ich von der Idee an eine Operation wieder etwas ab. Wie viele Ernährungswissenschaftler rät er mir zu drei Mahlzeiten am Tag. Ohne Verbote. Nachtische sind erlaubt, die Gerichte dürfen Fett enthalten. Das Essen soll mir hauptsächlich schmecken und am besten frisch gekocht sein. Aber zwischen diesen drei Mahlzeiten soll ich nichts essen. Auch keine Limonade oder Milchkaffee mit Zucker. Der Milchkaffee darf gern als Nachtisch zu einer Mahlzeit getrunken werden, aber nicht zwischen den Mahlzeiten. Beim Sport soll ich auch das machen, was mir Spaß macht. Mit 27 wurde mir noch von Kraftsport abgeraten, weil dies das Lipödem verschlimmern würde. Mittlerweile wird dieser Standpunkt nicht mehr vertreten. Am besten sei es, wenn ich mich so ernähre und bewege, dass ich Spaß daran habe. Mit dem Fokus: Gewicht halten.

Gewicht halten und normal essen. Ich werfe meinen Diätplan wieder über den Haufen und esse, worauf ich Lust habe. Drei Mahlzeiten am Tag. Am Anfang sind die Mahlzeiten noch gesund, dann gleiten sie immer mehr in Richtung Fast Food und Süßigkeiten ab. Bald passe ich in meine Hosen nicht mehr hinein.

Es wird Zeit, meine Essstörung loszuwerden

Also ab zur Therapeutin. Ich gehe zur Diplom-Psychologin Kilia M. Ultes, die auch mit NLP, Hypnose, Hakomi und vielen anderen Techniken arbeitet. Je nachdem, was besser hilft. Gegen meine Essstörung probieren wir es mit Hypnose und meine Essstörung ist: weg. Nach einer Sitzung.

Wenn ich dies schreibe, möchte ich aber gleich darauf hinweisen, dass natürlich nicht jeder Hypnotiseur so gut ist. Ich erlebe immer wieder, dass Frauen abwinken mit den Worten: »Nein, das hat nichts gebracht. Ich war danach wie benommen.« So etwas passiert, wenn der Hypnotiseur nicht gut arbeitet und die Patientin zum Beispiel nicht wieder korrekt aus der Hypnose holt.

Bei mir ist die Essstörung nun weg. Seit fünf Monaten schon. Das ist ein großartiges Gefühl. Ich wache nicht mehr morgens mit der Frage auf, ob ich heute Diät mache oder sündigen werde. Ich denke nicht mehr 24 Stunden am Tag an Essen oder ans Nichtessen. Unglaublich, wie viele schöne Dinge ich im Leben wahrnehmen kann, wenn das Essen nicht mehr so viel Raum einnimmt. Habe ich deswegen abgenommen? Nein. Nicht sofort. Denn nach der Hypnose fange ich bei Kilia erst einmal eine Therapie an. Ich gehe all die Baustellen durch, die mich in diese Essstörung geführt haben.

Wer schon einmal eine Therapie gemacht hat, versteht, dass es mir manchmal großartig geht und ich manchmal emotional so absaufe, dass ich es nur mit frisch frittiertem und mit Sahnehaube überzogenem Essen überstehe. Die gewichtsmäßige Abnahme führt bei mir erst einmal über eine Zunahme.

Noch glaube ich an den goldenen Weg, der schlank macht

Lustigerweise hatte ich die Idee, in diesem Buch Vorher-nachher-Fotos von mir zu zeigen. Lustig deswegen, weil ich mir ganz sicher war, dass ich während der Recherche den goldenen Weg finden würde, der mich schlagartig wieder schlank macht. Ich lasse mich also im September vom Fotografen Calvin ablichten. Er ist ein sonnengebräunter, tätowierter, durchtrainierter, unglaublich sympathischer Mann. Normalerweise fotografiert er Models und hatte vor mir noch nie so andersartige Beine vor der Linse gehabt. Er ist aber sofort Feuer und Flamme, als ich ihn frage. Also fahre ich mit meinen damaligen 87 Kilo zu ihm und lasse mich in einem kurzen Unterkleid fotografieren. Auch wenn ich in meiner Gewichtskarriere selten so viel gewogen habe, schreckt es mich nicht: Umso größer wäre der Vorher-nachher-Effekt.

Denkste. Heute – ein halbes Jahr später – stehe ich mit 91 Kilo da. Zumindest aktuell in diesem Moment, in dem ich diese Zeilen tippe. Warum? Es liegt nicht nur an der Therapie, in der ich mich mit vielen schwierigen Themen auseinandersetze und mich manchmal mit Essen betäube. Es liegt auch an den vielen verschiedenen Ernährungskonzepten, die ich im Selbstversuch getestet habe, bis ich mich dann auf einen Weg festlegen konnte. Als ich meine Ernährung umgestellt und mit Kraftsport angefangen habe, wurde mir gesagt, dass es normal sei, dass ich am Anfang zunehme, weil mein Stoffwechsel durch die vielen Diäten im Keller sei. Okay. Als ich dann nur sehr langsam wieder abnahm, sagte man mir, dass dies der gesündere Weg sei. Okay. Am Telefon plaudere ich mit einem Freund darüber und er fragt: »Echt? Du hast innerhalb von einem halben Jahr sieben Kilo zugenommen? Ohne Fressanfälle, mit normaler Ernährung?« Ja. Für Normalgewichtige mit gut funktionierendem Stoffwechsel ist das nicht vorstellbar. Für mich ist es Realität.

Trotzdem fühle ich mich jetzt nach einem halben Jahr unglaublich gut. Die Zeit der Recherche hat mir viele Antworten gebracht, die Therapie verhalf mir zu innerer Ruhe und ich werde immer besser darin, mich selbst schön zu finden. Es geht mir also viel besser als noch im September, als der Fotograf in seinem Studio das Vorher-Foto von mir geschossen hat. Alle Fotos in diesem Buch sind aktuelle Nachher-Fotos. Und das Vorher-Foto ziert das Buch-Cover.

Ich interviewe weitere Ärzte

Ich fahre noch einmal in die Klinik. Dieses Mal, um den Oberarzt Dr. Michael Oberlin und den Chefarzt Dr. Klaus-Peter Martin zu interviewen. Beide haben ihre Praxiszimmer in der Ambulanz, wo ich schon bei Dr. Bertsch war. Mittlerweile bin ich viel informierter und kann klare Fragen stellen. Wird das Lipödem schlimmer, wenn ich einen Sonnenbrand bekomme? Nein. Klare Antwort von Dr. Martin. Natürlich sei ein Sonnenbrand generell ungesund und sollte von jedem vermieden werden; er sei aber bei einem Lipödem nicht gefährlicher als bei gesunden Menschen. Bei Hitze würden die Beine bei vielen Menschen anschwellen. Ob mit oder ohne Lipödem. Er erklärt mir, dass ein Sonnenbrand bei einem Lymphödem besonders ungünstig sei, weil sich das Risiko einer Streptokokken-Infektion erhöhe. Doch bei einem Lipödem sei er relativ harmlos. Das Gleiche gilt auch für

Mücken- oder Bienenstiche. Die könnten bei einem Lymphödem problematisch werden, aber bei einem reinen Lipödem nicht.

Es ist auch nicht bewiesen, dass ein Lipödem bei Hitze schlimmer wird. Die Beschwerden können bei einigen Frauen zunehmen, aber die Krankheit als solche wird nicht schlimmer. Bei mir kommt es darauf an, was für einer Hitze ich ausgesetzt bin. Die feuchte, schwüle Hitze in Hamburg sorgt bei mir für schwere Beine. Auch wenn mein Lipödem nicht schlimmer wird, so sind die täglichen Schmerzen nicht schön. Bin ich allerdings in Sevilla in Südspanien, fühle ich mich super. Sevilla ist die Heimat meines Vaters. Dort ist es um einiges heißer, aber dort herrscht eine trockene Hitze, die mir guttut.

Dr. Oberlin erläutert, dass es einige Frauen mit sehr, sehr, sehr viel Sport schaffen, das Lipödem schmerzfrei zu bekommen. Er stellt nur die Frage, wie lange wir das wohl durchhalten. Eine Patientin von ihm treibt jeden Tag ein bis zwei Stunden Sport. Bei ihr funktioniert es. Doch was passiert, wenn sie irgendwann nicht mehr so viel Zeit in den Sport investieren kann oder mag? Dann wird sie wahrscheinlich wieder an den Beinen zunehmen und die Schmerzen kommen zurück. Er erzählt mir noch von der interessanten Beobachtung in Holland, dass Lipödem-Patientinnen muskelschwächer seien. Laut Dr. Oberlin ergibt es allein deswegen schon keinen Sinn, bei Sport strikte Vorgaben zu machen. Vielmehr sollte man sich vorher von einem Physiotherapeuten untersuchen lassen, um seine muskulären Stärken und Schwächen zu kennen. Darauf kann dann ein effektives Training aufgebaut werden.

Warum viele Betroffene auch psychologische Hilfe benötigen

Viele meiner Ideen und Lösungsmöglichkeiten wurden auch schon in der Klinik ausprobiert: Hypnose, Therapie, Achtsamkeit etc. Als ich mit 27 dort zur Kur war, gab es noch keine Psychologen, doch mittlerweile sind es drei, die komplett ausgebucht sind. Und zwar hauptsächlich mit den Lipödem-Patientinnen. In der Klinik sind ja auch viele

Lymphödem-Patienten, doch die nutzen das Therapieangebot kaum. Im ersten Moment war ich verwundert, als ich das hörte. Denn die Frauen und Männer mit Lymphödem haben teilweise nur ein einziges Bein, welches dick ist. So wie die Freundin meiner Gesangsschülerin Ulrike. Deren rechtes Bein war dreimal so dick wie das linke. Bei meiner Kur traf ich einen jungen Mann, bei dem nur der Hals angeschwollen war. Es sah aus, als trüge er eine Halskrause, was an den großen Wassereinlagerungen lag. Als ich das sah, wurde ich ganz demütig.

Doch dann wird mir klar, warum ich und viele andere mit Lipödem zum Therapeuten gehen: Wir sehen nicht krank aus. Bei einem Lymphödem sieht jeder sofort, dass dies eine Krankheit sein muss. Wenn nur ein Arm überdimensional dick ist und der restliche Körper schlank, dann kommt wohl niemand auf die Idee, Maßlosigkeit beim Essen und mangelnde Bewegung als Grund zu sehen. Das wird mir aber ständig unterstellt. Erst wenn ich erkläre, dass es eine Krankheit ist, halten sich die Leute zurück. Zumindest meistens. Ich glaube, dass genau das die Problematik ist: Man sieht uns die Krankheit nicht an.

Fast jede Frau mit Lipödem könnte ein Buch mit Beleidigungen herausbringen, die sie sich in ihrem Leben schon anhören musste. Würde man uns die Krankheit sofort ansehen, dann wäre dies wahrscheinlich anders. Natürlich gibt es immer Vereinzelte, die ihr Selbstwertgefühl damit pushen, indem sie andere niedermachen, ganz gleich, ob man die Krankheit sieht oder nicht. Doch ich vermute, die Mehrheit der Leute hätte Mitgefühl. Diese vielen Beleidigungen, Missachtungen und Unterstellungen müssen erst einmal verarbeitet werden. Bei Migräne läuft es ähnlich. Wie schmerzhaft ein Migräneanfall ist, kann nur jemand beurteilen, der schon mal Migräne hatte. Auch dieser Schmerz ist unsichtbar für das Umfeld und es gibt genügend Witze à la: »Heute kein Sex, Schatz, ich habe Migräne.«

Beim Lipödem gibt es noch viele Fragezeichen

Darüber hinaus ist das Lymphödem solide erforscht. Bei der Krankheit haben die Patienten lange nicht so viele Fragezeichen im Gesicht wie beim Lipödem. Dr. Martin meint, dass es unter anderem daran liegt, dass das Fettgewebe erst seit Kurzem von der Medizin bewusst erforscht wird. Als er vor 30 Jahren Medizin studiert hat, hat er viel über Muskelzellen gelernt, über Nerven, Herzmuskelzellen, Leberzellen, aber worüber er praktisch nichts erfahren hat, sind Fettzellen. Das Fettgewebe wurde lange Zeit einfach nur als Energiespeicher ohne Bedeutung gesehen. Mittlerweile hat man erkannt, dass dieses Fettgewebe allgemein sehr aktiv sein kann. Vor allem das um die Organe befindliche sogenannte braune Fettgewebe im Körper. Das ist sehr stoffwechselaktiv. Erst in den letzten 20 Jahren kam heraus, dass das Fettgewebe wahrscheinlich an mehreren Hundert Regelkreisen beteiligt ist – durch Produktion und Reaktion von Botenstoffen. Als ich also damals in der Klinik war, wurde noch daran geforscht, wie das normale Fettgewebe überhaupt funktioniert. Und solange man dies noch nicht abschließend geklärt hat, kann man schwer sagen, wo der Unterschied zum Fettgewebe beim Lipödem ist. Gibt es überhaupt einen Unterschied? Die Forschung ist noch längst nicht abgeschlossen.

Sowohl Dr. Oberlin als auch Dr. Martin haben mir bestätigt, dass sie vor 20 Jahren noch mit voller Überzeugung zu Lymphdrainage und Kompression rieten. Mittlerweile meinen sie, dass die Lymphdrainage beim Lipödem wahrscheinlich nichts bringt. Und die Kompression hilft bei der Hälfte der Lipödem-Patientinnen unglaublich gut und sorgt für eine Schmerzlinderung und bei der anderen Hälfte – zum Beispiel bei mir – gar nicht. Vor 20 Jahren war der Therapieweg klar vorgegeben und jetzt nicht mehr. Kein Wunder, dass wir beim Therapeuten Hilfe suchen.

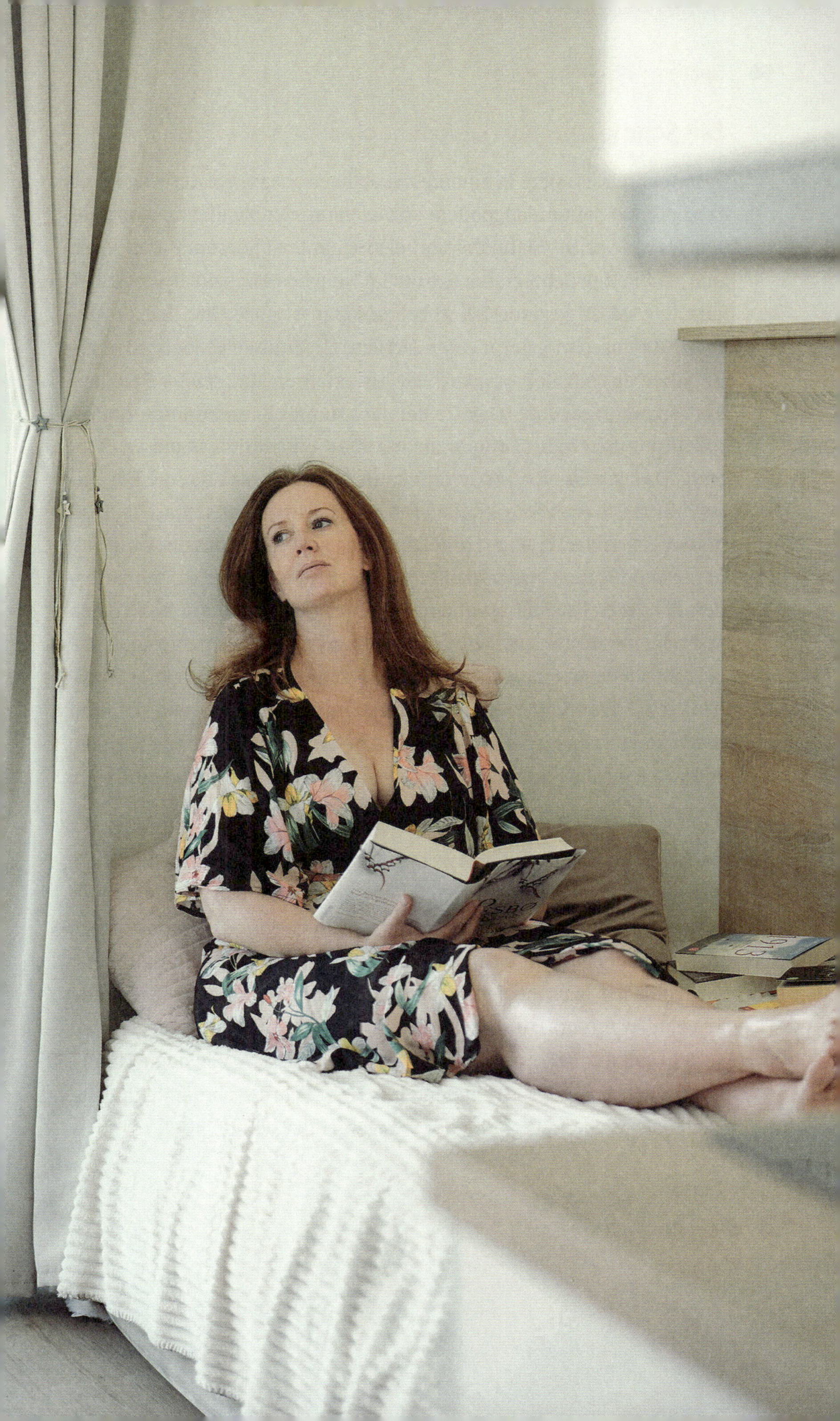

Die Schmerzen nachvollziehen

Ortswechsel: Ich sitze in einem Sanitätshaus in Essen und spreche mit Lena. Sie hat selbst ein Lipödem und arbeitet hier. Zwei ihrer Kolleginnen fragen uns: »Wie fühlt sich ein Lipödem überhaupt an? Wir hören immer von den Schmerzen, aber wir können uns das nicht vorstellen, weil wir selbst gesunde Beine haben.« Das ist gar keine leichte Aufgabe. Wie beschreibe ich einen subjektiven Schmerz? Es ist wie ein heftiger Muskelkater, gepaart mit einem Brennen, sowie Schwere- und Spannungsgefühl. Das ist der »konstante« Schmerz, den ich eigentlich immer habe. Beim Anziehen der Kompression, wenn an einer Stelle Druck ausgeübt wird, kommt ein Schmerz wie bei einer intensiven Faszienmassage dazu. Haben Sie das schon mal gemacht? Erinnern Sie sich daran, wie schmerzhaft das am Anfang war, sowohl mit der Rolle als auch, wenn der Physiotherapeut mit dem Daumen ordentlich die Faszien bearbeitet? Gut. Dann nehmen Sie diesen Schmerz mindestens mal zwei. So fühlt es sich bei vermehrtem Druck an. Sowohl wenn ich so sitze, dass seitlich am Oberschenkel die Stuhllehnen drücken, oder wenn ich mich seitlich hinsetze und dadurch den äußeren Oberschenkel belaste. Oder wenn mich jemand berührt. Oder wenn die Kniestrümpfe einschnüren. Alles, was punktuell drückt, tut besonders weh.

Natürlich kann jemand mit gesunden Beinen nicht nachvollziehen, dass eine junge Frau in der Umkleide steht und beim Anziehen der neuen Kompression jammert: »So will ich nicht leben.« Diese Aussage ist für meinen Geschmack auch etwas übertrieben, doch die Schmerzen kann ich nachvollziehen. Ich habe häufig genug vor Schmerzen geweint, während ich mir die Kompressionsstrumpfhose angezogen habe. Und ich habe abends nach einem vollen Arbeitstag geheult, wenn mir die Beine so wehtaten, dass jeder Schritt schmerzte und ich mich nach meinem Bett und der Waagerechten sehnte.

Wovon hängt es ab, ob die OP-Kosten erstattet werden?

Von Lena höre ich, dass es in Deutschland durchaus Krankenhäuser gibt, bei denen die meisten Liposuktionen von der Krankenkasse bezahlt werden. Ich bin baff. Wie kann das sein? Beim Lipödem-Kongress wurde doch gesagt, dass die Operation als Kassenleistung gerade abgelehnt worden sei. Das Thema sei nun durch für die nächsten 10 bis 15 Jahre. Wie kommt es dann, dass es in Deutschland auch Krankenhäuser gibt, wo diese Operation bezahlt wird? Ich lasse mir von Lena exemplarisch ein Krankenhaus nennen und fahre dorthin.

Ich führe ein langes, intensives Gespräch mit einem Chirurgen vor Ort. Wochenlang stehen wir in engem Kontakt und er nickt mir alle Zitate ab, doch kurz vor der Fertigstellung des Buches lässt mir das Krankenhaus über meinen Interviewpartner ausrichten, dass ich weder den Namen des Arztes noch den des Krankenhauses nennen darf. Eine Begründung gibt es nicht. Also nenne ich ihn Dr. Herbert Schmidt.

Ich bin also bei Dr. Schmidt und meine erste Frage ist: »Ich habe gehört, dass viele Patientinnen, die sich bei Ihnen das Lipödem operieren lassen, es von der Krankenkasse bezahlt bekommen. Ist das richtig?« – »Das ist richtig.« – »Woran liegt das?« – »Das hat verschiedene Gründe. Ein Grund ist, dass Krankenkassen, wenn sie eine Genehmigung ausstellen, in der Regel nur Kostenzusagen für ein Vertragskrankenhaus ausstellen. Das hat finanzielle Gründe.«

In meinen eigenen Worten: Bei einem Vertragskrankenhaus zahlt die Krankenkasse nur 1600 Euro pro Operation. Auf dem freien Markt kostet dieselbe Operation 4000 bis 5000 Euro. Mit »derselben« Operation meine ich, dass wirklich dieselbe Menge an Lipödemfett abgesaugt wird. Dr. Schmidt saugt nicht etwa für die 1600 Euro weniger ab. Sondern immer das, was nötig und medizinisch vertretbar ist.

Bis dahin wusste ich noch gar nicht, dass es Vertragskrankenhäuser gibt. Was an meiner mangelnden Recherche liegt, denn die Liste der Vertragskrankenhäuser findet man auf der Homepage von Lipödem Hilfe e. V., die ich schon durchforstet habe. Großartig. Die Krankenkassen zahlen also doch. Ich erzähle Dr. Schmidt, dass ich beim Lipödem-Kongress erfahren habe, dass die Krankenkassen keine Liposuktion bezahlen und dass dies dann ja wohl eine Fehlinformation sei. »Ich kann nur von unserem Krankenhaus reden und bei uns werden die Operationen oft bezahlt«, sagt er mit ernstem Blick.

Wie komme ich denn nun an diese Kassenleistung? Auch wenn es bei dem Krankenhaus, in dem Dr. Schmidt arbeitet, viele Kostenzusagen von Krankenkassen gibt, ist dies natürlich keine leichte Angelegenheit. Dr. Schmidt meint, dass hinge von der Krankenkasse ab, von der Patientin, vom Sachbearbeiter und von vielem mehr. Vor allem jetzt, wo der G-BA entschieden habe, dass die Operation nicht im Leistungskatalog mit aufgenommen wird. G-BA ist die Abkürzung für Gemeinsamer Bundesausschuss. Dort wird in Form von Richtlinien bestimmt, was im Leistungskatalog der Krankenkassen mit aufgenommen wird. Laut Dr. Schmidt sah es erst so aus, als ob der G-BA die Operation mit aufnehmen würde, aber dann hätten sie sich doch dafür entschieden, erst eine Studie durchzuführen, um herauszufinden, ob eine Operation nachweislich hilft. Darauf berufen sich nun viele Krankenkassen und wollen erst einmal auf das Ergebnis warten, bevor sie eine Kostenzusage geben.

Sie sollten sich also auf alle Fälle an die Vertragskrankenhäuser wenden, wenn Sie die Kosten einer Operation nicht selbst tragen möchten. Die Wahrscheinlichkeit, dass Sie gemeinsam mit dem Vertragskrankenhaus einen Weg finden, damit Ihre Krankenkassen die Operationen bezahlt, ist dann deutlich höher.

Dr. Schmidt erzählt mir von Dr. Olaf Deling in Düsseldorf. In seinen Augen ist das der seriöseste Arzt und Experte zum Thema Lipödem. Na super. Noch ein Arzt. So langsam spüre ich den Zeitdruck, will endlich die Recherchen abschließen und anfangen zu schreiben. Doch ich finde beim Recherchieren einfach kein Ende. Vor allem nicht, wenn ich so tolle Tipps bekomme. Diesen Arzt will ich nun unbedingt kennenlernen. Gesagt, getan bzw. angerufen. Dr. Deling erklärt sich sofort für ein Gespräch bereit und ein paar Tage später sitze ich bei ihm in seiner Praxis.

Die basische Ernährung kommt ins Spiel

Dr. Deling nimmt sich sehr viel Zeit für mich. Wir sitzen fast eineinhalb Stunden in seinem Büro und es sprudelt nur so aus ihm raus. Egal was ich frage, kurze Antworten kennt er nicht. Gott sei Dank. Ich überprüfe immer wieder mein Aufnahmegerät, damit ich auch ja kein Wort verpasse. Bei Dr. Deling fließen nun ganz viele Punkte zusammen und ergeben ein Ganzes. Ihm ist es erst einmal wichtig, dass Lipödem-Patientinnen langfristig begleitet werden, mindestens fünf Jahre. Er achtet auf die Ernährung, auf die Bewegung und vor allem darauf, dass der Kopf mitkommt, weshalb er mit Psychologen zusammenarbeitet. Er findet es sehr wichtig, dass die Veränderungen nachhaltig durchgehalten werden. Dafür bedarf es einer Begleitung, einer Hilfestellung und mentalen Unterstützung. Er hat auch nichts gegen Operationen, sagt aber, wie viele andere Lipödem-Experten, dass dies die letzte Option sein solle.

Er schwört auf eine basische Ernährung. Im ersten Schritt nicht, um Gewicht zu verlieren, sondern um die Entzündungen im Körper zu minimieren. Anscheinend habe ich in meinen Beinen und Armen – dort, wo das Lipödem ist – entzündete Zellen. Wenn ich dann noch viele saure Lebensmittel zu mir nehme, übersäuern meine Zellen. Dies wirkt sich negativ auf meinen Stoffwechsel aus und sorgt dafür, dass ich einen Mangel an Vitamin D, Vitamin B und Eisen habe. Schon erschreckend, denn genau das sind die Werte, die bei jedem meiner Bluttests zu niedrig sind. Selbst wenn ich mich gesund ernähre. Dr. Deling hat mehrere Patientinnen, die nach einer OP an den Beinen durch konsequente basische Ernährung und Bewegung auch das Lipödem in den Armen loswurden. Ohne zusätzliche Liposuktion.

Wie gehen andere Frauen mit ihrem Lipödem um?

Nur mit Ernährung und Massagen hat es auch Waltraud Scheller geschafft, ihre Beine schmerzfrei zu bekommen. Und zwar mit Ayurveda. Das ist nicht nur ein Ernährungskonzept, da geht es um Ganzheitlichkeit, aber sie hat es eben hauptsächlich über die ayurvedische Ernährung geschafft. Das bringt mich auf die Idee, einige Ayurveda-Ärzte aufzusuchen.

Bei Dr. Ulrich Bauhofer bekomme ich ein paar Tage später einen Termin. Er ist ein freundlicher Mann mit funkelnden Augen, drahtiger Figur und frisch rasiertem Kopf. Auch seine Empfangsdame ist sehr herzlich. Die Vorgaben von Dr. Bauhofer, was die Ernährung angeht, sind in meinem Fall hauptsächlich basisch. Somit schlage ich zwei Fliegen mit einer Klappe. Ich nutze einerseits die guten Erfahrungen mit basischem Essen von Dr. Deling und die beeindruckende Erfahrung von Waltraud mit Ayurveda.

Ivona: schmerzfrei durch Kraftsport und viel Gemüse

Wie schon erwähnt, treibe ich nun auch aktiv Kraftsport. Das ist komplett neu für mich, und obwohl ich fleißig übe, bekomme ich – Stand heute – immer noch keine Liegestütze hin. Zumindest keine richtige. Mein Personal Trainer Max bringt mich langsam, aber sicher auf die Spur. Da ich nie Kraftsport gemacht habe, habe ich gefühlt nur weichgekochte Spaghetti in den Armen. Die Beine sind auch nur Ausdauersport gewohnt und so eiere ich wie eine alte Oma von Übung zu Übung. Außerdem nutze ich jede Verschnaufpause, um mit Max über meine neuesten Erkenntnisse zu fachsimpeln, die er dann mit seinem Wissen abgleicht.

Kraftsport ist nicht nur deswegen in meinen Fokus gerückt, weil Max ihn mir empfohlen hat, sondern weil Ivona damit ohne eine einzige Operation ihr Lipödem nicht nur schmerzfrei bekommen hat, sondern es auch fast unsichtbar werden ließ. Sie nimmt 2018 zum ersten Mal an einigen Bodybuilder-Wettbewerben teil und sie sieht großartig aus. Auf Instagram habe ich gesehen, wie sie vorher aussah und es ist beeindruckend, was sie geschafft hat. Ihr Ziel war es, zu beweisen, dass man es auch ohne Operation schaffen kann. Den Beweis hat sie auf jeden Fall geliefert.

Ivona hat mir auch eine Stunde geschenkt und ausgiebig mit mir telefoniert. Genauso wie ich hat sie sich am Anfang auch nicht an den

Kraftsport rangetraut, weil sie von allen Seiten gehört hat, dass dies das Lipödem verschlimmert. Aber sie merkt nun, dass es nur auf die richtige Balance zwischen Kraft- und Ausdauersport und der richtigen Ernährung ankommt. Diesen Erfolg kann ich nicht mit dem basischen Essen erklären, wenn ich davon ausgehe, wie mir das basische Essen von Experten erklärt wurde: 80 Prozent Gemüse und Obst und nur 20 Prozent gute Säurebildner. Das wäre dann zum Beispiel Fleisch, Eier, Fisch etc. aus biologischem Anbau. All dies aus konventionellem Anbau seien schlechte Säurebildner, die man nur äußerst selten essen sollte. Ich gehe darauf noch näher im Kapitel »Raus aus der Diäten-Falle« (S. 185) ein.

Ivona isst zwar viel Gemüse – und somit überwiegend basisch –, aber eben deutlich mehr als 20 Prozent Eiweiß aus Fleisch, Fisch, Meeresfrüchten, Protein-Haferbrei, Eiern etc. Einige Ernährungsexperten werden sagen, dass dies basisch genug sei, und andere, dass zu viel Säure in den Mahlzeiten sei. Ich möchte hier keine große Diskussion lostreten, weil sich die Ernährungsexperten so widersprechen. Es geht mir darum, Vorschläge zu machen, wie Sie es schaffen können, schmerzfreie Beine zu bekommen.

Und Ivona hat keine Schmerzen mehr. Mit diesem eiweißhaltigen Essen, das für einige Experten schon durch das viele Gemüse basisch ist und für einige zu säurelastig. In diesem Fall spielen diese Meinungen keine Rolle, weil es bei Ivona funktioniert. Als Bodybuilderin isst sie sehr bewusst und hat über drei Jahre lang an sich getestet, was sie verträgt, womit ihr Lipödem besser wird und was sie meiden sollte.

Auch Ioana treibt sehr viel Sport

Auch bei Ioana, die in England wohnt, funktioniert das Konzept. Sie hat ihre Beine damit zwar bisher noch nicht schlank bekommen, aber sie hat keine Schmerzen. Sie isst neuerdings nach der Keto-Diät: Viel Fett und Eiweiß und kaum Kohlenhydrate. Das ist nun wirklich nicht mehr sonderlich basisch, wenn ich mich auf die Aussagen der Ernährungsspezialisten beziehe. Denn bei Ioana ist wenig Gemüse dabei.

Funktioniert aber auch. Und wie Ivona treibt Ioana sehr viel Sport. Ausdauer- und Kraftsport. Auf Instagram hat Ioana über eine halbe Million Follower, die ihr über Instagram-Live täglich dabei zusehen, wie sie stundenlang mit einem Springseil trainiert und an den Geräten schwitzt. Auch eine sehr beeindruckende Frau. Allein schon, weil sie sich selbstbewusst immer wieder mit kurzen Röcken und knallengen Jeans fotografieren lässt. Sie betont ihre sehr schmale Taille, den flachen Bauch und ihre tolle Oberweite und versteckt auch ihre Beine nicht.

Warum auch? Sie ist ein absolutes Vorbild für mich, weil ich mich bei dem Fotoshooting mit Calvin schon etwas für meine Beine geschämt habe. Aber Ioana postet regelmäßig: »Lasst euch von niemandem einreden, dass ihr keinen Bikini oder keine kurze Hose tragen dürft. Tragt, was ihr wollt. Fangt an, euren Körper zu lieben.« Bei manchen Menschen klingt das wie ein ausgelutschtes Mantra, aber bei Ioana spüre und sehe ich, dass sie es vorlebt.

Ein kurzer – sehr erhellender – Schlenker in die Modewelt

In Berlin treffe ich noch schnell Vivien. Sie ist Stilberaterin und Modedesignerin. Der Tipp kam von meiner Freundin Kirsten, die mich während meines gesamten Buchprojekts unglaublich unterstützt hat. Immer wieder hat sie Ideen und Vivien kommt ihr sofort in den Sinn, als ich von meinem Buchprojekt erzähle. »Du musst mit Vivien reden.« – »Okay, mache ich.« – »Und? Hast du schon mit ihr geredet?« – »Nein, noch nicht.« – »Rede mit Vivien! Triff dich mit ihr!«

Nach der gefühlt zehnten Ermahnung fahre ich endlich nach Berlin und verstehe, warum Kirsten so darauf gedrängt hat. Vivien stellt mich vor den Spiegel und zupft an meinen Klamotten herum. Krempelt die Hose etwas auf, zupft das Oberteil etwas höher, definiert mit Stecknadeln die Schulterpartie, legt mir eine Kette um den Hals und ich traue meinen Augen nicht. Innerhalb von Minuten sehe ich mindestens fünf Kilo schlanker aus. Mit meinen eigenen Klamotten. Einfach nur durch die Art, wie ich sie trage. Ich zeige Vivien Fotos von Ioana und sie ist begeistert. »Sie drückt mit ihrer Kleidung ihren Charakter aus. Bunt, fröhlich, sexy und selbstbewusst. Super.« Auch meine neue Hose findet sie klasse. Ich habe sie bei einem Label gekauft, das Hosen extra für Frauen mit Lipödem herstellt. Das Schöne ist: Bei diesem Lipödem-Label trage ich Größe 42, obwohl ich bei einer normalen Hose wahrscheinlich 46 oder noch größer bräuchte. Die haben einen hohen Stretchanteil und sind so passend geschnitten, dass ich mir nicht mehr wie ein Wal vorkomme.

Apropos Mode. Ich sitze im Café mit der unglaublich schönen Danielle. Sie ist Model und gleichzeitig Ernährungsexpertin. Obwohl sie weiß, was gesund ist, ernährt sie sich vor einem Fotoshooting immer mal wieder nicht ganz so gesund, damit die Muskeln definierter aussehen. Sie erzählt mir bei einem leckeren Tee, wie ungesund sich viele Models ernähren, um einem Schönheitsideal zu entsprechen, dem ich und viele andere Frauen dann hinterhereifern. Weil wir dieses Ideal als »normal« ansehen. Wie sagt Dr. Bertsch so schön: »Wenn dicke Beine in Mode wären, hätten die Frauen mit Lipödem deutlich weniger Probleme.« Ioana trägt ihren Teil dazu bei, dass sich der Geschmack ändert. Die vielen »Gefällt mir«-Klicks bestätigen es.

Die Lipödem-Selbsthilfegruppe

Eine unglaublich wichtige Informationsquelle ist für mich auch Dani. Sie ist eine sehr schöne Blondine mit einem bildhübschen Porzellangesicht, was ich im positivsten Sinne meine. Resolut und energiegeladen sitzt sie mir in einem Altonaer Café gegenüber und lässt mich in all ihre Unterlagen und Notizen blicken. Sie leitet mit einer zweiten, ebenfalls betroffenen Frau eine Selbsthilfegruppe. Dani organisiert regelmäßige Treffen, informiert im Newsletter und auf Facebook über aktuelle Trends und baut per WhatsApp und am Telefon immer wieder Verzweifelte mental auf. Wenn eine Frau auf Facebook mal jammert, dann tröstet sie sie, aber läutet kurz darauf sofort das positive Denken ein. Besonders bewundere ich ihren messerscharfen Verstand.

Der Lipödem-Podcast

Kurz vor Ende meiner Recherchezeit habe ich noch drei Highlights: Mein langes – sehr langes – Skype-Telefonat mit Natalie, die einen Podcast zum Thema Lipödem ins Leben gerufen hat. Über sie habe ich viele Ideen bekommen und ich mag es, dass sie auch querdenkt und stets ein halb volles Glas sieht. Während ich mit ihr rede, ist sie auf Bali. Natalie ist eine digitale Nomadin und arbeitet überall dort, wo ihr Laptop WLAN-Empfang hat. Kurz vor ihrem Bali-Aufenthalt hat sie eine Ayurveda-Kur gemacht. Sie erzählt mir, dass sie dort so heftig massiert wurde, dass sie erst dachte: »Oh nein, die kennen sich mit Lipödem nicht aus.« Sie wies den Masseur immer wieder darauf hin, dass es wehtat, aber er sagte, das müsse so sein. Hinterher hatte sie keine Schmerzen mehr in den Armen. Seitdem massiert sie sich selbst auf diese kraftvolle Art und Weise, sobald ihre Arme wehtun, und kurz darauf sind die Schmerzen weniger oder weg.

Ein paar Wochen später verrät ihr der Physiotherapeut Till bei einer Podcast-Aufzeichnung, dass die Wahrscheinlichkeit sehr groß sei, dass der Schmerz durch verklebte Faszien verursacht wird oder durch Bindegewebe, das sich falsch angeordnet hat – sogenannte Crosslinks. Beides wird durch die starke Massage gelöst.

Meine erste Faszienmassage

Ich erinnere mich an meinen Besuch bei einem ältlichen Ayurveda-Arzt vor einigen Wochen. Bei ihm habe ich auch die Erfahrung gemacht, dass starke Massage helfen kann. Allein für diese Erkenntnis hat sich die Behandlung bei ihm gelohnt, auch wenn die ganze Begegnung mit dem sehr zerstreut erscheinenden Arzt mehr als seltsam war.

Er hat seine »Praxis« in seinen Privaträumen, was mich noch nicht so stört, als wir nur an seinem Schreibtisch sitzen. Doch am Ende lege ich mich bei ihm auf sein Bett. Schon ein komisches Gefühl, wenn ich weiß, dass dies sein privates Bett ist. Aber zumindest hat er eine dicke

Tagesdecke drübergelegt. Er schaut sich meine Beine an und fängt an zu massieren. Eine Art Faszienmassage am linken Unterschenkel, am linken Oberschenkel und am Bauch. Während er mir in die Beine drückt, atme ich erschrocken ein vor Schmerzen. Der Arzt sagt, ich solle ausatmen. In den Schmerz hinein. Ich probiere es, aber trotzdem laufen mir die Tränen über die Wangen, weil es so wehtut. Ich habe keine Ahnung, was er damit bezwecken will.

Doch schon auf dem Heimweg merke ich, dass mir mein linkes Bein nicht mehr wehtut. Er hat die Behandlungsweise nur dort gezeigt und daher habe ich den Vergleich vom rechten zum linken Bein. Das linke war leicht und schmerzfrei. Das rechte nicht. Diese Leichtigkeit im linken Bein hält ein paar Tage und deswegen starte ich jetzt, mir regelmäßig Faszienmassagen zu gönnen. Mir ist nach einer halbstündigen Behandlung zwar schwindlig vor Schmerz, aber danach ist es deutlich besser, und zwar für mehrere Tage. Und das rechtfertigt die unangenehme halbe Stunde.

Weitere Recherche-Highlights

Das zweite Highlight ist Sabrina. Sie möchte all das Wissen von Lipödem-Patientinnen bündeln und hat eine Plattform online gestellt, in der sie nun Umfragen startet. Ab 500 Teilnehmern ist es sogar offiziell eine Studie und diese Zahl hat sie schnell getoppt. Sie arbeitet für ein Marktforschungsinstitut und weiß, worauf es ankommt, daher war der Schritt für sie leicht. Trotzdem finde ich es beeindruckend, mit welchem Elan sie die Plattform allein und ohne finanzielle Unterstützung aufbaut.

Lustig finde ich die Auswertung der Frage, an welchen Stellen die Teilnehmerinnen persönlich der Meinung sind, sie seien vom Lipödem betroffen: Drei Prozent denken, sie hätten ein Lipödem in den Händen. Vier Prozent denken, das Lipödem sei auch in den Füßen. Da sich ein Lipödem unter anderem dadurch kennzeichnet, dass die Hände und Füße nicht betroffen sind, stellt sich mir die Frage, ob diese Frauen vielleicht gar kein Lipödem haben. Und als ich sehe, dass vier

Prozent denken, sie hätten das Lipödem in den Brüsten, da habe ich mich sofort wieder an meinen Besuch bei der plastischen Chirurgin erinnert, die mir anbot, ein bisschen Fett vom Oberschenkel in die Brüste zu stopfen.

Und das dritte Highlight ist Fräulein Spitz. Hinter diesem Synonym verbirgt sich die Sexpertin Jenni: Sie ist eine bildhübsche, blonde, junge alleinerziehende Mutter, die neben ihrem Beruf noch studiert. Sie kommt extra für mich nach Hamburg, weil ich keine Möglichkeit mehr habe, Reisezeit in meinen vollen Terminkalender zu packen. Ich verkrümele mich mit ihr in meine kleine Wohnung und wir überlegen gemeinsam, welche Stellungen beim Sex mit Lipödem am wenigsten wehtun. Ja, auch darum geht es natürlich in diesem Buch. Was wäre das Leben ohne Liebe und ohne Sex. Da Berührungen wehtun und somit auch einige Stellungen besonders unangenehm sind, will ich den Rat von einer Expertin. Fräulein Spitz enttäuscht mich nicht und gibt mir einige gute Impulse. Zum Beispiel eine Liebesschaukel. Ohne Gestell kann man die leicht aufhängen und später wieder unterm Bett oder im Schrank verstauen, damit sie niemand sieht, der sie nicht sehen soll. Fußschlaufen, die man dazukaufen kann, sorgen dafür, dass es absolut schmerzfrei ist und man sich komplett auf die Lust konzentrieren kann, ohne ständig eine falsche und somit schmerzhafte Berührung fürchten zu müssen.

Noch mal von vorn

Kurz vor der Abgabe meines Manuskripts gebe ich die ersten Kapitel meinem lieben Bekannten Tom zu lesen. Er ist selbst Autor und ich liebe seine Intelligenz und seinen wachen Blick. Er ruft mich zwei Tage später an und sagt, dass ich einige Male den mahnenden Zeigefinger erhoben hätte. Nach dem Motto: »Hört auf zu jammern.« Puh … Das will ich natürlich nicht. Immerhin bin ich selbst lange Zeit im Jammertal versunken, wie will ich dann anderen böse sein oder sie dafür verurteilen? Vor allem am Anfang meiner Recherche war ich sehr emotional. Ich lese von Mitleidenden, dass ihnen die Arme wehtun, wenn sie sich die Haare föhnen, und plötzlich nehme ich den Schmerz beim

Föhnen noch bewusster war. Ich lese, dass Treppensteigen beim Lipödem besonders wehtut, und schon bleibe ich kurz vorm Erreichen meiner Wohnung im Treppenhaus stehen und jammere, warum das nicht besser wird.

Die Auseinandersetzung mit dem Schmerz hat meinen subjektiven Schmerz verstärkt, weil ich durch die Recherche den Fokus darauf gelenkt habe. Das habe ich auch von einigen Interviewpartnerinnen gehört: Sie nahmen ihre Schmerzen häufig gar nicht wahr bis zu dem Moment, ab dem sie wussten, dass sie ein Lipödem haben. Und seitdem kämpfen sie jeden Tag darum, die Schmerzen wieder so verdrängen zu können, wie sie es vorher konnten. Schon absurd. Da frage ich mich, wie hilfreich die Aufklärung ist, wenn manchen die Beine hinterher mehr wehtun als vorher. Andererseits ist die Aufklärung wichtig und noch viel wichtiger ist doch, dass wir bewusst wahrnehmen, wie gut wir Schmerzen verdrängen können. Sie waren vorher auch da, aber wurden von einigen ausgeblendet.

Unser Gehirn ist in der Lage, pro Sekunde mindestens 150 000 Dinge wahrzunehmen. Manche Wissenschaftler behaupten sogar, es seien einige Millionen Wahrnehmungen. Aber bleiben wir ruhig bei dieser kleinen Zahl 150 000. So viele Wahrnehmungen können wir nicht bewusst pro Sekunde verarbeiten. Daher entscheidet unser Gehirn sich für eine bis maximal 16 Wahrnehmungen, die vom Unbewussten ins Bewusstsein rüberschlittern dürfen. Welche Wahrnehmungen unser Gehirn auswählt, hängt hauptsächlich von unseren aktuellen Interessen ab. Wenn ich aktuell im Internet surfe und ständig lese, wie schmerzhaft das Lipödem ist, dann lässt mein Gehirn die Lipödem-Schmerzen natürlich viel leichter ins Bewusstsein plumpsen.

Es ist gut und wichtig, dass ich über das Lipödem rede. Es ist aber noch wichtiger, die Krankheit die meiste Zeit in meinem Leben auszublenden. Den Fokus auf andere Dinge zu lenken, damit mein Gehirn sich für andere 16 Wahrnehmungen entscheidet. Ich habe jede Sekunde die Wahl.

Deswegen befördere ich die bisherigen Kapitel nach dem Telefonat mit Tom in den Papierkorb und fange noch einmal von vorne an.

Fazit meiner Recherche-Reise

Sie können das Lipödem auch ohne Operation schmerzfrei bekommen. Es geht. Sicherlich nicht bei jedem, aber bei vielen. Allerdings nicht ganz so einfach, wie es sich Freunde oder ahnungslose Ärzte so vorstellen. Diejenigen, die es mit Sport und Ernährung geschafft haben, haben den Sport zu ihrem wichtigsten Hobby gemacht. Die sind fast jeden Tag im Fitnessstudio. Und die Herausforderung wird sein, nie nachzulassen, weil sonst die Schmerzen wiederkommen können. Andere haben es hauptsächlich mit der Ernährung geschafft. Waltraud zum Beispiel. Sie treibt zwar auch viel Sport, aber allein mit Yoga ist sie die Schmerzen nicht losgeworden, sondern hauptsächlich mit der ayurvedischen Ernährung und den ayurvedischen Ölmassagen. Es gibt keinen richtigen und keinen falschen Weg. Es spricht auch wenig gegen eine Operation, wenn Sie sich bewusst dafür entscheiden und es nicht nur machen, weil Sie denken, dass es keine Alternativen gibt.

Was ist ein Lipödem? Mythen und Fakten

Was weiß man eigentlich über das Lipödem? Was steht im Internet und was sagen verschiedene Fachärzte dazu? Wie viel Wahres steckt in der Definition von Wikipedia?

Bevor ich zu meinem ersten Termin in die Klinik fahre, bin ich insofern gut vorbereitet, weil ich diese Definition im Gepäck habe:

Das Lipödem ist eine voranschreitende Erkrankung. Sie ist gekennzeichnet durch die atypische, symmetrische Häufung von Fettgewebe seitlich an den Hüften und Oberschenkeln und kann aus der Lipohypertrophie hervorgehen. Weiterhin können die Oberarme und im späteren Verlauf auch die Unterschenkel, Unterarme und der Nacken betroffen sein.

Nur leider wird mir diese Definition fast vollständig zerschossen.

Lipödem: ein eigentlich unpassender Begriff

Dr. Bertsch erzählt mir in seinem Büro, dass das Wort völlig irreführend sei. Ein Ödem sei eine Schwellung aufgrund von Flüssigkeit, also Wasser. Da fallen mir natürlich sofort die vielen Mit-Patienten ein, die ich damals getroffen habe. Mit einem aufgedunsenen Arm, mit der »natürlichen Halskrause« oder mit nur einem mit Wasser vollgelaufenen Bein. Dieses Ödem-Problem kennen somit Lymphödem-Patienten. Bei ihnen funktioniert das Lymphsystem nicht richtig und dadurch haben sie große Wassereinlagerungen in einigen Körperteilen.

Es tat mir damals leid, wie wenig die Lymphödem-Patienten das Wasser unter Kontrolle haben. Ich mit meinem Lipödem *sollte* morgens so früh wie möglich die Kompression anziehen. Tanja, mit der ich mich auf der Kur häufig unterhalten habe und spazieren gegangen bin, *musste* die Kompression gleich morgens anziehen. Denn das Wasser schießt sofort in die Beine. Wie ein Wasserhahn, der von der Hüfte an das betroffene Bein füllt. Einmal hat Tanja verschlafen und liegt noch im Bett, als ich klopfe. Anstatt aus dem Bett zu springen, hat sie sich im Bett die Kompressionsstrümpfe angezogen. Sie meint, dass sie sonst keine Chance hat, die Kompression noch anzubekommen, wenn sie erst einmal steht.

Da habe ich mit meinem Lipödem natürlich einen großen Vorteil. Das Fett fließt nicht. Flapsig gesagt ist das Lipödem die Fettvariante. Wenn ich mal einen Tag keine Lust auf Kompression habe, dann kann es sein, dass mir die Beine etwas anschwellen. Aber sie laufen mir nicht mit Wasser voll wie bei einem Lymphödem. Als ich meine Kompression mit 27 noch regelmäßig trug, habe ich morgens die Freiheit an den Beinen genossen. Etwas Luft und Leichtigkeit. Bevor ich sie wieder in der Kompression eingeschnürt habe. Es spielte keine Rolle, ob ich morgens eine halbe Stunde oder auch eine Stunde ohne Kompression durch die Wohnung gelaufen bin, danach habe ich sie ohne Probleme anbekommen. Weil ich eben kein Ödem habe.

Mein Lymphsystem funktioniert wunderbar

Natürlich habe ich mal schwere Beine und Wassereinlagerungen, aber das hat auch eine Verkäuferin ohne Lipödem, die den ganzen Tag hinter der Theke gestanden hat. Bei mir war immer klar, dass ich ein reines Lipödem habe. In der Klinik bin ich vor 20 Jahren immer wieder Kollegen und Praktikanten vorgeführt worden, weil es bei mir so ein besonders schön ausgeprägtes reines Lipödem sei. Natürlich hatte ich auch manchmal Panik, dass ich ein Lipo-Lymphödem bekommen könnte, also beide Krankheiten (Lip- und Lymphödem) auf einen Schlag. Das war aber nie der Fall. Wenn ich mehr Wasser in den Beinen habe, dann liegt es am langen Stehen, langen Sitzen oder wenn ich mal wieder zugenommen habe. Je fülliger ich bin, desto eher kommt die Wasser-Variante dazu. Dr. Bertsch erzählt mir, dass starkes Übergewicht zu einem Lymphödem führen kann. Das Lipödem an sich führt nicht zu einem Lymphödem. Wir reden hier also vielmehr von dem Teufelskreis, dass ich vielleicht aus Frust über mein Lipödem zunehme und durch das Übergewicht dann noch ein Lymphödem bekomme. Wenn ich ohne Lipödem übergewichtig wäre, hätte ich aber dasselbe Problem: Es könnte ein Lymphödem entstehen.

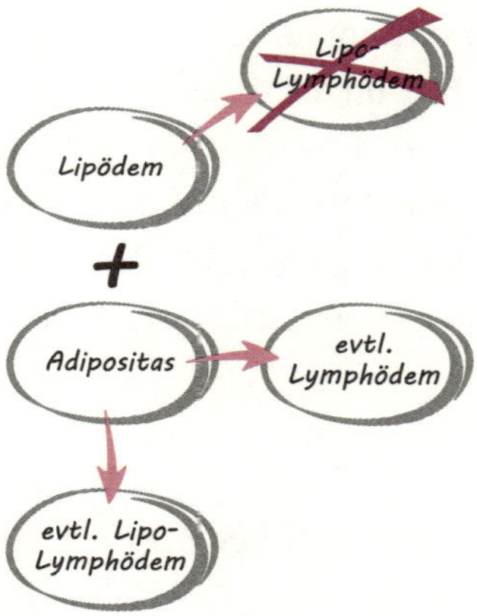

Aber auch davor brauche ich keine Angst zu haben, denn dieses Lipo-Lymphödem kommt viel seltener vor, als es fälschlicherweise diagnostiziert wird. Daher: keine Panik. Dass meine Beine bei Hitze oder langem Stehen anschwellen, also kurzfristig ein Ödem bilden, ist Teil der Krankheit Lipödem. Eine kurzfristige Folge, aber kein Muss.

Bei mir habe ich den Eindruck, etwa 50 Prozent der Patientinnen, die durch diese Tür mit der Diagnose Lipo-Lymphödem reinkommen, gehen mit der Diagnose Lipödem wieder hinaus.

Dr. Klaus-Peter Martin

Normale Wassereinlagerungen entstehen auch, wenn wir einen sehr hohen oder sehr niedrigen Insulinspiegel haben. Das kann passieren, wenn wir tagsüber nonstop essen oder wenn wir viel zu wenig essen und dadurch unterzuckert sind. Bei drei Mahlzeiten am Tag, mit jeweils drei bis fünf Stunden Essenspausen dazwischen, bleibt der Insulinspiegel konstant und die Wassereinlagerungen sollten weniger werden.

Was glauben Sie, was meine Beine gerade sagen, während ich stundenlang an diesem Buch sitze und schreibe? Natürlich schwellen sie an. Deswegen stehe ich auch einmal pro Stunde auf und bewege mich. Ich springe Seil oder vertrete mir die Beine, indem ich den Müll runterbringe. Obwohl ich beim Schreiben nicht wirklich viel Müll produziere – aber Sie wissen, was ich meine. Ich nutze jede Chance, um mich etwas zu bewegen. Oder ich lege mich aufs Bett und lagere die Beine ein paar Minuten lang höher als den Rest des Körpers. Das ist noch nicht der Weisheit letzter Schluss, aber besser, als einfach sitzen zu bleiben.

Ich selber sehe über 1 000 Lipödem-Patientinnen im Jahr und praktisch keine dieser Patientinnen hat ein relevantes Ödem. Ein Ödem, was auch nur annähernd die Beschwerden erklären könnte.

Dr. Tobias Bertsch

Gut. Das habe ich jetzt verstanden. Das Wort »Ödem« in »Lipödem« ist fehl am Platz. Doch wenn das Wort Lipödem kein passender Begriff ist, wie müsste die Krankheit dann heißen? Gute Frage, nächste Frage. Es wäre zwar schlau, einen neuen, passenden Begriff zu finden, andererseits auch wieder nicht. Denn endlich wurde das Lipödem überhaupt als Krankheit anerkannt. Wenn Sie das Lipödem in der internationalen Klassifizierung von Krankheiten vor 2017 finden wollten, suchten Sie vergeblich. Es existierte nicht. Und es gilt: Was dort nicht drinsteht, ist keine Krankheit.

Wenn das Lymphsystem funktioniert, braucht es keine Lymphdrainage

Damals haben die Ärzte das Lipödem unter der Kodierung R16.9 reingemogelt, wo es um »Ödeme anderer Ursachen« geht. Wo es nicht hingehört, aber mit der Diagnose war es damals noch leicht, sich Lymphdrainagen verschreiben zu lassen. Denn bei einem Ödem wird eine Lymphdrainage empfohlen. Wasser kann ich – einfach formuliert – rausmassieren. Bei Fett geht das nicht. Und daher wird beim Lipödem mittlerweile keine Lymphdrainage mehr empfohlen. Seitdem es das Lipödem also in der deutschen Version der ICD-10 offiziell als Diagnose gibt, wurden die Leistungen für die Lymphdrainagen drastisch reduziert. Denn das Lipödem fällt in der CD-Kodierung nicht mehr unter lymphatische Erkrankungen wie das Lymphödem, sondern unter Fettverteilungsstörungen. Hier wird die Wasser- von der Fettvariante also auch klar getrennt.

Auf den Lipödem-Konferenzen waren die Teilnehmerinnen erbost über die Tatsache, dass nicht mehr »ausreichend« Lymphdrainagen verschrieben werden. Auch die Lymphologen dort meinten, dass die Lymphdrainage wichtig sei, sagten aber schon voraus, dass diese Leistung eventuell irgendwann komplett gestrichen werden würde.

Davon ist bislang noch keine Rede, aber laut den Ober- und Chefärzten in der Klinik wäre das ein logischer Schritt. Denn sie haben mittlerweile herausgefunden, dass es kaum etwas bringt. Laut Dr. Bertsch tut vielen Patientinnen die Lymphdrainage gut. Aber »guttun« sei nicht das Gleiche wie medizinisch notwendig. Er findet es unsäglich, wenn Lipödem-Patientinnen zweimal die Woche eine Lymphdrainage bekämen, weil es keine wissenschaftliche Grundlage dafür gibt, dass es hilft. Und in seinen Augen sei das sowohl medizinischer als auch ökonomischer Unfug.

Bleiben wir, nach dem Ausflug in die Welt der Lymphdrainage, beim unpassenden Namen »Lipödem«. In den englischen Leitlinien für Lipödem, die mir eine englische Ärztin per E-Mail zugeschickt hat, steht, dass Lipödem eine Fettschwellung sei. Mit dieser Ärztin habe ich leider kein persönliches Treffen hinbekommen, weil entweder sie oder ich auf Reisen war. Aber wir hatten einen sehr netten und informativen E-Mail-Kontakt. Sie findet es wichtig, diese Krankheit noch bekannter zu machen. »Fettschwellung« passt schon eher. Da haben sich die Ärztin und das gesamte Team, die gemeinsam die englischen Leitlinien verfasst haben, einen guten Begriff ausgedacht. Trotzdem ist der Begriff Fettschwellung auch in England nur eine Beschreibung. Die Krankheit heißt auch dort weiterhin Lipödem.

Und so wird es wahrscheinlich auch in Deutschland bleiben. Wenn die Fachärzte jetzt anfingen, dem Kind einen neuen Namen zu geben, so kurz nachdem die Krankheit endlich offiziell anerkannt wurde, würden sie das ganze System wahrscheinlich ins Wanken bringen. Daher gewöhnen wir uns am besten einfach an diese unpassende Bezeichnung: Lipödem.

Ein Lipödem schreitet nicht zwangsläufig voran

Das ist wahrscheinlich der größte Mythos, der sich im Internet verbreitet hat. Die Krankheit sei voranschreitend und werde immer schlimmer. Das hat mich am Anfang auch sehr erschreckt und hat dafür gesorgt, dass ich mich besonders euphorisch in die Ernährungsumstellung und in den Sport geschmissen habe. Ich sah bei der Kur extreme Beispiele und beschloss, dass ich so nie leiden möchte.

Bei meiner Recherche im Internet stoße ich immer wieder auf Fotos von Frauen, die aufgrund der extremen Beulen an den Beinen bettlägerig sind. Darunter finde ich dann viele ängstliche Kommentare, aber auch aufmunternde Worte. Manchmal wirkt es so, als ob die Fotos als eine Art Motivationsschub verbreitet werden mit der Aussage: »Los, Mädels! Gebt nicht auf. Da wollen wir nicht landen.«

Gott sei Dank haben mir alle Fachärzte bestätigt, dass es in meiner Hand liegt, ob sich die Krankheit so extrem entwickelt. Laut Dr. Bertsch muss ich nur mein Gewicht halten, um dies zu verhindern. Ich erzähle ihm, dass ich Respekt vor den Wechseljahren habe, weil die ja wieder einen Schub auslösen könnten. Doch wie ein beruhigendes

Mantra wiederholt er, dass kaum mit einem Schub zu rechnen ist, wenn ich nicht zunehme. Hat während meiner Recherchezeit ja schon toll geklappt mit dem Gewichthalten. Da Sie meinen Tonfall nicht hören: Er tropft vor Ironie. Dennoch beruhigt mich die Aussage.

Extreme Lipödeme sind nur selten

Abgesehen davon höre ich von Dr. Bertsch, dass diese extremen Krankheitsverläufe im Promillebereich liegen. Trotzdem schrecken sie ab. Nicht nur mich. Ich denke, dass dies einer der Gründe ist, warum sich so viele Frauen sehr früh Fett absaugen lassen. Ich finde, dass wenig gegen eine Liposuktion spricht, aber bitte nicht als erste Option, nur weil wir Angst vor so einem Extremverlauf haben, der bei uns vielleicht nie stattfinden wird. Mir wird von einem Mädchen in der Pubertät berichtet, das aufgrund eines Lipödems bereits fünf Mal operiert worden sei. In diesem Fall litt bereits die Mutter an einem Lipödem und wollte der Tochter ihren Leidensweg ersparen.

Das ist sicherlich ein Extremfall, aber dennoch finde ich es problematisch, wenn schon so früh operiert wird. Dr. Deling, der ein klarer Befürworter früher Operationen ist, hält es für sinnvoll, eine junge Frau, deren Mutter die Erkrankung hat und die nun selbst typische Symptome zeigt, zu operieren. Aber im Alter von 18 bis 21 Jahren und nicht schon mit 13 bis 15 Jahren! So könne man verhindern, dass die junge Frau in den Lipödem-Kreislauf gerät.

Gleichzeitig sagt Dr. Deling mir in seinem Büro ganz klar, dass eine Patientin mit Lipödem auch nach einer Fettabsaugung weiterhin chronisch krank sei. Das Lipödem sei nicht einfach weg, weil der Defekt, der eventuell von den Genen komme, immer noch im Körper sei. Aber durch das Absaugen der entzündlich veränderten Fettzellen komme der Körper wieder ins Gleichgewicht und könne den letzten Rest der Krankheit meistens gut wegstecken. Seriöse Langzeitstudien lassen noch auf sich warten. Bisher ist nicht stichhaltig bewiesen, dass das Lipödem allein mit einer Operation lebenslänglich ausgemerzt werden kann.

Ich heile die Patientinnen nicht mit der Liposuktion. Das muss man auch sagen. Von den Patientinnen wird mir leider immer wieder berichtet, es gebe Ärzte, die sagen, ich kann die Patientinnen heilen. Das stimmt nicht.

Dr. Herbert Schmidt

Mein Vater hat mir die Lipödem-Veranlagung vererbt

Im Gespräch mit Dr. Deling erfahre ich, dass ich meinen Defekt praktisch schon im Mutterleib hatte, also schon vor der Geburt. Spannend finde ich, dass diese Krankheit hauptsächlich bei Frauen ausbricht. Bei Männern nur äußerst selten. Aber egal, ob es bei Männern ausbricht oder nicht, sie tragen diesen Defekt in sich und vererben ihn an ihre Töchter. So wie mein Vater. Er hat kein Lipödem, aber in meiner Familie väterlicherseits sehe ich einige weibliche Verwandte mit Lipödem. Meine Tante zum Beispiel, die von ihren Kindern häufig gehänselt wird, dass sie zu viel wiege. Tut sie auch. Sie ist über das Lipödem hinaus noch adipös geworden. Aber niemand spricht davon, dass sie ein Lipödem hat, weil die Krankheit in Spanien – zumindest in meiner Familie – noch nicht so bekannt ist. Und das, obwohl meine Tante ihr Leben lang als Ärztin gearbeitet hat. Auch meine Cousine ist Ärztin und hat ein stark ausgeprägtes Lipödem. Auch hier wird kein Wort darüber verloren oder auch nur ansatzweise über eine Fettabsaugung oder eine andere Ernährung nachgedacht. Sie behandeln ihren Körper so, als sei er normal, und scheitern regelmäßig an dieser Denk- und Lebensweise.

Jetzt kann ich mir nicht wirklich vorstellen, dass meine Tante und meine Cousine bei 40 Grad im Schatten regelmäßig eine Kompressionshose tragen würden. Sie wohnen beide in Sevilla und das ist die zweitheißeste Stadt in Europa. Was ich mir aber vorstellen könnte, wäre eben eine Ernährungsumstellung, die schon mal eine große Erleichterung bringen könnte. In Kombination mit Bewegung am frühen Morgen, wenn die Temperaturen mit 30 Grad erträglich sind, oder vielen Schwimmeinheiten im erfrischenden Wasser, die bei diesem Wetter sowieso angebracht sind.

In meiner Familie mütterlicherseits kommt kein Lipödem vor. Egal wie weit ich zurückschaue. Ich habe es also eindeutig von meinem Vater. Komischerweise nur ich, obwohl ich eine ältere Schwester habe. Doch die hat kein Lipödem. Seit der Diagnose mit 27 habe ich endlich verstanden, warum ich nie eine Chance hatte, so ein Sport-Genie wie meine Schwester zu werden. Sie hatte in Sport immer eine Eins. Wenn die Lehrer ihr eine Eins mit Sternchen hätten geben können, dann hätte sie die auch bekommen. Dementsprechend waren die Erwartungen bei mir hoch, wenn ich zu denselben Lehrern kam, die allerdings recht schnell wieder erloschen.

Wenn meine Schwester eine Tochter bekommen hätte, wäre es durchaus möglich gewesen, dass sich bei dem Mädchen ein Lipödem gezeigt hätte, da die Krankheit manchmal eine Generation überspringt. Aber das sind nur Spekulationen.

Ein Hormonschub kann zum Ausbruch führen

In mir schlummerte also von Geburt an dieser Defekt und wartete auf den ersten extremen Hormonschub, um sich zu zeigen und voll zu entwickeln. Bei mir war das die Pubertät. Bei der Modedesignerin Vivien sind die Schmerzen allerdings erst nach der Schwangerschaft losgegangen. Vorher hatte sie schon kräftigere Beine, aber keine Schmerzen. Ich möchte bei so einem persönlichen Thema keinen Namen nennen, aber mir hat eine andere Interviewpartnerin erzählt, dass sie deswegen keinen Nachwuchs bekommen möchte. Sie hat Angst vor einem erneuten Schub während oder nach der Schwangerschaft.

Dr. Herbert Schmidt hat Patientinnen, die schon in ihren 20ern ein stark ausgeprägtes Lipödem hatten, und er erzählt von einer 72-jährigen Dame, die aussieht, als ob sie erst vor Kurzem ihren ersten Schub bekommen hat.

Das Lipödem kann also offenbar in jedem Alter sichtbar werden. Typisch sind jedoch Schübe bzw. der Ausbruch in Zeiten extremer Hormonumstellungen, also Pubertät, Schwangerschaft und Wechseljahre, sowie Krankheiten, die eine Hormonschwankung auslösen.

Ohne Gewichtszunahme keine Krankheitsprogression

Auch Dr. Bertsch hat die Erfahrung gemacht, dass die Krankheit in der Regel nicht fortschreitend ist. Bei den meisten seiner Patientinnen bleibt das Ausmaß der Krankheit ähnlich, selbst nach 20 Jahren. Das Lipödem kann – muss aber nicht – einen Schub bekommen, wenn man eine Hormonumstellung erlebt. Und die Schmerzen werden meistens dann schlimmer, wenn wir zunehmen.

Was sich am Fall von Vivien bestätigt, denn sie hat in der Pubertät kaum zugenommen, aber bei der Schwangerschaft locker 30 Kilo. Der Hormonschub allein führte also nicht zu einer Schmerzsteigerung. Genauso, wie es Dr. Bertsch gesagt hat, wobei er sich auch gegen das Wort »Schub« wehrt. Bei der Aussage, dass ein Lipödem »explodieren« könne, schüttelt er den Kopf. Es könne zu einer Verschlechterung kommen, wenn die Patientin an Gewicht zulegt. Fazit: ohne Gewichtszunahme kein Schub.

Genauso steht es auch in einer Publikation von den Erstbeschreibern des Lipödems: E. V. Allen und E. H. Hines. Sie schreiben, dass die Krankheit fortschreiten könne, meinen aber auch, dass dies meistens mit einer Gewichtszunahme zusammenhinge. Der Teil mit »fortschreitende Krankheit« verbreitete sich leider ultraschnell. Fast überall lese ich – auch auf Fachseiten –, dass das Lipödem fortschreitend sei. Der Zusatz, dass es meistens nur dann schlimmer wird, wenn das Gewicht deutlich nach oben geht, fehlt häufig.

Ein Lipödem betrifft immer beide Beine

Wenden wir uns der nächsten Aussage der Wikipedia-Definition zu. Hier heißt es, das Lipödem sei »gekennzeichnet durch die atypische, symmetrische Häufung von Fettgewebe seitlich an den Hüften und Oberschenkeln«. Dem ersten Teil des Satzes hat keiner der Fachärzte widersprochen. Das scheint also korrekt zu sein. Die Figur einer Frau mit Lipödem sieht nicht normal aus, zumindest wenn wir es mit dem gängigen Schönheitsideal vergleichen. Das Lipödem tritt immer beidseitig auf, also an beiden Beinen und beiden Armen. Und es ist in der Tat Fett.

Beim letzten Satzteil »seitlich an den Hüften und Oberschenkeln« rufe ich allerdings »Stopp«. Denn das mit den Hüften ist nicht sicher. Ein Lipödem ist immer im ganzen Bein und im ganzen Arm. Es ist vielleicht am Unterarm und an den Unterschenkeln noch nicht so ausgeprägt, aber falls Sie »nur« kräftige Oberschenkel haben und ganz schlanke Waden, dann ist es wahrscheinlich kein Lipödem, sondern Ihre Figur, die auch gern als Reiterhose bezeichnet wird. Das Lipödem krabbelt nicht langsam vom Oberschenkel in die Wade runter: Sie haben es von Anfang an im ganzen Bein. Nur noch nicht überall so ausgeprägt. Sie haben es auch in den Armen. Nur vielleicht noch nicht so ausgedehnt. Bei Sabrina, der Erfinderin eines Umfrage-Portals für Lipödem-Betroffene, brach das Lipödem zum Beispiel an den Armen deutlich zuerst aus und dann erst schleichend an den Beinen. Dadurch dass die Arme so massiv waren, haben sie die Beine gar nicht gestört.

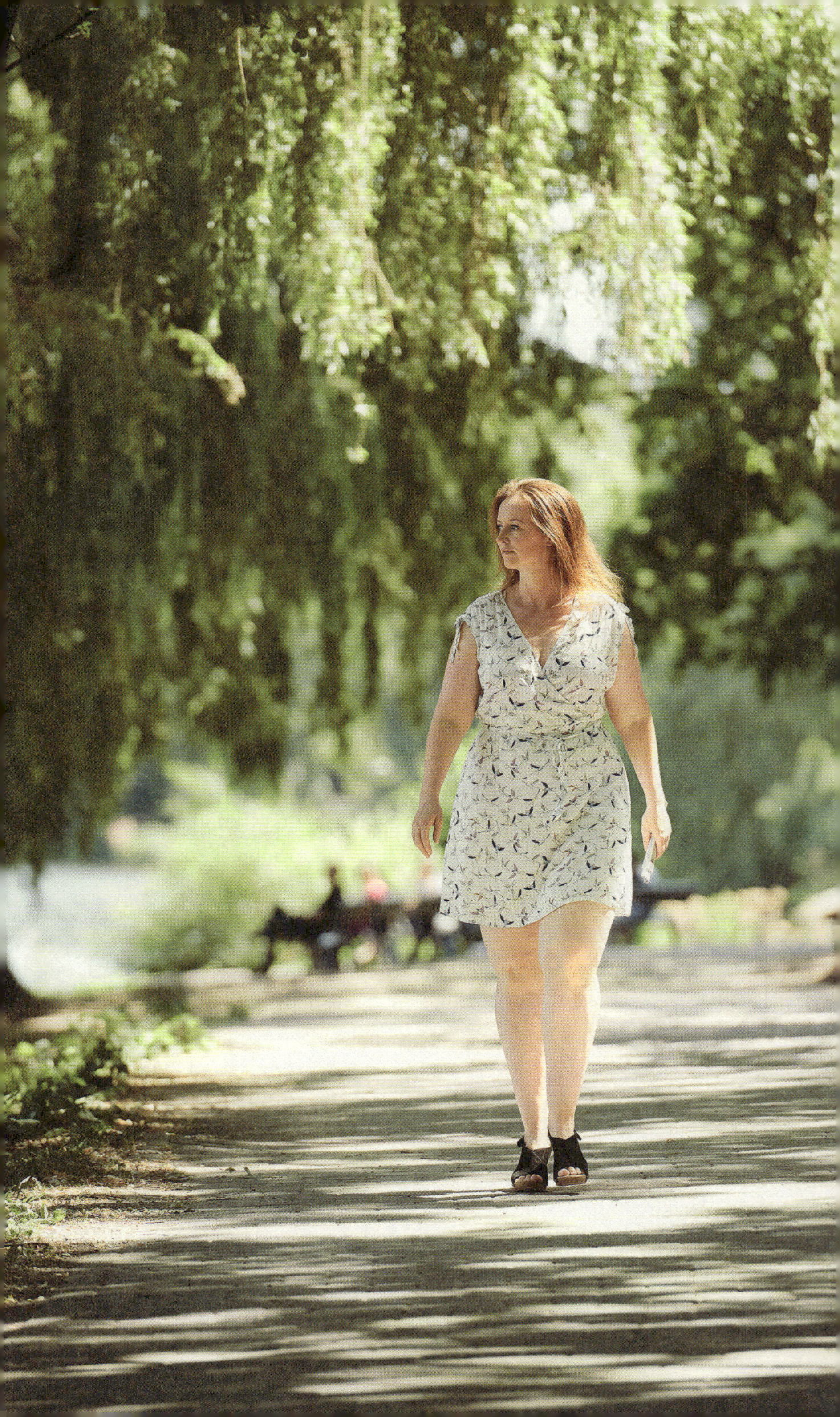

Kann ein Lipödem auch schuld am dicken Hintern sein?

Egal wo das Lipödem zuerst zuschlägt, auf alle Fälle warten im Internet zig Fotos von extremen Sonderfällen. Noch einmal: Solche Sonderfälle sind im Promillebereich, Sie sollten sich davon keine Angst machen lassen. Gehen Sie lieber zu einem Lipödem-Kongress und schauen Sie nach links und rechts. Oder besuchen Sie eine Selbsthilfegruppe. *Das* ist die Realität.

In einem Interview sagt die Fotografin Corinna, dass bei ihr das Lipödem nun am Hintern ausgebrochen sei oder sich zumindest dort das Gewebe verändert habe. Sie ist übrigens eine tolle Fotografin, die eine wunderschöne Fotoserie von Lipödem-Frauen auf ihrer Homepage veröffentlicht hat. Die Frage nach dem Lipödem im Hintern hat mich interessiert. Bei einer Lipödem-Konferenz wird die Vermutung von einem Lymphologen brüsk zurückgewiesen: Ein Hintern sei ein Hintern, und wenn Corinna den ganzen Abend während der TV-Show auf dem Hintern sitzen konnte, dann habe sie da auch kein Lipödem. Sonst hätte sie es vor Schmerzen ja gar nicht ausgehalten.

Doch ich finde, dass es schon auffällig ist, dass viele Frauen mit Lipödem einen größeren Hintern haben. So wie ich. Dr. Martin bestätigt mir, dass er dies auch schon beobachtet hat, und meint, dass das Bein ja nahtlos in den Hintern überginge und durchaus der untere Teil des Hinterns betroffen sein könne.

Ich hatte Sabrina bereits erwähnt. Sie hat ein Internetportal gestartet, auf dem Umfragen speziell zu Lipödem-Themen zu finden sind. Bei einer Umfrage von Sabrina kam im Basisfragebogen heraus, dass die meisten denken, dass sie ihr Lipödem nur in den Armen und Beinen haben – ganz ungeachtet der Facharztdiagnose. Doch Hintern und Hüfte wurden auch häufig genannt, wenn die Teilnehmerinnen all jene Stellen nennen sollten, von denen sie persönlich denken, dass sie vom Lipödem betroffen sind. Ebenso wie der Schambereich und der untere Bauch. Generell gilt: Nur Arme und Beine sind vom Lipödem betroffen. Aber natürlich sind die Grenzen fließend, daher kann es sich theoretisch auch einen Hauch auf den unteren Bereich der Hüfte und den Hintern auswirken. Laut der Umfrage werden als betroffene Areale das Gesicht, der Nacken, der Hals, die Brust, die Hände und Füße zwar genannt, liegen aber meistens deutlich unter 10 Prozent. Und das sind ja auch »nur« persönliche Meinungen von Betroffenen, keine Diagnosen von einem seriösen Facharzt.

Das führt mich zum Ganzkörper-Lipödem. Dr. Bertsch und Dr. Martin erzählen mir, dass immer wieder Patientinnen mit dieser Diagnose zu ihnen in die Klinik kommen. Noch ringt ihnen dieses Wort ein Schmunzeln ab. Und Dr. Martin sagt, dass so ein Ganzkörper-Lipödem natürlich die perfekte Ausrede sei, weil die Frau dann wirklich überhaupt keine Verantwortung übernehmen müsste. Weil ja alles genetisch und nicht zu ändern sei. Am ganzen Körper.

Ich finde, dass »Ganzkörper-Lipödem« ein bisschen klingt wie »Ganzkörper-Kondom«. Das eine gibt es nur als Kostüm für den Karneval und das andere gibt es gar nicht.

Dr. Bertsch erzählt mir von einem seiner Vorträge in den USA. Dort hat er eine Frau kennengelernt, die sagt: »Ich sitze im Rollstuhl, weil ich ein Lipödem habe. Ich wiege 200 Kilo, weil ich ein Lipödem habe.« Das Lipödem ist eine fiese Krankheit. Ohne Frage. Doch sie ist nicht für alles verantwortlich. Dr. Deling berichtet von einer schlanken Patientin, die wegen eines Lipödems im Rollstuhl sitzt, aber das ist eher die Seltenheit. Dr. Bertsch schüttelt den Kopf, als ich ihm davon erzähle. Seiner Meinung nach sitzt eine Lipödem-Patientin nur dann im Rollstuhl, wenn sie zu viel Übergewicht hat und vielleicht auch noch Arthrose in den Kniegelenken. Übergewicht am ganzen Körper: Dafür ist nicht nur das Lipödem verantwortlich. Ich habe aktuell einen etwas fülligen Bauch und gut gepolsterte Hüften. Ich weiß aber, dass dies in meiner Verantwortung liegt. Denn das kann ich abnehmen. Das ist kein Lipödem.

Bringen wir die Expertenmeinungen noch einmal auf den Punkt: Das Lipödem ist an den Armen und Beinen. Natürlich ist der Übergang fließend und von Person zu Person unterschiedlich. Daher kann das Lipödem mal etwas in der unteren Hüfte sein oder auch am unteren

Rand des Allerwertesten. Doch mein aktuell sehr praller Hintern gehört zu meiner Figur. Das ist kein Lipödem. Mein ganzer Körperstamm ist von der Krankheit nicht betroffen. Also weder Gesicht noch Hals, Oberkörper, Taille und Bauch.

Hängen Lipohypertrophie und Lipödem zusammen?

Wenden wir uns einer weiteren Aussage der Wikipedia-Definition zu, die da heißt: Das Lipödem »kann aus der Lipohypertrophie hervorgehen«. Lassen wir dazu zunächst einen Facharzt zu Wort kommen:

> *Meistens nehmen Frauen überwiegend im Bereich der unteren Körperhälfte zu. Ohne Schmerzen nennen wir es eine Lipohypertrophie. Lipohypertrophie ist einfach nur das dickere Bein der gesunden Frau.*
>
> *Dr. Tobias Bertsch*

Aha, jetzt wissen wir auch gleich, was Lipohypertrophie überhaupt ist – nämlich vermehrtes Unterhautfettgewebe –, und auch, dass die Wikipedia-Definition in diesem Punkt offenbar stimmt.

Halten wir fest: Beide Krankheiten sind angeboren. Sowohl das Lipödem als auch die Lipohypertrophie. Die Beine werden also bei beiden Krankheiten fülliger bei einer Gewichtszunahme. Ohne Schmerzen ist es Lipohypertrophie, also meine Figur. Mit Schmerzen ist es dann das Lipödem.

Da noch nicht endgültig geklärt ist, woher die Schmerzen wirklich kommen, stelle ich mir vor, dass es zwei unterschiedliche Krankheiten sind. Aber dies ist meine nicht-medizinische Autorenmeinung. Ich stelle mir gerade grinsend vor, wie Dr. Bertsch innerlich die Augen verdreht. Aber lassen Sie mich trotzdem mal folgenden nicht-medizinischen Gedanken zu Ende führen: Es ergibt für mich keinen Sinn, dass bei der einen Frau die Beine füllig sind, man es dann Lipohypertrophie nennt und niemals Schmerzen hinzukommen. Egal, wie oft sie ab- oder zunimmt, egal wie alt sie wird, egal welchem extremen Hormonschub sie gerade ausgesetzt ist.

Und bei der anderen Frau soll es am Anfang eine Lipohypertrophie gewesen sein, aber dann wurde es – Abrakadabra – auf einmal schmerzhaft und somit ein Lipödem? Obwohl sie nichts anders gemacht hat als die Frau ohne Schmerzen?

Für mich als Laien wäre es viel logischer, wenn wir diese beiden Krankheiten voneinander unterscheiden würden. Warum? Damit die Panik aufhört, dass aus bisher harmlosen fülligen Beinen vielleicht irgendwann ein schmerzhaftes Lipödem wird. Jetzt haben wir die Panik gerade herausgenommen, weil klar ist, dass das Lipödem nicht fortschreitend ist, da brauchen wir doch Frauen mit fülligen Beinen keine unnötige Angst zu machen. Denn vielleicht kommen die Schmerzen ja nie. Wahrscheinlicher ist es, dass die Frau mit Lipohypertrophie beim Raufklettern des Gewichts keine Schmerzen bekommt und es bei der Lipohypertrophie bleibt.

95 Prozent aller Menschen, die mit den üblichen kommerziellen und nicht kommerziellen Diäten Gewicht abnehmen, nehmen innerhalb von drei Jahren ihr Gewicht wieder zu. Gleichzeitig haben die Studien der Universität Hohenheim ergeben, dass Frauen (im Gegensatz zu Männern) nach einer Gewichtsabnahme überproportional im Bereich der unteren Körperhälfte an Gewicht zunehmen.

Dr. Tobias Bertsch

Nicht jede Frau mit schwabbeligen Beinen hat ein Lipödem

Das bedeutet ja, dass auch gesunde Frauen nach dem normalen Diät-Wahnsinn häufig an den Beinen zunehmen, aber noch lange kein Lipödem haben. Ich habe mich mit meinem Freund und Mental-Coach Mathias oft über meine Krankheit unterhalten und letztens sagt er mir am Telefon, dass er jetzt immer mehr Frauen auf der Straße sieht, die vielleicht ein Lipödem haben. Laut Dr. Bertsch sieht Mathias nur das Ergebnis von einem Diäten-Jo-Jo-Karussell. Um das abschließend zu klären, müsste er die Frauen antippen und fragen: »Haben Sie Schmerzen in den Beinen?« Am besten indem er auf offener Straße einen Kneiftest macht. Ich schüttle mich hier gerade aus vor Lachen, weil die Vorstellung so absurd ist. Und der wertschätzende, liebe Mathias so etwas im Leben nicht tun würde.

Beim zweiten Gedanken ist es jedoch gar nicht mehr so absurd, weil da draußen viele selbsternannte Lipödem-Experten herumlaufen und ständig zu Wildfremden sagen: »Ich glaube, Sie haben ein Lipödem.« Ich sage gern: kein Coaching ohne Coaching-Auftrag. Ich weiß, dass die selbsternannten Experten nur das Beste wollen: informieren, helfen, Not lindern. Aber sie schicken unglaublich viele Frauen in die Arztpraxen, die dann doch »nur« dicke Beine haben. Also Lipohypertrophie. Kein Lipödem. Will man den Frauen nach der ersten Erleichterung wirklich sagen: »Okay. Glück gehabt. Noch ist es kein Lipödem. Aber … schauen Sie mal hier in Wikipedia, da steht es ja, es kann auch noch aus der Lipohypertrophie entstehen.« Dann kommt die Angst wieder. Und Angst ist selten ein guter Ratgeber.

Sie möchten jetzt für sich Gewissheit haben? Dann gehen Sie erst einmal gedanklich Ihre Verwandtschaft durch. Hat da jemand ein Lipödem? Natürlich können Sie auch die erste in der Familie sein, die ein Lipödem hat. Es gibt also leider keine Planungssicherheit. Und bleiben Sie bitte gedanklich nicht bei ihren Eltern hängen, denn die Krankheit überspringt manchmal eine Generation.

Falls Sie eine Frau im Verwandtschaftskreis gefunden haben, ist der zweite Schritt, dass Sie mit ihr reden. Denn nur eins von drei klassischen Erkennungsmerkmalen für ein Lipödem ist sichtbar:

1. Die Beine sind von der Hüfte bis zu den Knöcheln füllig, die Füße dagegen sind schlank. Falls sie es in den Armen hat, dann wären die Arme füllig bis zu den Handgelenken und die Hände ganz schlank.
2. Sie neigt zu spontanen blauen Flecken. Sie geht abends ohne blaue Flecken ins Bett, schläft allein und wacht morgens mit großen Hämatomen auf. Ohne dass sie jemand berührt hat. Das ist typisch fürs Lipödem. Ja, wir bekommen auch beim Stoßen leicht blaue Flecke, doch die Besonderheit sind die spontan auftretenden blauen Flecke.
3. Sie hat an den Armen und/oder Beinen eine Berührungsempfindlichkeit oder Missempfindungen. Der Lipödem-Spezialist Dr. Deling beschreibt es so, dass sich Berührungen unangenehm anfühlen. Es tut vielleicht noch nicht richtig weh, weil die Schmerzen häufig erst später kommen, aber an den Beinen oder Armen fühlen sich Berührungen deutlich unangenehmer an als am Bauch oder an der Taille oder am Nacken.

Das sind die drei Hauptkriterien, worüber ich ein Lipödem diagnostizieren kann. Und das sind drei Kriterien, die so was von schwammig sind, dass es häufig zu Fehldiagnosen gekommen ist. Fehldiagnosen hauptsächlich über Hypertrophie. Die Lipohypertrophie ist eine der häufigsten Differenzialdiagnosen zum Lipödem. Ich denke, dass 80 Prozent aller Patientinnen mit der Diagnose Lipödem keins haben.

Dr. Olaf Deling

Heute kommen viele Patientinnen in die Praxis von Dr. Deling, die sich vor einigen Jahren das Fett an den Beinen bei Kollegen absaugen ließen und nun genauso aussehen wie vor der Liposuktion. Warum? Häufig liege es daran, dass es gar kein Lipödem gewesen sei, sondern eine Lipohypertrophie, sagt er. Es sei also durchaus sinnvoll, diese beiden Krankheiten voneinander zu unterscheiden und nicht alles zu operieren, was nicht bei drei auf den Bäumen ist. Wenn eine Operation vergebens war, ist das nicht nur ärgerlich, weil jede Operation ein Risiko birgt und schmerzhaft ist, sondern auch teuer. Im Schnitt zahlen Patientinnen circa 15000 bis 30000 Euro für drei bis vier Operationen. Das Geld ist dann weg. Die Diagnose Lipödem auch. Und die schlanken Beine sowieso.

Kann ich mit Sport und Ernährung nichts ausrichten?

Der letzte Satz der Wikipedia-Definition lautet: »Weiterhin können die Oberarme und im späteren Verlauf auch die Unterschenkel, Unterarme und der Nacken betroffen sein.« Diese Beschreibung klingt für mich wieder so, als ob das Lipödem langsam voranschreitet. Als ob das Lipödem vom Oberschenkel aus in die Unterschenkel wandert. Vom Oberarm in den Unterarm und manchmal sogar über die Schulter hinweg in den Nacken.

Je mehr ich wiege, desto stärker sehe ich das Lipödem an den Unterarmen und Unterschenkeln. Wenn ich abnehme, dann werden sie schlanker, aber das Lipödem ist immer da. Deswegen wird auch immer wieder im Internet und auf Konferenzen gepredigt, dass das Lipödem ernährungs- und sportresistent sei, was nach meiner Erfahrung nicht stimmt. Ich werde das Lipödem – diesen Defekt in meinem Körper – nicht los. Aber ich kann abnehmen. Ich kann die betroffenen Partien meines Körpers mit Sport formen. Und ich kann mit Sport und Ernährung und etwas Glück meine Beine schmerzfrei bekommen. Daher ist es korrekt, dass ich das Lipödem nicht loswerde, weil die Veranlagung stets in mir schlummert. Doch ich kann die Symptome lindern oder sogar fast vollständig loswerden.

Ivona, die gerade bei einem Bodybuilder-Wettbewerb auf der Bühne steht, während ich diese Zeilen schreibe, hat drei Jahre lang daran gearbeitet, mit Sport und Ernährung das Lipödem nicht nur schmerzfrei, sondern fast unsichtbar zu machen. Das ist ihr definitiv gelungen. Schauen Sie sich einfach mal die wunderschönen Fotos auf Instagram an. Schon vor einem Jahr war sie bei einem Spezialisten in Mülheim an der Ruhr und er hat sie eingehend untersucht. Danach war er perplex und völlig begeistert, denn es war klar, dass Ivona ein Lipödem hat, aber es war kaum zu sehen. Somit hat sie es ohne Operation geschafft und braucht auch keine Kompression. Ivona berichtet gern über ihre Erfolge und vor allem in der Anfangszeit hat sie damit einen großen Shit-Storm im Internet ausgelöst. Hauptsächlich in Facebook-Gruppen, bei denen sie gar kein Gruppenmitglied war. Ivona erfuhr nur per Zufall über eine Bekannte, wie dort über sie hergezogen wurde. Ihr wurde unterstellt, sie habe gar kein Lipödem. Denn wenn sie eins gehabt hätte, dann hätte sie auch nicht abnehmen können. Man wisse doch, dass das Lipödem ernährungs- und sportresistent sei.

Wobei das noch die harmlosesten Äußerungen waren. Ivona erschüttert das allerdings nicht. Sie postet weiterhin eifrig, wie sie ihr Lipödem in den Griff bekommen hat, um anderen Mut zu machen. Doch in den meisten Fällen kommt es nicht an, weil sich die Mythen um das Lipödem hartnäckiger halten als viele Erfolgsberichte. Vor ein paar Tagen ruft mich Stephanie an. Sie ist eine liebe Bekannte aus München und auch sie hat ein Lipödem. Die Ärzte haben es gerade bestätigt. Und sie fragt mich, warum sie im Internet kaum Erfolgsgeschichten findet. Kein Wunder. Wer die verbale Schlachtung von Ivona im Internet mitbekommen hat, wird sich wohl kaum trauen, auch mit einer Erfolgsgeschichte rauszurücken.

Wer es doch mal versucht, der wird dann gern mal in einer Facebookgruppe gesperrt. Ist mir gerade passiert. Ich wollte in der Gruppe mit ein paar Mythen aufräumen, um den Betroffenen die Angst zu nehmen, aber von einer Minute zur anderen wurde ich rausgeschmissen.

Wobei ich auch klarstellen möchte, dass ich diese verbalen Hass-Attacken sogar nachvollziehen kann. Wer ständig zu hören bekommt, dass er mehr Sport treiben und weniger essen soll, wer ständig mit Beleidigungen zu kämpfen hat, ohne dass die Krankheit gesehen wird, der schlägt auch irgendwann um sich. Und vielleicht sind diese Frauen einfach noch nicht bereit für Erfolgsgeschichten. Weil sie sich dann wieder »schuldig« und schlecht fühlen würden. Was unnötig ist, denn jeder Mensch ist anders. Nur weil es bei Ivona mit Kraftsport und einer eiweißreichen Ernährung geklappt hat, heißt es noch lange nicht, dass dies auch für andere Frauen der richtige Weg sein muss.

Hier kommt meine Lipödem-Definition

Nach dem einen Jahr Recherche traue ich mich, den vollständigen Absatz der Wikipedia-Definition so umzuformulieren:

Das Lipödem ist eine offiziell anerkannte Erkrankung. Sie ist gekennzeichnet durch die atypische, symmetrische Häufung von Fettgewebe an den Beinen und Armen (Hände und Füße ausgenommen). Die Beine und Arme sind berührungsempfindlich und es können spontan blaue Flecke auftreten. Es liegt primär keine Schädigung des Lymphsystems vor. Das Lipödem tritt fast ausschließlich bei Frauen auf, nach der Pubertät, nach einer Schwangerschaft oder in den Wechseljahren. Hormonelle Veränderungen und Gewichtszunahme werden als Ursache vermutet, ebenso eine genetische Disposition.

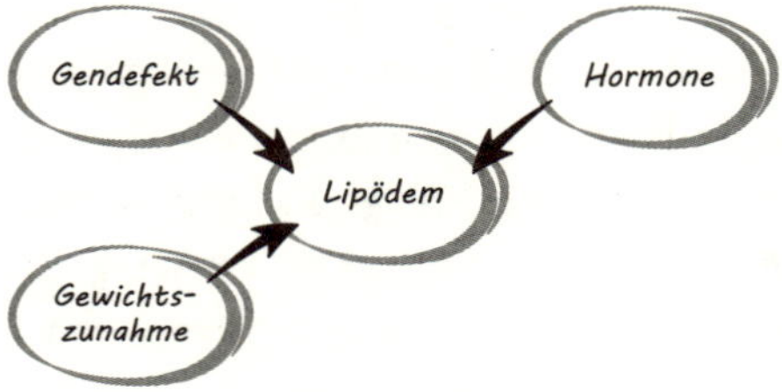

Der Schmerz beim Lipödem wird nicht schlimmer, wenn Sie das Gewicht halten, Sport treiben, die Kompression tragen und sich – falls notwendig – psychologisch betreuen lassen. Ich habe noch kein Lipödem erlebt, was schlimmer wurde, wenn das alles gemacht wurde. Vor allem aber durch Diäten, wenn das Gewicht hoch- und runtergeht, wird es schlimmer.

Dr. Tobias Bertsch

Natürlich gibt es dazu – wie sollte es anders sein – auch Gegenstimmen. Kein Lipödem ist wie das andere. Es gibt auch schlanke Frauen, die nie stark zugenommen haben und bei denen trotzdem heftige Schmerzen auftraten. Ich sage ja: Es ist noch eine große unerforschte Grauzone.

Auch wenn ich in diesem Buch mit einigen gängigen Lipödem-Mythen aufräume, so ist es dennoch eine schmerzhafte Krankheit, die uns ein Leben lang begleitet. Ich will die Krankheit also nicht verharmlosen, aber die Dramatik etwas reduzieren. Damit wir wieder durchatmen und klar denken können. Denn erst dann sind wir offen für die Lösungsmöglichkeiten, die ich Ihnen in diesem Buch vorstellen werde.

Ich kenne Patientinnen, auch hier aus der Ambulanz, da habe ich den Eindruck, wenn die eine Reihenfolge aufstellen würden über die drei schwersten Erkrankungen, die man eigentlich kriegen kann, dann wären es: Krebskrankheit, Herzinfarkt, Lipödem.

Dr. Klaus-Peter Martin

Sie sind übrigens nicht allein mit Ihrem Lipödem. In Deutschland haben mindestens zwei Millionen Frauen, wahrscheinlich aber sogar 4,5 Millionen ein Lipödem. Und gemeinsam werden wir Lösungen finden.

Mein Fazit: Bangemachen gilt nicht

Es gibt viele Mythen beim Lipödem, die für Angst und Schrecken sorgen. Die Krankheit Lipödem ist schlimm genug, auch ohne diese Falschaussagen, die sich hartnäckiger halten als ein breitgelatschtes Kaugummi auf dem Asphalt.

Hängt Lipödem mit Adipositas zusammen?

Einerseits wird gesagt, dass ein Lipödem nichts mit Adipositas zu tun hat. Andererseits aber doch mit einer Gewichtszunahme. Hier herrscht viel Verwirrung.

88 Prozent unserer Lipödem-Patientinnen, die wir im Jahre 2015 ambulant gesehen haben – das waren mehr als 2 300 – waren adipös. Also BMI über 30. In England bei einer Londoner Arbeitsgruppe waren es 85 Prozent und bei einer niederländischen Gruppe 80 Prozent. Wobei in den 80 Prozent sowohl übergewichtige als auch adipöse Patientinnen zusammengeführt wurden.

Dr. Tobias Bertsch

Kurze Erklärung: BMI 25 bis 30 bedeutet übergewichtig. Und BMI über 30 gilt offiziell als adipös. Wobei mein Personal Trainer Max mir erklärt, dass viel Muskelkraft diese BMI-Zahl durcheinanderwerfen kann. Arnold Schwarzenegger hatte in seiner Zeit als Bodybuilder einen BMI von 45. Ich glaube aber kaum, dass ihn jemand als adipös bezeichnen würde. Da sich aber die meisten Lipödem-Patientinnen nicht gerade durch große Muskelpakete auszeichnen, können wir uns grob an den allgemeinen BMI-Zahlen orientieren.

Bei mir in der Studie sind 78,7 Prozent der Lipödem-Patientinnen gleichzeitig adipös.

Dr. Olaf Deling

Ich finde folgende Zahlen sogar noch krasser: Nur 3 Prozent der Lipödem-Patientinnen in der Klinik, in der ich meine Kur gemacht habe, sind normalgewichtig. 9 Prozent sind übergewichtig und der Rest kämpft mit Adipositas. Diese Ergebnisse werden nicht nur am BMI festgemacht, sondern auch am WHtR. Das bedeutet »Waist-to-Height Ratio«. Hier geht es um das Verhältnis von Größe und Taillenumfang. Da könnten wir Lipödem-Frauen trumpfen, weil wir ja häufig am Oberkörper deutlich schlanker sind. Tun wir aber nicht, wie die mickerigen 3 Prozent zeigen.

Und hier möchte ich mal eine Lanze brechen für mich und viele andere Frauen, die übergewichtig sind: Kaum eine stopft freiwillig Unmengen an Essen in sich hinein. Häufig steckt dahinter ein seelisches Problem. Ich konnte als Kind essen, was ich wollte, und blieb ein Strich in der Landschaft. Und genau das habe ich auch gemacht: gegessen. Viel gegessen. Manchmal auch gefressen, wenn es mir nicht gut ging. Ich habe großartige Eltern und hatte dennoch keine schöne Kindheit. Das passiert, ich bin deshalb nicht böse. Doch der Wunsch, mich mit Essen zu belohnen, zu betäuben, abzulenken, wurde schon gesät, bevor mein Lipödem sichtbar wurde.

Übergewicht und Lipödem gehen oft Hand in Hand

Bleiben wir doch gleich mal beim Thema. Warum sind so viele Frauen mit Lipödem übergewichtig? Mit mindestens 90 Prozent liegen die Lipödem-Frauen deutlich über dem bundesweiten Durchschnitt von circa 50 Prozent Übergewicht. Ich könnte mir vorstellen, dass es daran liegt, weil wir uns so früh und schnell ins Diäten-Karussell stürzen. Meine Klassenkameradinnen wären noch nicht auf die Idee gekommen, mit 12 oder 13 eine Diät zu machen. Ich schon. Weil meine Beine nicht dem Schönheitsideal entsprachen und ich das Fett loswerden wollte. Meine Freunde nahmen, wenn überhaupt, am ganzen Körper gleichmäßig zu. Sie hatten also vielleicht ein paar Kilo mehr drauf, aber das störte niemanden und das Wort Diät kam in ihrem Universum noch nicht vor.

Wobei ich es unglaublich spannend finde, dass wir mit dem Wort Diät ständig einen Abnahme-Wunsch verbinden. Im Englischen ist *diet* einfach nur eine Ernährungsform. Dort könnte ich auch sagen, meine Diät besteht aus Fast Food und Süßigkeiten. In Deutschland würden mich alle für verrückt erklären, aber im Englischen würde es nur bedeuten, dass dies meine Ernährungsweise ist. Wobei auch dies für Dr. Bertsch keinen Unterschied macht, denn er sagt, dass selbst das Wort Ernährungsumstellung häufig nur als Synonym für das Wort Diät verwendet wird. Warum sind wir Deutschen nur so scharf aufs Abnehmen, dass wir gleich mehrere Wörter dafür haben? Vor allem, wenn die uns noch nicht einmal helfen, wenn ich mir den bundesweiten Durchschnitt mal so anschaue.

Zurück zu mir. Ich war also schon zu einer Zeit regelmäßig auf Diät, während andere das nur von ihren Eltern kannten. In der Realschule war Hellen meine beste Freundin. Ich glaube, es war in der achten oder neunten Klasse, als wir auf einmal neben dem regulären Unterricht auch nachmittags noch Kurse hatten: Häkeln, Gärtnern, Debattieren etc. In der Pause zwischen regulärem Unterreicht und Nachmittagsunterricht blieb ich immer bei Hellen. Großartig nicht nur deswegen, weil ich mit meiner Freundin länger spielen konnte, sondern auch, weil ihre Mutter sehr gut kochte. Das war jedes Mal ein Fest. Nein, nicht jedes Mal, denn mit 14 war ich schon so regelmäßig auf Diät, dass ich immer mal wieder den Nachtisch wegließ oder nur die halbe Portion aß. An den erstaunten Blick von Hellens Mutter erinnere ich mich noch gut. Immerhin war ich damals sehr schlank, schlanker als ihre Tochter und sie hat meine Beine nicht als Problem angesehen. Vielleicht fand sie es auch einfach nur merkwürdig, dass eine so junge Frau Kalorien zählte. War ja auch eigenartig.

Mit den zahlreichen Diäten habe ich wahrscheinlich meinen Stoffwechsel in den Keller gefahren. Deswegen nahm ich hinterher selbst bei Portionen wieder zu, bei denen ich zuvor mein Gewicht halten konnte. Die Waage wurde mein ständiger Begleiter, was weder gut für mein Selbstwertgefühl noch günstig für einen dauerhaften Abnehm-Erfolg war.

Zudem bestand die Problematik darin, dass ich ja mit keiner Diät mein persönliches Ziel erreicht habe. Die Beine wurden zwar schlanker, aber nie so dünn wie die von meinen Freundinnen. Nie so schön. Da war das Frustessen vorprogrammiert. Und ich befand mich in einer Endlosschleife, die mein Gewicht immer wieder nach oben zog.

Ich kann nicht behaupten, dass meine Beine durch das Lipödem von allein dick wurden. Nein. Ich habe schon gegessen. Doch leider nahm ich deutlich langsamer ab als alle anderen und deutlich schneller zu. Je mehr mein Stoffwechsel die Kellerstufen runterrutschte, desto schneller ging es. Dr. Martin hat zu mir gesagt, dass die Fettzellen beim Lipödem wie die Schotten sind. Sie nehmen gern und geben es ungern wieder her.

Zu viel zu essen kann viele Gründe haben

In der Grundschule bin ich mit meiner damals besten Freundin und ihrer Familie zum Zelten gefahren. Die Familie hatte dort einen Wohnwagen und ein Vorzelt. Meine Freundin und ich schliefen im Wohnwagen im Bett ihres Vaters. Ich weiß nicht mehr, wer auf diese Idee kam. Der Vater war angetrunken, griff immer wieder zu uns rüber und berührte vor allem seine eigene Tochter unsittlich. Wir waren beide wach und haben seine Hand dann immer wieder zurückgeschoben. Irgendwann hielt es meine Freundin nicht mehr aus und wechselte ins Bett ihrer Mutter. Ich blieb zurück bei ihm und schob immer wieder die Hand weg. Leider war ich viel zu schüchtern, um Lärm zu machen, aufzufallen, aus dem Bett zu gehen oder sonstwie unbequem zu werden.

Wenn die Gedanken an diese Nacht wieder hochkamen, fing ich an zu essen. Dank meines guten Stoffwechsels blieb ich trotzdem schlank. Das änderte sich erst mit der Hormonumstellung in der Pubertät. Dann nahm ich zu und dadurch brach wahrscheinlich erst das Lipödem aus. Doch im Prinzip war ich schon in der Essstörung drin, bevor ich das Lipödem hatte. Es war nicht das einzige Mal, dass mir so etwas passiert ist. Wahrscheinlich war ich das perfekte Opfer. Klingt das fies? Nein, eher realistisch. Denn genau das sagte mir mal ein Psychopath, bevor ich mich aus seinen Fängen befreien konnte: Ich sei ein leichtes Opfer gewesen.

Seelischen Schmerz betäuben

Mir geht es nicht darum, Mitleid zu erregen. Ich möchte damit nur die Aussage von Dr. Bertsch bestätigen, der mir gesagt hat, dass viele Lipödem-Patientinnen schon vor dem Ausbruch der Krankheit einen seelischen Schmerz haben, den sie mit Essen betäuben. Und dadurch sind wir in einer gefährlichen Dauerschlaufe: Lipödem – Gewichtszunahme – Schmerzen – Diät – Gewichtszunahme – mehr Schmerzen – Diät – Gewichtszunahme …

Dies passiert natürlich nicht nur Frauen mit Lipödem, sondern viele flüchten sich – aus einem seelischen Schmerz oder einer inneren Leere heraus – in die Essstörung. Zum Beispiel der prominente Schauspieler und Komiker Tetje Mierendorf, der in einem Vortrag erzählt hat, dass er in der Jungend endlich nicht mehr mit seinem sportlichen älteren Bruder verglichen werden wollte. Er wollte nicht mehr Klein-Thomas sein, sondern Tetje. Und das hat er geschafft, als er anfing zu essen und dicker wurde. Dann war er der »fette Tetje« und nicht mehr Klein-Thomas. Wenn er unglücklich war, hat ihn Schokolade aufgemuntert. Das war der Anfang von der Aufwärtsspirale, was sein Gewicht angeht. Als ich den Vortrag höre, in dem Tetje diese persönliche Geschichte von sich preisgibt, werde ich ganz still und nachdenklich. Tauschen wir Thomas mit Manon und Tetje mit Isabel, dann war es genau meine Geschichte. Meine Schwester Manon war sportlich – ich nicht. Ich wurde kaum wahrgenommen – Manon dagegen umworben.

Ich war nur Manons kleine Schwester. Und ich habe mich mit Schokolade getröstet.

Natürlich nehmen wir nicht nur zu, weil wir ein persönliches Drama erlebt haben. Es gibt unzählige Gründe, warum jemand im massiven Übergewicht landet oder sogar adipös wird. Laut Dr. Bertsch könnte es genetische oder epigenetische Ursachen haben oder an biologischen, soziokulturellen oder psychologischen Faktoren hängen. Leider wird Übergewicht immer noch mit zu wenig Bewegung und zu viel Essen assoziiert. Oder sollte ich lieber sagen stigmatisiert? Auch die Frauen mit Lipödem schlagen immer mal wieder – wahrscheinlich aus der eigenen Verzweiflung heraus – verbal mit diesen Vorverurteilungen um sich. Und das, obwohl doch deutlich über 90 Prozent übergewichtig und circa 80 Prozent adipös sind. Wie kommt das?

Das Lipödem als Ausrede für Übergewicht

Ganz einfach: weil einige Frauen ihr Gewicht einzig und allein auf das Lipödem zurückführen.

Das Lipödem wird missbraucht, um Gewichtszunahme zu erklären. Aber das liegt auch im Wesentlichen daran, dass Adipositas nicht als Krankheit anerkannt und gleichzeitig – auch und gerade von Ärzten – stigmatisiert wird. Adipositas wird assoziiert mit Faulheit, Disziplinlosigkeit, Sichgehenlassen. Und jetzt kommt diese Krankheit Lipödem und bietet – so glauben viele Patientinnen – eine Erklärung für diese Gewichtszunahme.

Dr. Tobias Bertsch

Für das Lipödem an sich kann ich nichts. Dass ich aktuell das ein oder andere Kilo zu viel draufhabe, liegt allerdings in meiner Verantwortung. Und genau deswegen kann ich mich gegen meine eigenen Vorurteile nicht wehren: Sehe ich eine übergewichtige Frau an der Supermarktkasse mit vielen Süßigkeiten auf dem Band, dann dachte ich früher häufig: »Kein Wunder.« Wie gemein. Ich weiß doch gar nichts von der Frau. Ich weiß nicht, ob das Essen für sie ist oder für ihre Familie zu Hause. Ich weiß nicht, ob sie die Süßigkeiten vielleicht dringend für ihr Seelenheil braucht. Ich weiß nicht, ob ihr vielleicht gerade die Schilddrüse entfernt wurde und ihr Körper deswegen explodiert ist. Ich. Weiß. Es. Nicht.

Doch mir ist bewusst, dass andere wahrscheinlich auch solche Gedanken haben, wenn die schon bei mir als Betroffener immer mal wieder hochploppen. Natürlich ist die Diagnose Lipödem dann eine Erleichterung. Ich kann entschuldigend die Hand heben und sagen: »Ich kann nichts dafür.« Dann könnte ich theoretisch mit dem Finger auf dicke Menschen zeigen: »Die können was dafür. Die haben es selbst in der Hand. Ich nicht. Vergleich mich nicht mit denen.« Schon bekäme ich das Mitgefühl, das mir so häufig verwehrt wurde, weil weder ich noch mein Umfeld von meiner Krankheit wussten. Und es fühlt sich gut an, wenn andere mitfühlen, sich sorgen und kümmern.

Ich kenne auch das Phänomen, dass ich nur noch meine Beine sehe. Selbst jetzt mit meinem kleinen angefressenen Bäuchlein schaue ich in den Spiegel und sehe hauptsächlich meine Beinproblematik. Seit meinem 13. Lebensjahr spielen meine Beine die Hauptrolle in jeder Spiegelung. Ich frage mich immer: »Na? Sehen die auch schlank aus?« Es ist gar nicht so leicht, diesen Fokus zu verschieben.

Wenn zum Beispiel eine Patientin zu mir kommt, die 165 Kilo wiegt, dann frage ich: Was führt Sie zu mir? – ‚Meine Beine, Herr Doktor!' – Faktisch ist das natürlich richtig, die Beine haben Sie mechanisch schon einmal hierhergeführt. Aber wenn ich 165 Kilo wiege und damit an einen Punkt komme, an dem ich gesundheitliche Probleme bekommen könnte aufgrund des Übergewichts und die Patientin aber die nächsten zehn Minuten nur von ihren Beinen redet, dann ist es schwierig, da noch einen Zusammenhang herzustellen.

Dr. Klaus-Peter Martin

Viele haben Adipositas plus Lipödem, also zwei Krankheiten!

Das Lipödem allein mit Übergewicht zu erklären fällt schwer, weil 53 Prozent der deutschen Frauen übergewichtig sind, aber unter 10 Prozent ein Lipödem haben. Und die Zunahme bei Übergewichtigen nur damit zu erklären, dass sie viel essen und sich wenig bewegen, fällt genauso schwer, denn ich habe im Freundeskreis einige schlanke Menschen, die viel essen und sich wenig bewegen.

Ich finde im Internet einige Videos, in denen Frauen erklären, dass sie nicht fett seien, sondern einfach nur ein Lipödem hätten: »I'm not fat, I have lipoedema.« Es kann gut sein, dass diese Frauen ein Lipödem haben, aber übergewichtig sind sie obendrein. Mit beiden Krankheiten in Kombination sind sie unbewusst in einen Teufelskreis geraten, aus dem es schwer ist, allein wieder rauszukommen. Meine Aufgabe ist es für mich im Moment auch, dass ich beide Krankheiten im Auge behalte.

Wenn es eine schwere Fettleibigkeit gibt, sollte man eigentlich nicht die Diagnose Lipödem stellen, bevor die Komponente Adipositas reduziert wird. Wir sehen oft eine spektakuläre Verbesserung bei der Verringerung der Beschwerden, wenn die Fettleibigkeit behandelt wird. Aber Vorsicht: Lipödem ist keine Fettleibigkeit und umgekehrt. Oft sieht man Lipödem plus Fettleibigkeit.

Dr. Robert Damstra

Dr. Damstra will ich unbedingt treffen. Doch nach wochenlangem Hin und Her finden wir immer noch keine Möglichkeit, dass ich ihn in den Niederlanden besuche. Schade. Ich hätte gern einen Ausflug nach Holland gemacht, um diesen sympathischen Facharzt kennenzulernen. Umso mehr freue ich mich, dass er sich die Zeit nimmt, um mir per E-Mail meine vielen Fragen zu beantworten.

Mit seiner Meinung steht Dr. Damstra übrigens nicht allein da. Denn genauso startet auch Dr. Deling seine Behandlung. Er beginnt mit einer Adipositas-Therapie. Was der Adipositas bei der Behandlung helfe, helfe auch dem Lipödem. Er startet mit einer basischen Ernährung, weil er über viele Jahre die Erfahrung gemacht hat, dass dies die Entzündungen im Körper minimiert. Seine Theorie ist, dass ich in meinen Lipödem-Körperteilen entzündete Fettzellen habe. Wenn ich bedenke, dass meine Beine sehr lang sind und mein Körperstamm dagegen recht klein geraten, dann bewundere ich meinen Körper umso mehr, wie er mit all den Entzündungen umgehen kann.

Dr. Deling verstärkt die basische Ernährung noch mit Basen-Tabletten, um die Frauen zu motivieren. Durch die Entsäuerung verlieren sie nämlich am Anfang gleich ein paar Kilos und fühlen sich besser. Darüber hinaus sind wir, laut Dr. Deling, häufig durch die Übersäuerung sehr lethargisch und dadurch fällt das Anfangen so schwer. Mit Sport anfangen, mit einer besseren Ernährung anfangen etc. Er erzählt mir, dass so manche Patientin ehrlich berichtet, dass sie zwar zum Fitnessstudio gefahren sei, aber dann mental zu kraftlos war, um hineinzugehen. Solche Momente kenne ich auch von mir. Allein wenn ich daran denke, wie ich an dieses Buch herangehe. Seit Wochen will ich schon schreiben. Dann sitze ich aber so bequem auf meinem Bett und die nächste Folge meiner aktuellen Lieblingsserie flüstert mir zu: »Schau mich an.« Ob das nun allerdings an der Übersäuerung in meinem Körper liegt oder weil ich einfach faul veranlagt bin, kann ich nicht sagen. Die Versuchung ist natürlich groß, auch hierfür dem Lipödem die Verantwortung zu geben.

Nur wenn ich die Verantwortung für mich übernehme, kann ich etwas ändern

Doch ich bin ein Freund von Selbstverantwortung. Lieber einmal zu häufig als zu selten. Warum? Weil ich nur etwas in meinem Leben ändern kann, wenn ich die Verantwortung übernehme. Wenn ich nämlich das Opfer einer Krankheit bin und nichts tun kann, um meine Beschwerden zu verbessern, dann wäre das aussichtslos. Ich möchte das Gefühl haben, dass ich etwas tun kann. Dass ich proaktiv handeln kann. Das geht nur, wenn ich die Verantwortung für mich übernehme. Deswegen möchte ich nach einem kurzen Moment der Verlockung gar nicht, dass meine temporäre Lethargie an einer Krankheit liegt. Dafür kann und will ich die Verantwortung übernehmen. Denn nur dann kann ich mir überlegen, welche Lösungsmöglichkeiten es gibt.

Verantwortung zu übernehmen ist eine Einstellungssache. Sie beginnt im Kopf. Und mein Kopf hat jetzt Folgendes verstanden:

1. Gewicht erst einmal halten. Dann eventuell langsam abnehmen.
2. Hilfe für den Kopf und die Seele holen. Entweder einen Coach, einen Psychotherapeuten oder eine gute Freundin. Denn wenn es im Kopf nicht klick macht, ist meine körperliche Veränderung nur sporadischer Natur.

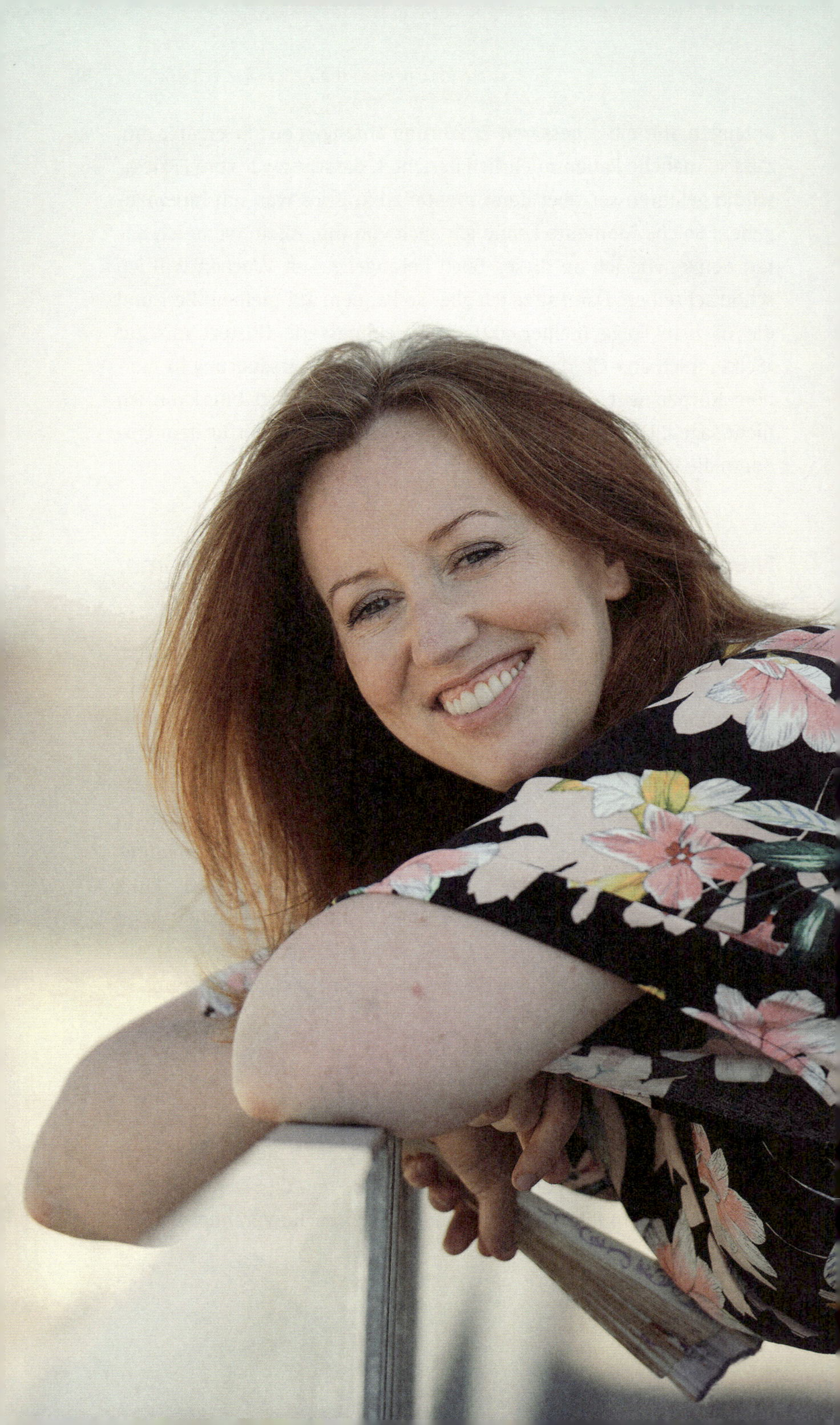

Ich hoffe, Sie fühlen sich nicht angegriffen, wenn ich hier ständig davon schreibe, dass ich gern schlank wäre. Ich weiß, dass es auch manche Frauen gibt, die gern füllig sind und es nicht mehr hören können, dass doch bestimmt jeder schlank sein will. Manche wollen nicht schlank sein. Und das ist auch völlig in Ordnung. Jeder übernimmt für sein Leben die Verantwortung. Und wenn Sie gern etwas fülliger sind und weiterhin das Essen genießen möchten, dann wünsche ich Ihnen von Herzen viel Spaß dabei.

Ich für meinen Teil wäre lieber schlank, aber werde niemanden verurteilen, der anders denkt und handelt. Wegen meines Lipödems habe ich schon zahlreiche Beschimpfungen oder verletzende Äußerungen gehört. Mir ist es wichtig, dass ich innerlich »Halt« rufe, wenn ich merke, dass ich diesen Druck weitergeben will. Gute und konstruktive Gespräche funktionieren nur auf Augenhöhe. Wenn ich jemanden wegen seiner Figur verurteile oder neidisch bin, weil jemand trotz Lipödem schneller abgenommen hat als ich, dann verliere ich genau diese wichtige Augenhöhe und kann nicht auf Verständnis hoffen. Denn das wird mir nur gegeben, wenn ich fair bleibe, und nicht, wenn ich verbal um mich schlage, auf andere Frauen zeige und behaupte, dass die ein leichteres Leben haben als ich, weil sie ja nur übergewichtig seien, aber ich ja noch das Lipödem habe.

»Fett ist nicht gleich Fett« – diese lauten Rufe höre ich bei der Videoaufzeichnung von der Demonstration, bei der viele Frauen mit Lipödem dafür gekämpft haben, dass die Operation als Kassenleistung aufgenommen wird. Fett ist nicht gleich Fett. Das stimmt. Aber was soll mir das sagen? Ich verstehe schon, dass es darum geht, dass die Lipödem-Fettzellen anscheinend anders sind. Doch in meinen Augen ist eine übergewichtige Frau ohne Lipödem genauso wertvoll. Und eine schlanke Frau mit Lipödem ebenso. Und erst recht eine übergewichtige Frau mit Lipödem. Und da ich zur letzten Gruppe gehöre, bin ich da ganz egoistisch. Jeder ist wertvoll und besonders auf seine Weise. Ich weiß nicht, ob diese Abgrenzungen uns wirklich weiterbringen. Auch nicht im Kampf um die Kassenleistung. Ich möchte hier einmal ganz klar und deutlich sagen, dass ich dafür bin, dass die Liposuktionen beim Lipödem als Kassenleistung aufgenommen werden.

Das Lipödem wird mit jeder Zunahme schlimmer

Natürlich hat die Erkrankung Lipödem an sich nichts mit Adipositas zu tun. Weil es eben ein Defekt – eventuell ein Gen-Defekt – ist, den ich schon in mir habe, bevor ich überhaupt auf der Welt bin. Aber die Schmerzen in den Beinen kommen meistens erst, wenn wir zunehmen. Und sie werden von Zunahme zu Zunahme schlimmer. Somit kommt es häufig vor, dass übergewichtige Lipödem-Frauen besonders starke Schmerzen haben, weil vor dem Übergewicht die Zunahme lag. Deswegen wird häufig geraten, sofort mit diesem Diäten-Wahnsinn aufzuhören. Denn nach einer Diät tritt häufig der Jo-Jo-Effekt ein und somit die Gewichtszunahme. Das ist nicht nur bei uns so, mittlerweile gibt es viele Stimmen, die versichern, dass Diäten uns dick machen. Und zwar jeden, auch Menschen ohne Lipödem.

Der beste Weg, 25 Kilo zuzunehmen, ist, wenn Sie vorher 20 Kilo abgenommen haben. Es gibt eine wunderbare Studie aus Skandinavien mit jungen Frauen, die eineiige Zwillinge sind. Sie wollten herausfinden, wer am Ende schwerer war: diejenigen, die Diäten gemacht haben, oder diejenigen ohne Diäten. Und es war eine ganz klare Korrelation zwischen der Anzahl der Diäten und einem erhöhten BMI. Die, die weniger oder keine Diäten gemacht haben, waren wesentlich schlanker als diejenigen, die viele Diäten gemacht haben.

Dr. Tobias Bertsch

Wie gesagt gibt es auch die Ausnahmen: schlanke Lipödem-Frauen ohne Gewichtszunahme mit höllischen Schmerzen in den Beinen. Bei den meisten könnte es allerdings zutreffen, dass die Schmerzen mit der Gewichtszunahme losgehen. Wie Dr. Bertsch mir bestätigt hat, kann es gut sein, dass ich nie Schmerzen bekommen hätte, wenn ich im zarten Alter von 13 Jahren nicht mit meiner ersten Diät angefangen hätte. Nach hinten schauen bringt nichts. Also schauen wir nach vorne. Wenn Sie eine Tochter haben, die vielleicht auch ein Lipödem hat, dann machen Sie nie eine Diät mit ihr. Gewicht halten ist die Devise. Bei vielen könnte das schon ausreichen, um das Lipödem von Anfang an in Schach zu halten. Und auch für Sie, liebe Leserin, gilt: ab sofort keine Diät mehr.

Damit meine ich nicht, dass Sie ab sofort zehn Tafeln Schokolade und vier Pizzen in sich reinschaufeln sollen. Bei den Selbsthilfegruppen gibt es immer mal wieder Treffen, wo die Frauen gemeinsam Kuchen essen gehen. Damit sie sich in der Gemeinschaft wohler fühlen und mit etwaigem Spott besser umgehen können. Nichts gegen ein Stück Kuchen. Das ist lecker und Sie sollten es genießen. Auch gern zwei. Doch wenn Sie nur Kuchen essen, weil Sie denken, dass Ernährung und Sport nichts bringen, sollten Sie das noch mal überdenken. Beides bringt durchaus etwas.

Ganz gleich, was Sie in nächster Zeit essen: Konzentrieren Sie sich darauf, Ihr Gewicht zu halten. Das darf ab sofort Ihr wichtigstes Ziel sein. Langfristig ist es sicherlich Ihr Ziel abzunehmen, aber eben langsam, stetig und dauerhaft. Gerne nur ein Kilo pro Monat.

Ich höre schon den Aufschrei. Viele möchten gern 20, 30, 50 Kilo loswerden und wollen keine 20, 30, 50 Monate warten. Das kann ich verstehen – mir geht es genauso. Geduld ist wirklich nicht meine Stärke. Doch langsames Abnehmen ist und bleibt die bessere Alternative. Schnell abnehmen kann ich nämlich super. Meinen Stoffwechsel damit vorübergehend zu zerstören, habe ich auch schon mehrfach geschafft. Daher probiere ich nun etwas ganz Verrücktes: Gewicht halten und nur langsam abnehmen.

Magenverkleinerung bei massiver Adipositas

In der Klinik, in der ich zur Kur war, wird – genau wie bei Dr. Deling – erst die Adipositas behandelt. Allerdings macht Dr. Deling es konservativ und in der Klinik gibt es einige Befürworter des operativen Eingriffs, bei dem der Magen verkleinert wird. Das ist einer der Gründe, warum ich unbedingt Lena treffen will. Sie hat nämlich so eine Magenoperation hinter sich. Viele sprechen von einem Magenband, aber hier geht es wirklich um eine Magenverkleinerung. Die ist dauerhaft und kann nicht rückgängig gemacht werden. Klingt für mich dramatisch, aber Lena hat den Eingriff nie bereut. Sie war stark übergewichtig und hat damit sehr gut abgenommen. Sie hält schon seit Jahren ihr Gewicht und ist überglücklich.

Beim Abnehmen hat sie allerdings gemerkt, dass sie an Beinen und Armen lange nicht so viel abnimmt wie am restlichen Körper. Nachdem die vielen Kilos gepurzelt sind, blieb das reine Lipödem bei ihr übrig. Womit ich sagen will, dass sie natürlich auch an den Beinen abgenommen hat, nur nicht in dem Maße wie am Oberkörper. Insgesamt ist sie jetzt eine kurvige Frau, definitiv nicht mehr übergewichtig. Deswegen spricht Lena auch ganz begeistert von der Magenverkleinerung. Ich sitze bei der Konferenz eines Kompressionsherstellers zufällig neben ihr. Als sich Dr. Bertsch zu uns setzt, um sich mit mir zu unterhalten, fangen die beiden einen regen Austausch über diese Magenverkleinerung an.

In der Klinik kommen häufig Frauen an, die einen BMI über 40 haben. Wenn schon alles probiert wurde, dann bleibt als letzte Möglichkeit die Magenverkleinerung, die bariatrische Operation. Dr. Bertsch erzählt mir, dass alle seine Patientinnen hinterher eine dramatische Verbesserung ihrer Lebensqualität erfahren. Genauso wie Lena es mir erzählt hat. Und bei vielen würde sich sogar das Lipödem deutlich verbessern. In der Klinik gibt es ein Adipositas-Programm, das auf vielen Säulen steht: Ernährung, Sport, Kompression, psychologische Betreuung und eben auch diese bariatrische Operation.

Es gibt natürlich auch Stimmen, die sich absolut gegen diese Operationen aussprechen. Dr. Deling findet, dass von einigen Ärzten zu früh und zu häufig über diese Operation gesprochen wird. Er ist nicht gegen die Operation an sich, würde sie aber nur bei sehr übergewichtigen Frauen vorschlagen und selbst da erst den konservativen Weg mit Ernährung und Sport in Kombination mit Therapie versuchen.

Haben Sie den Film »Super Size Me« gesehen, in dem sich der Regisseur Morgan Spurlock einen Monat lang ausschließlich von McDonald's-Essen ernährt, um zu beweisen, dass dieses Essen maßgeblich für das Übergewicht in den USA verantwortlich ist? Er interviewt auch einen Mann, der sich den Magen verkleinern lässt. Der Chirurg, der diesen Eingriff vornimmt, sagt in dem Film folgenden denkwürdigen Satz: »Wir wissen heute, dass der einzige Eingriff, der Diabetes wirklich heilt, die Übergewichtsoperation ist.«

Wow … der einzige Eingriff, der Diabetes wirklich heilt. Ich lasse mir diese Absurdität auf der Zunge zergehen. Das erinnert mich stark an die Diskussion um die Lipödem-Operation, wo gern verbreitet wird: Die einzige Möglichkeit, das Lipödem zu heilen, sei die Fettabsaugung.

Stimme ich dem zu? Nein! Doppelt nein. Dickes Nein. Nein mit Ausrufungszeichen, so viele Sie sich vorstellen mögen.

Eine Magenverkleinerung *kann* bei Adipositas und Diabetes helfen. Und eine Fettabsaugung *kann* bei Lipödem helfen. Es ist sogar wahrscheinlich, dass die Operation hilft. Doch eine Garantie gibt es nicht. Und ganz sicher ist das nicht die einzige Möglichkeit. Sowohl Übergewicht als auch Diabetes als auch die Beschwerden bei einem Lipödem kann ich lindern oder mit viel Glück sogar komplett loswerden mit dem Dreigestirn: Sport, Ernährung und psychologische Betreuung. Ich bin nicht gegen Operationen, die helfen und Schmerzen lindern, aber ich sehe eine Operation stets als letzte Möglichkeit. Deswegen bin ich auch dafür, dass die Liposuktion bei Lipödem-Patientinnen als Kassenleistung aufgenommen wird. Doch ich würde es ebenso begrüßen, wenn Ernährungsberatung, Personal Trainer, Ayurveda-Ärzte etc. von den Krankenkassen bezahlt würden.

Dies ist meine Meinung. Sie werden sich Ihre eigene bilden. Falls Sie über eine Magenverkleinerung ernsthaft nachdenken, dann möchte ich Ihnen noch mit auf den Weg geben, dass Sie nicht Ihr Leben lang Medikamente nehmen müssen. Laut Dr. Bertsch sind nur Nahrungsergänzungsmittel nötig, weil Sie mit dem kleineren Magen nicht mehr ausreichend essen können, um genügend Vitamine und Mineralstoffe aufzunehmen.

Vergessen Sie nicht, dass Essen wie eine Sucht sein kann

Ich kenne auch die Stimmen, die sagen, dass man mit einer Operation – sei es Magenverkleinerung oder Fettabsaugung – einen schönen Start hinlegen kann und der restliche Weg dadurch leichter wird. Es kann sein, dass auch Sie zu diesem Schluss kommen. Nehmen Sie aber unbedingt Ihren Kopf mit, wenn Sie diesen operativen Weg gehen. Holen Sie sich einen Coach, einen Mentaltrainer, einen Psychotherapeuten oder meinetwegen einfach nur sehr gute Freunde. Nicht, weil Sie einen Dachschaden hätten, sondern weil es wichtig ist, dass Sie langfristig aus der Essstörung kommen und sich selbst so mögen, wie Sie sind. Wenn Sie das nicht schaffen, dann werden Sie über kurz oder lang wieder an die Tür des Chirurgen klopfen. Denn irgendwann bekommen Sie eventuell wieder Lust auf Heroin.

Oh … habe ich Heroin geschrieben? Ja. Meinte ich auch so. Denn Dr. Deling sagt, dass Essen das gleiche Zentrum stimuliert wie Heroin bei einem Junkie. Ganz gleich, ob Sie aus Frust essen oder als Belohnung. Daher ist es auch schlau, sich diese Sucht Schritt für Schritt abzugewöhnen. Und zwar so lange, bis die Patientinnen auch unbewusst nicht mehr das Bedürfnis haben, dieser Sucht nachzugehen. Denn wenn wir uns entgegen unserer Wünsche und Sehnsüchte disziplinieren, hält dies meistens nur einige Jahre. Irgendwann lassen wir los. Und dann schnellt das Gewicht wieder genau dorthin zurück, wo es hinwollte. Wie sagte Dr. Bertsch so schön in Bezug auf ungünstige Abnehmversuche? Sie können einzelne Schlachten gewinnen, aber den Krieg werden Sie verlieren.

Falls Sie denken, dass es bei einer Magenverkleinerung kein Zurück zur alten Figur gibt, weil Sie diesen kleinen Magen den Rest Ihres Lebens behalten, dann denken Sie falsch. Sie können nämlich wunderbar und ohne Probleme alle zehn Minuten etwas Schokolade essen. Immer nur kleine Stücke. Das passt in den kleineren Magen rein. Und am Ende des Tages bringt das wieder viele Kilos auf die Waage. Und warum? Weil der Kopf noch nicht mitgekommen ist. Weil die Essstörung dort noch festsitzt.

> *Wir wissen ja auch seit einer großen kanadischen Studie, dass – egal ob Magenband, Magenring, Magenverkleinerung oder was es da alles gibt – die Langzeitergebnisse schlecht sind. Warum? Weil die Leute nicht psychologisch beraten werden, weil es hier oben nicht klick macht.*
>
> *Dr. Olaf Deling*

Warum ich psychologische Hilfe so wichtig finde

Deswegen ist es sehr wichtig, wie auch immer Sie sich entscheiden, dass Sie sich dauerhaft Hilfe holen. Nicht nur für ein paar Wochen, sondern über Jahre. Vor allem, wenn Sie sich für eine Operation entschieden haben, sei es die Liposuktion oder die Magenverkleinerung. Nicht, weil Sie ein besonders schwerer Fall sind, sondern um den Rückfall zu vermeiden. Ich sehe in den sozialen Medien viele glückliche Frauen, die eine Liposuktion hinter sich haben und sich unbändig freuen über die neue Figur. Die würden mir in diesem Moment sicherlich einen Vogel zeigen und mir sagen, dass sie doch keine Therapie und keinen Coach bräuchten. Das kann ich gut verstehen und ich wünsche allen Frauen, dass es so bleibt. Ich kann allerdings von mir berichten, dass es nicht angehalten hat. Da ich noch meine

Essstörung hatte, wurde ich beim nächsten emotionalen Tiefschlag wieder fülliger. Und dabei hatte ich mir vor meinem schlanken, frisch operierten Spiegelbild geschworen, dass mir das nie passieren würde. Schauen Sie, wo ich jetzt stehe. 20 Jahre später. Und die Verantwortung liegt nicht bei meinem großartigen Chirurgen. Sie liegt bei mir, weil ich nicht darauf geachtet habe, meinen Kopf mitzunehmen.

»Ich verstehe das nicht. Im Endeffekt hilft doch beim Lipödem genau dasselbe, was auch bei allen anderen Menschen dazu führt, dass sie gesund altern: Sport, Ernährung und Schlaf.« – Diese Rückmeldung bekomme ich von meinem Freund Sven. Stimmt. Im Endeffekt lande ich – oberflächlich betrachtet – bei den Tipps, die für alle gelten. Und das sind genau die Hinweise, die jemand mit Lipödem nicht mehr hören mag. Weil doch schon so oft gesagt wurde: »Treib mehr Sport, nimm doch einfach mal ab.«

Der Unterschied ist folgender: »Normale« Menschen nehmen schneller ab. »Normale« Menschen bekommen keine schmerzenden Beine, wenn sie danach wieder zunehmen. »Normale« Menschen hängen hoffentlich nicht in einer Essstörung fest. Bei mir hat gefühlt alles eine stärkere Konsequenz. Es mag ähnlich klingen, doch es ist nicht dasselbe.

Das klingt verzagt. Aber wissen Sie was? Das bin ich nicht. Ich bin sogar froh darüber, ein Lipödem zu haben. Mittlerweile ist das wirklich so, weil ich durch diese Krankheit fast schon gezwungen werde, mich intensiv mit all dem auseinanderzusetzen, was mich gesund erhält. Nicht nur die Beine, sondern auch den Kopf und den restlichen Körper. Denn ich bin mehr als meine Beine.

Mein Fazit: Lipödem und Adipositas sind nicht dasselbe

Lipödem und Adipositas sind zwei Krankheiten, die häufig zusammen auftreten. Denn die Gewichtszunahme sorgt häufig für einen stärkeren Schmerz beim Lipödem. Am besten ist es, erst einmal das Übergewicht in den Griff zu bekommen und dann das Lipödem.

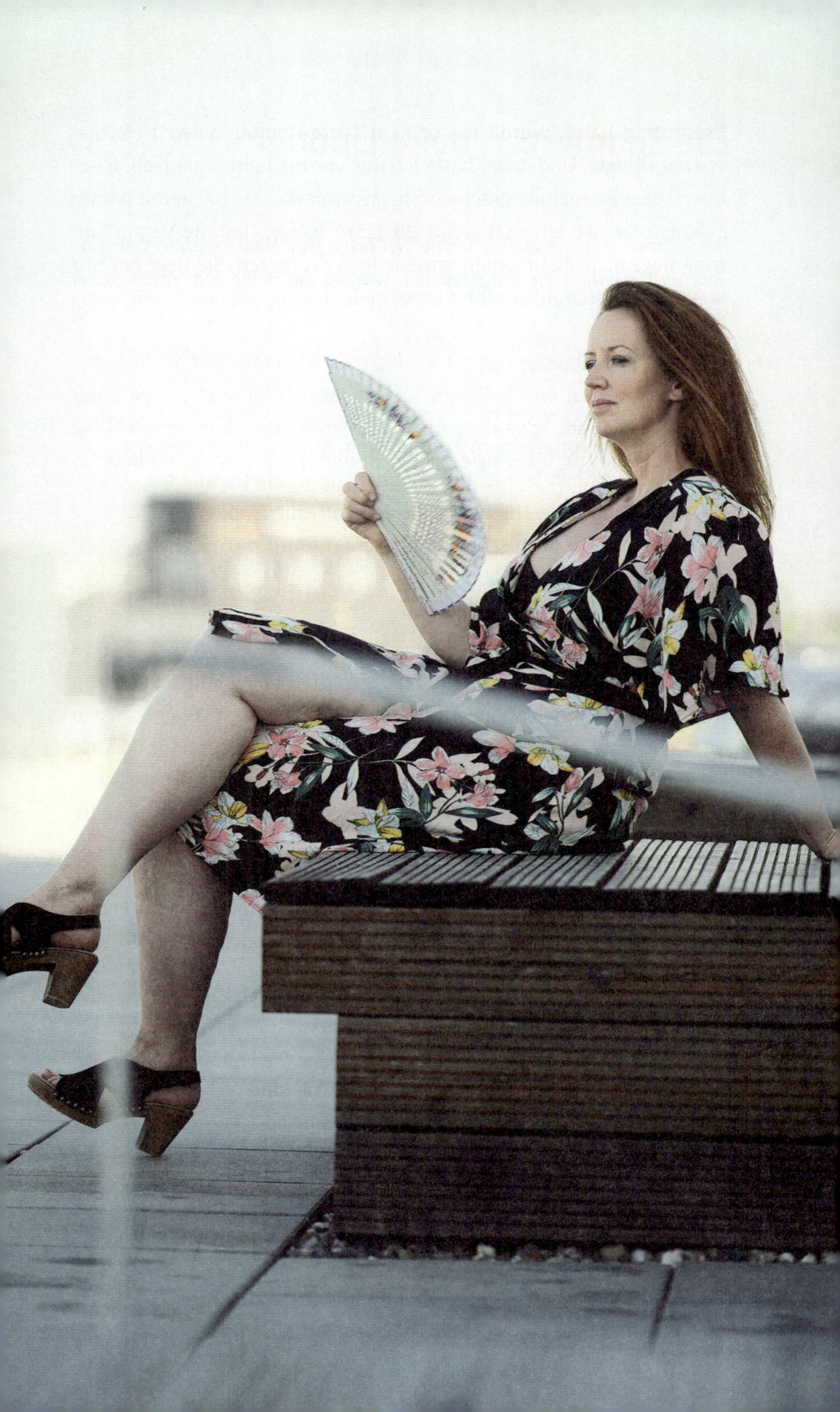

Die Schmerzen beim Lipödem

Die Schmerzen beim Lipödem sind vielfältig. Jede Frau empfindet sie anders und es gibt viele Fragezeichen, warum die Beine und Arme dabei schmerzen.

Meine Finger schweben schon seit ein paar Minuten über der Tastatur und … schreiben nichts. Dieses Spiel veranstalte ich schon seit einer Stunde. »So könnte ich anfangen« … die Finger schweben minutenlang über der Tastatur, bis ich sie wieder in meinen Schoß sinken lasse … »Nein, doch nicht.«

Es fällt mir schwer, über meine Schmerzen zu schreiben

Ich möchte nicht jammern. Ich bin ein Freund davon, die Schmerzen so gut es geht auszublenden. Und ich merke, dass das nicht geht, wenn ich dieses Kapitel schreibe. Ich weine immer wieder wie ein kleines Kind. Die Tränen laufen über meine Wangen und mein Blick ist verschleiert, während meine Finger nun doch endlich anfangen, aktiv Sätze zu produzieren.

Was mich so traurig macht? Ich kann es gar nicht genau sagen. Vielleicht, weil ich schon 35 Jahre mit den Schmerzen lebe. Und wenn ich nun darüber schreibe, werden sie mir bewusst. Meine Beine tun gerade sehr weh. Das liegt sicherlich auch daran, dass ich mich in den letzten Tagen zu wenig bewegt habe. Sie brennen und kribbeln und sorgen für Unruhe in meinem ganzen Körper. Der Ayurveda-Arzt Dr. Bauhofer sagte mir, ich hätte zu viel Vata. Das bedeutet von mir frei übersetzt: Ich sei unruhig, kribbelig, zu spontan, zu unorganisiert, lebe zu unregelmäßig und mein Gedankenkarussell dreht sich unentwegt.

Stimmt. Wenn ich nun bewusst meine Schmerzen wahrnehme, dann möchte ich auch am liebsten aufspringen. Weglaufen. Mich ablenken. Mich wieder hinsetzen. Wieder aufstehen. Oder mich hinlegen und mich mit einem guten Buch oder einer guten Serie ablenken. Ach, und ich »wünschte«, ich hätte noch Fressattacken, dann würde ich mich jetzt mit Süßigkeiten ablenken. Ich war gerade beruflich bei einem Süßigkeiten-Hersteller und habe als Geschenk kiloweise Süßigkeiten bekommen, die jetzt hier herumliegen. Könnte ich alle essen. Will ich aber nicht. Ich rühre nichts an und verschenke es sporadisch weiter. Da meine Essstörung nicht mehr existiert, interessieren mich die Leckereien nicht. Doch ich erinnere mich noch gut daran, wie »schön« ich mich mit Essen betäuben und den Fokus von den Beinen wegnehmen konnte.

Ich zapple häufig mit den Beinen

Rückblickend verstehe ich auch, warum ich im Sitzen meistens meine Beine leicht schüttle. Stellen Sie sich eine Sambatänzerin vor, die den Körper mit winzigen, schnellen Bewegungen durchschüttelt. Das sieht sexy aus. Vor allem, wenn Sie dies mit dem Oberkörper und dem Hintern macht. Jetzt nehmen Sie genau diese Bewegung, nur weniger sexy und hauptsächlich an den Beinen. Das mache ich. Ständig. Wenn ich beim Kunden bin, beherrsche ich mich natürlich, aber privat sind meine Beine häufig in Bewegung.

Schon als Jugendliche habe ich damit meine damalige Schulfreundin Hellen sehr genervt. Wir sitzen beide auf dem Bett, mit dem Rücken lehnen wir an der Wand und haben die Beine angewinkelt. Gemeinsame Lesezeiten. Wobei wir natürlich nicht in einem Buch lesen, sondern jeder tief versunken in seinem eigenen Roman. Tief? Nein. Ich reiße Hellen immer wieder aus der Versunkenheit, weil ich meine Beine schüttele. Mal langsame Bewegungen, dann wieder das schnelle Schütteln. Dann wieder langsam mit den Knien hin und her kippeln und wieder schütteln. Irgendwann stupst mich Hellen an und sagt: »Hör mal auf damit. Du machst mich völlig nervös.« – »Echt? Mich beruhigt das.« – Ich probiere dann, die Beine beim Lesen stillzuhalten. Allein schon Hellen zuliebe. Doch ich bekomme es nicht hin. Ich fange wieder an zu zappeln.

Irgendwann hat sich Hellen daran gewöhnt, auch wenn sie es nicht klasse fand. Ich kann verstehen, dass es nervt. Und ich konnte ihr damals auch nicht wirklich erklären, warum ich das mache. Das wird mir erst heute bewusst: Die Beine fühlten sich nicht gut an. Sie kribbelten. Sie brannten. Und das Schütteln hat mich beruhigt und von diesem Missempfinden abgelenkt.

Womit die Schmerzen besser werden? Wenn ich liege, gehe oder die Beine beim Sitzen hochlege. Mal kurz überlegen, wie häufig ich das im Laufe des Tages hinbekomme ... ähm ... nicht so häufig.

Auf einmal waren die Schmerzen da

Warum habe ich nicht schon als Jugendliche über die Schmerzen gesprochen? Das liegt wohl daran, dass ich die Missempfindung nicht als »Schmerz« bewertet habe. Ich habe mich unwohl gefühlt, war bestimmt häufig nervig, ungeduldig, anstrengend. Doch ich wusste ja nicht, wie sich die Beine von anderen anfühlen. Vielleicht hatte Hellen ein ähnliches Kribbeln und Ziehen in den Beinen, aber konnte trotzdem stillhalten. Woher soll ich das wissen? Schmerz ist subjektiv. Wie jedes andere Gefühl auch. Gerade bei der Liebe wird gern verglichen: »Ich liebe dich mehr als du mich.« Ich nehme mich da nicht aus, auch ich habe solche Sätze schon ausgesprochen. Mehrfach. Dabei ist es eigentlich Blödsinn, weil wir Liebe, Schmerz und Trauer nicht vergleichen können.

Trauert jemand mehr, wenn er noch fünf Jahre später in schwarzer Kleidung herumläuft, als derjenige, der sich sofort wieder ins »normale« Leben stürzt? Wer will das beurteilen? Und warum sollten wir dies vergleichen? Was haben wir davon, abgesehen von einer sinnlosen Diskussion?

Genauso ist es mit dem Schmerz. Jeder empfindet ihn anders. Und selbst wenn ich die Schmerzen schon in jungen Jahren hatte, so habe ich kaum darüber gesprochen und wenn, dann bestimmt nicht das Wort »Schmerz« benutzt. Dann habe ich eher gesagt: »Ich will mal aufstehen. Ich kann nicht mehr sitzen.« Wenn ich beim Sport mal einen

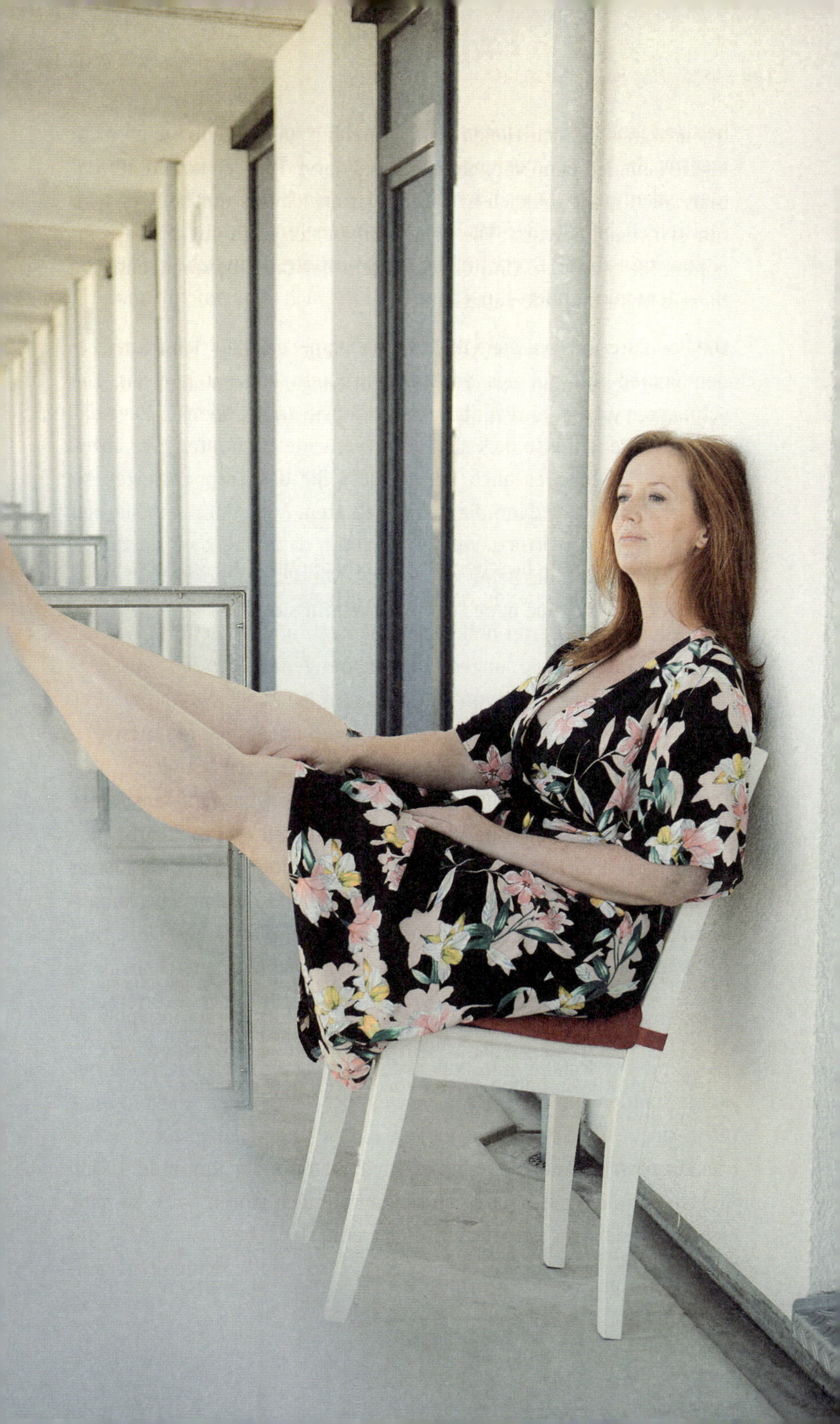

heftigen Stoß an die Beine bekam, dann habe ich schon gesagt, dass es wehtut, dachte aber, es liege am heftigen Stoß. Ich bin nicht auf die Idee gekommen, dass anderen dieses Stoßen nicht wehtun könnte. Meistens habe ich eher das Wort »unangenehm« benutzt. Wenn eine Sitzposition zu viel Druck auf die Beine ausübte, dann habe ich gesagt: »Ich muss mich anders hinsetzen. Das fühlt sich unangenehm an.«

Die Podcasterin Natalie erzählt mir via Skype, dass sie sich früher bei den Beinen nur auf das Schönheitsproblem konzentriert hat. Die Schmerzen waren ihr nicht bewusst. Oder sie dachte eben, es liege daran, dass die Beine so dick sind, und versuchte noch intensiver abzunehmen. Sie fand es auch nervig, dass ihr das Treppensteigen so schwerfiel bzw. ihr dann die Beine wehtaten. Auch dafür gab sie sich selbst die Verantwortung, weil es bestimmt daran lag, dass sie zu unsportlich war und die Beine zu gewaltig. Mit der Diagnose Lipödem in der Hand tat sich eine neue Schmerz-Welt für sie auf.

Mit der Diagnose rückt auf einmal der Schmerz in den Fokus

Die Beine tun weh beim Treppensteigen? Das ist das Lipödem. Diese Problematik haben fast alle, weil wir die gefühlt zentnerschweren Beine nur unter Anstrengung anheben können. Die Arme tun weh beim Haareföhnen? Das ist das Lipödem. Darunter leiden sehr viele. Sobald das Wort »Schmerz« ausgesprochen wird, liegt er auch im Fokus. Und die Schmerzen, die Natalie und ich vorher noch wunderbar ausblenden konnten, sind auf einmal präsent. Stehen im Scheinwerferlicht. Blenden uns. Genau dasselbe habe ich in dem Interview mit Katja gehört, mit der Natalie eine Podcastfolge aufgenommen hat. Auch bei Katja standen die Schmerzen vorher nicht im Fokus. Rückblickend weiß sie, dass sie da waren, aber sie hat sie anders bewertet als nach der Diagnose Lipödem.

In dem Buch von der RTL-Schauspielerin Madlen Kaniuth lese ich dasselbe. Erst als ihr der Chirurg beim Beratungsgespräch in die Beine kneift und als Vergleich in den Bauch, nimmt sie wahr, wie unterschiedlich die Schmerzen sind. Am Bauch tut es nicht weh und an den Oberschenkeln dafür sehr.

Objektiv betrachtet, klingt es fast wie Einbildung. Deswegen möchte ich noch einmal betonen, dass der Schmerz vorher schon da war. Meine Therapeutin Kilia M. Ultes meint, dass wir den Schmerz vorher einfach anders bewertet und wahrgenommen haben. Und nun gilt es, diese Bewertung rückgängig zu machen. Damit ich auch trotz des Wissens um die Schmerzen diese aus dem Fokus rausschubsen kann. Laut Kilia brauchen wir dafür aber etwas Spucke und Geduld, denn sobald der Schmerz bewusst wahrgenommen wird, steht er in der eigenen Wahrnehmung im Rampenlicht. Und dann kommt die Angst vor dem Schmerz. Und je mehr Angst wir haben, desto eher interpretieren wir alles, was sich in den Beinen komisch anfühlt, als Schmerz. Und überhaupt jede Wahrnehmung, die das Bein betrifft, rückt in den Fokus.

Keine Bange. Sie können dieses Bewertungssystem austricksen: Mit Disziplin und Unterstützung. Natürlich tut es auch gut, mit Freunden und der Familie zu reden, doch so ein Gespräch über chronische Schmerzen kann für den ein oder anderen eine Überforderung sein. Es ist also schlau, sich professionelle Hilfe zu suchen: am besten bei einem Achtsamkeitstrainer oder einem guten Schmerztherapeuten. Auch die NLP-Techniken (Neuro-linguistisches Programmieren) oder Hypnose können helfen. Es dauert ein paar Monate, aber mit Achtsamkeit, Fokussierung und Therapie ist es möglich, den Schmerz wieder neu zu bewerten. Und als Geschenk bekommen Sie wieder leichtere Beine.

Medizinische Hypnose macht bei einigen sehr viel aus, gerade bezüglich der Schmerzen. Es geht darum, den Patientinnen gesamtgesundheitlich zu helfen und dann eben auch im Kontext des Achtsamkeitstrainings.

Dr. Klaus-Peter Martin

Ich rate nicht zu einem Therapeuten, weil Sie einen »Dachschaden« haben, sondern weil es schwierig ist, allein einen Weg aus den Schmerzen zu finden. Alleine das Bewertungssystem umzupolen. Alleine die Schmerzen neu zu bewerten.

Seelischer Schmerz

In dem wundervollen Buch »Mit Schmerzen leben – Das Übungsbuch bei akutem und chronischem Schmerz« von meiner lieben Bekannten und Kollegin Annette Auch-Schwelk steht, dass seelische Verletzungen genau dasselbe Hirnareal aktivieren wie körperliche Schmerzen. Auch diese Schmerzen sind also echt. Somit habe ich mit einem Lipödem gleich doppelte Schmerzen. Erst einmal die körperlichen Schmerzen in den Armen und Beinen und dann den seelischen Schmerz aufgrund der Tatsache, dass ich mich mit dieser noch unerforschten und weitestgehend unbekannten Krankheit nicht gesehen und verstanden fühle. Und natürlich auch, weil ich aufgrund des aktuell herrschenden Schönheitsideals unter Selbstzweifeln leide.

Laut Annette bringt so ein chronischer Schmerz viele Einschränkungen mit sich:

Bewegungslos – antriebslos – aussichtslos Antriebslosigkeit kenne ich gut. Ich möchte ja Freunde treffen, aber dann tun mir wahrscheinlich wieder die Beine weh und ich weiß nicht, was ich anziehen soll, also bleibe ich doch lieber zu Hause.

Schlafstörungen Schlafstörungen kenne ich persönlich nicht, aber auf der Lipödem-Konferenz saß eine Frau neben mir, die kaum schlafen kann, weil ihr die Bettdecke auf den Beinen wehtut. Und auf den Internetseiten von Selbsthilfegruppen lese ich immer wieder, dass jedes Umdrehen zur Qual wird, weil die Beine dabei häufig ungünstig belastet werden.

Der Schmerz entscheidet, was du machst Selbstverständlich. Wenn mir die Beine wehtun, dann bleibe ich zum Beispiel lieber zu Hause, als auf eine Party zu gehen.

Was früher ging, geht heute nicht mehr Das kenne ich von mir nicht, aber ich lese es in Selbsthilfe-Foren häufig: »Früher konnte ich noch Fahrradfahren, das geht jetzt nicht mehr.« – »Früher konnte ich noch die Treppe hochkommen, das geht jetzt nicht mehr.«

Planen und Vertrauen fallen schwer Planen tue ich schon, verwerfe aber immer mal wieder Pläne aufgrund von aktuellen Schmerzen.

Selbstmitleid und Opferrolle Lustig, dass ich dies gerade in dem Buch von Annette lese, denn als sie mich vor vielen Jahren in Spanien besucht hat, da stand ich verzweifelt vor ihr und meinte: »So will ich nicht mehr weiterleben. Mit diesen Beinen und dem Gewicht will ich das nicht.« Damals wog ich gerade mal 69 Kilo. Das war also völlig überzogen, daher möchte ich entschuldigend hinzufügen, dass ich gerade eine schwere emotionale Phase durch den Tod meines Lebensgefährten durchgemacht habe. Normalerweise rede ich so nicht. Aber das ein oder andere Mal bin ich in der Vergangenheit schon mal im Selbstmitleid versunken.

Verdrängen Damit ist Ablenken gemeint und das kann ich gut. Und damit ist auch gemeint, dass wir unsere Schmerzen anderen nicht zeigen. Und das kann ich auch gut: tapfer auf Pfennigabsätzen stundenlang in Konferenzen Fachgespräche führen, ohne jemandem zu sagen, dass ich die Schmerzen kaum noch aushalte.

Konzentrationsschwierigkeiten Ich denke, das geht jedem so, wenn er aktuell starke Schmerzen hat.

Rückzug – Einsamkeit Wie häufig habe ich mich – gerade als Jugendliche – allein gefühlt. Habe sogar ein Gedicht über Einsamkeit geschrieben, bei dem sich meine Mutter sehr erschreckt hat: »Solche Gedanken hast du?« Bevor ich mich in einer Disko auslachen lasse, bleibe ich doch lieber zu Hause.

Im Buch von Annette stehen noch ein paar mehr Punkte, aber das waren für mich die wichtigsten. Und gleich darauf gibt Annette schöne Tipps, wie wir schmerzverstärkende Gedanken wie zum Beispiel »Muss ich das jetzt mein Leben lang ertragen?« in schmerzlindernde Gedanken umformulieren können. Zum Beispiel in: »Ich weiß nicht, was in ein paar Monaten ist. Ich lebe heute und vertraue darauf, dass ich einen Weg finden werde, mit diesen Schmerzen zu leben. Ich sehe auch die Möglichkeit, dass es mir eines Tages besser gehen wird.«

Beim Lipödem gibt es einige Möglichkeiten, die Schmerzen zu lindern oder loszuwerden. Dazu werde ich Ihnen noch ein paar Tipps geben. Doch solange Sie die Schmerzen noch haben, ist es besser, sie anzunehmen. Zu akzeptieren. Denn sie sind ein Teil von Ihnen. Es ist nie gut, einen Teil von sich komplett zu ignorieren und auszugrenzen. Die Akzeptanz ist ein erster wichtiger Schritt. Dazu gehört auch, dass Sie Ihre Beine annehmen. Die Podcasterin Natalie hat mir verraten, dass sie früher nur ihren Oberkörper eingecremt hat. Die Beine hat sie wie eine Art Fremdkörper abgelehnt und ignoriert. Mittlerweile gehören die Beine auch offiziell dazu und werden mit eingecremt.

Es ist wichtig, dass wir Gefühle zulassen: Trauer, Wut und auch Schmerz. Das heißt ja nicht, dass Sie daran verzweifeln sollen. Was auch kontraproduktiv wäre, weil depressive Gedanken das Schmerzempfinden verschlimmern. Nehmen Sie den Schmerz also nur im Hier und Jetzt wahr. Er ist da. Und es ist kein Drama. Er ist einfach da. Genauso funktioniert Achtsamkeitstraining. Sie nehmen den Ist-Zustand wahr, ohne Panik zu schieben wegen einer möglichen Verschlimmerung in der Zukunft oder sich über die Schmerzen in der Vergangenheit zu ärgern. Nur jetzt und hier tut es weh.

Woher kommen überhaupt diese Schmerzen?

Auf einer Lipödem-Konferenz hieß es, dass man noch nicht wisse, wo die Schmerzen herkommen. Ein paar Wochen später sitze ich neben Dr. Bertsch und er meint, es spreche viel dafür, dass die Ursache der Schmerzen im Fettgewebe der Beine oder Arme liege.

Wir wissen, dass Fettgewebe auf unterschiedliche Art und Weise expandieren kann. Und wir wissen, dass Fettgewebe, wenn so ein Oberschenkel jetzt nicht 10 Kilo Fettgewebe umfasst, sondern 20, 30, 40 Kilo, dass in diesem Fettgewebe vermehrt Hormone gebildet werden. Diese Fettgewebshormone können eine Entzündung im Fettgewebe verursachen. Eine völlig harmlose, aber dann möglicherweise schmerzhafte Entzündung. Darüber hinaus weisen Untersuchungen am Fettgewebe darauf hin, dass an manchen Stellen das Gewebe hypoxisch wird. Mit anderen Worten eine Art Sauerstoffarmut in Teilen des Fettgewebes herrscht. Und auch das könnte eine Ursache für die Schmerzen der Lipödem-Patientin sein.

Dr. Tobias Bertsch

Spannende Theorie. Aber derzeit »noch« nichts weiter, wie mir Dr. Oberlin bestätigt:

Das ist eine Hypothese. Aber da sage ich Ihnen ganz ehrlich: Ich glaube nicht, dass das die einzige Erklärung ist. Weil wir Patientinnen haben, wo wir äußerlich sagen würden ‚Du, hab dich nicht so! Das ist nur ein bisschen mehr' – aber die haben sehr starke Schmerzen. Und wir haben andere, die haben relativ viel Fettgewebe und die haben kaum Schmerzen. Und dann ist die Lokalisation noch so unterschiedlich.

Ich habe Patientinnen, da ist es die Innenseite der Oberschenkel, wo es schmerzhaft ist. Ich habe aber auch welche, wo es die Vorderseite oder die Außenseite ist.

Dr. Michael Oberlin

Er legt übrigens jeder Patientin eine Skala von 0 bis 10 hin. Null steht dafür, dass sie gar keine Schmerzen hat, und zehn für unerträgliche Schmerzen. Dann greift er leicht ins Gewebe und fragt, bei welcher Zahl der Schmerz liegt. Wobei ich mich korrigieren muss: Er hat diese Skala früher hingelegt. Nachdem sich aber fast alle Frauen zwischen acht und neun einordneten, hat er damit aufgehört. Auch in diesem Fall fällt es ihm schwer zu glauben, dass wirklich alle Lipödem-Patientinnen so starke Schmerzen haben wie eine Frau, die in den Wehen liegt, oder wie jemand, der eine Nierenkolik hat.

Ich schaue verschämt zur Seite, denn ich habe mich bei meiner Untersuchung damals auch bei acht bis neun einsortiert. Tagtäglich liegt mein Schmerz so zwischen zwei und vier, aber bei solchen Untersuchungen wird ja ins weiche Gewebe gekniffen und da kurbelt sich bei mir der Schmerz – subjektiv gefühlt – auf eine Acht hoch. Spannend finde ich seine Aussage, dass sich das wieder relativiert, das Schmerzempfinden sinkt, wenn die Frauen psychologisch betreut werden.

Dr. Oberlin erzählt mir noch, dass bei Lipödem-Patientinnen regelmäßig leicht erhöhte Entzündungswerte gemessen werden. Dr. Martin greift diesen Gedanken auf und meint, dass die starken Schmerzen vielleicht aus einer Mischung von beiden Theorien zustande kommen: sowohl der Durchblutungsbeeinträchtigung – und somit Sauerstoffarmut – und dem entzündeten Fettgewebe. Wobei er sich auch vorstellen könne, dass die Schmerzempfindungsschwelle verändert sei. Was eine Folge der Krankheit Fibromyalgie sein könne. Das ist eine eigenständige Erkrankung, die unabhängig vom Lipödem auftreten kann, aber manchmal eben auch als Zweiterkrankung noch dazukommt.

Wir können unser Schmerzempfinden steuern. Meistens passiert dies unbewusst. Wenn wir frisch verliebt sind, spüren wir weniger Schmerzen, als wenn wir gerade deprimiert und traurig sind. Und falls wir mal in Gefahr sind, dann sorgt eine Endorphinausschüttung dafür, dass die aktuellen Schmerzen im Gehirn so weit zurückgedrängt werden, dass wir weglaufen oder kämpfen können. Dieser Prozess ist ganz wichtig, weil er – hoffentlich – unser Leben sichert.

Falls also unser Schmerzempfinden abgesenkt ist, dann empfinden wir einen Stoß oder eine Berührung viel stärker als andere Personen. Dr. Martin hat bei sich in der Praxis immer wieder Patientinnen, die beides haben: das Lipödem und die Fibromyalgie.

Wobei ich immer erkläre: Es ist die abgesenkte Schmerzschwelle plus die Sauerstoffarmut und das entzündete Fettgewebe. Und wenn alles zusammenkommt, wird der Schmerz stärker empfunden. Allerdings gibt es für all diese Theorien letztendlich keine Beweise. Weder für die Durchblutungsstörungs-Theorie noch für die Möglichkeiten, dass Entzündungsstoffe vermehrt freigesetzt werden. Aber es wäre denkbar.

Dr. Klaus-Peter Martin

Die Theorie mit der Sauerstoffarmut kann ich mir an meinen Oberschenkeln vorstellen, die fülliger sind. Aber an meinen Armen passt die Hypothese nicht mehr, weil selbst die Oberarme nicht allzu füllig sind. Weh tun sie trotzdem. Zum Beispiel, wenn mir beim Arzt der Blutdruck gemessen wird. Der Moment, an dem das Blutdruckmessgerät den höchsten Druck ausübt, ist sehr schmerzhaft. Vielleicht ist also mein Schmerzempfinden gesenkt oder es liegt daran, dass mein Fettgewebe entzündet ist.

Ich frage natürlich auch Dr. Deling nach seiner Meinung und er wirft noch einmal eine ganz neue Idee in den Topf: Morbus Dercum.

Morbus Dercum – gehört zu den zehn schmerzhaftesten Erkrankungen weltweit. Man ging bis vor fünf Jahren davon aus, dass es 800 Patienten weltweit gibt, die dokumentiert sind. Das ist mit Sicherheit falsch. Ich allein habe hier 472 Patienten in Deutschland und die Gesamtzahl wird höher sein. Das sind Patienten, die auch mit einer Fettverteilungsstörung zu tun haben, aber extremste Schmerzen haben.

Dr. Olaf Deling

Das wäre also dann eine komplett andere Krankheit. Aber vielleicht hat ja die Frau, die in der Lipödem-Konferenz neben mir saß, diese Morbus-Dercum-Krankheit. Immerhin hat sie gesagt, dass ihr nachts schon die Bettdecke auf den Beinen wehtut, und bei solchen Aussagen wird Dr. Deling hellhörig. Bei beiden Krankheiten gibt es eine Fettverteilungsstörung, doch bei Morbus Dercum können die Lipome am ganzen Körper auftreten. An den Armen, Beinen, aber auch unterm Auge und am Herzen.

Auch bei Dr. Deling landen viele Lipödem-Patientinnen, die gleichzeitig Fibromyalgie haben und durch die gesenkte Schmerzempfindungsschwelle jede Berührung extremer wahrnehmen als andere.

Okay. Das meiste sind Hypothesen. Die Fachärzte wissen noch nicht genau, woher der Schmerz kommt. Aber wissen sie zumindest, was gegen die Schmerzen hilft?

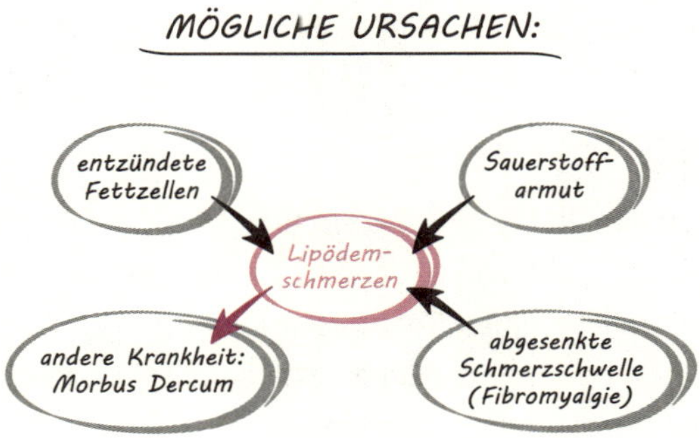

Was hilft gegen die Schmerzen?

Was raten Ärzte den Lipödem-Patientinnen?

Eine Patientin bei mir nimmt Cannabis. Da spricht die wunderbar drauf an. Dann – bleiben wir bei den Medikamenten – eine andere, nimmt bestimmt seit zehn Jahren Huflattich. Homöopathisch. Scheint zu helfen. Was ich damit sagen will: Es gibt ganz, ganz viele Optionen. Viele sagen, die Strümpfe tun gut, andere sagen, die sind schlecht. Ibuprofen und andere übliche Medikamente werden auch genommen, wobei ich sagen würde, dass 30 Prozent aller Lipödem-Patientinnen trotz der Schmerzen keine Schmerzmedikation nehmen.

Dr. Olaf Deling

Ich gehöre zu den 30 Prozent. Wahrscheinlich sind meine Schmerzen nicht so schlimm wie bei anderen. Oder mir hilft es, dass ich schon seit langem achtsam lebe, einige Therapien hinter mir habe und eine Optimistin bin. Ich hasse es, Medikamente zu nehmen, deswegen probiere ich immer alles aus, um dies zu vermeiden.

Wenn wir später zu den Selbsthilfestrategien kommen, dann werden Sie ausführlich lesen, wie Waltraud zum Beispiel die Schmerzen mit Ayurveda losgeworden ist und Ivona und Ioana mit sehr viel Kraftsport in Kombination mit einer eiweißhaltigen Ernährung. Viele Wege führen zu leichteren Beinen. Und Sie werden Ihren finden.

Mein Fazit: Das Lipödem ist schmerzhaft, aber man kann etwas dagegen tun

Ohne Schmerzen wäre es kein Lipödem. Auch wenn wir noch nicht exakt wissen, woher die Schmerzen kommen, so können Sie ihnen entgegenwirken mit Achtsamkeit, mit Hypnose, mit glücklichen Momenten, einem neuen Bewertungssystem und indem Sie den Fokus auf etwas anderes lenken.

Weitere Erkenntnisse

Was ich sonst noch so über das Lipödem erfahren habe: von möglichen Folgeerkrankungen bis hin zu Lipödem-Fettzellen.

Das Lipödem-Stadium

Stadien und Typen des Lipödems werden im Internet heiß diskutiert. Doch sonderlich wichtig oder aussagekräftig finde ich sie nicht.

Ich bin schon eine ganze Weile in einer Lipödem-Facebook-Gruppe, bei der unter anderem die sehr sympathische Dani die Moderatorin ist. Wenn Sie Facebook nicht mögen, dann finden Sie die Selbsthilfegruppe auch außerhalb von Facebook im Internet. Immer wieder ermuntert Dani die neuen Mitglieder, sich kurz vorzustellen. Und als Erstes wird dann häufig das Stadium genannt. Wenn es vergessen wurde, fragen die Mitglieder aktiv nach. Das scheint den Frauen besonders wichtig zu sein. Ein Dreiergespann an Ärzten hat vor einiger Zeit mal festgelegt, dass es drei verschiedene Stadien gibt, und das wurde von den meisten so akzeptiert.

Laut Wikipedia:

- **Stadium 1:** feinknotige Hautoberfläche, umgangssprachlich »Orangenhaut«
- **Stadium 2:** grobknotige Hautoberfläche mit größeren Dellen, »Matratzenphänomen«
- **Stadium 3:** große, deformierende Hautlappen und -wülste

Auf der Internetseite von Lipödem Hilfe Deutschland e. V. findet sich dieselbe Erklärung wie in Wikipedia, aber mit deutlich realistischeren Fotos.

Laut der Internetseite Lymphcare des Kompressionsherstellers Jobst:

- **Stadium 1:** Hautoberfläche glatt, Unterhautfettgewebe verdickt und weich ohne Knoten
- **Stadium 2:** Hautoberfläche uneben, Unterhaut verdickt mit kleinen Knoten
- **Stadium 3:** Hautoberfläche sehr uneben, Unterhaut verdickt und verhärtet, große Fettwülste unter der Haut, Gehen u. U. behindert

Wenn also ein neues Mitglied die Gruppe betritt, ist häufig die erste Frage: »In welchem Stadium bist du?« Wobei häufig die Mitleidsbekundungen größer ausfallen, wenn jemand Stadium 3 hat, als wenn er Stadium 1 angibt.

Ich möchte an der Lipödem-Umfrage von Sabrina teilnehmen und fülle den Basisfragebogen aus. Gleich als erste Frage steht dort, welches Stadium ich habe. Ähm … keine Ahnung. Aber ich finde es bestimmt in den Unterlagen, die Dr. Oberlin mir nach unserem langen Gespräch extra kopiert und per Post zugeschickt hat. In der Klinik gibt es ja von mir seit 1997 eine Mappe. Mit all meinen Angaben und Messungen von damals. Sehr spannend. Die krame ich hervor, schaue mir alles in Ruhe an, und als ich auf der letzten Seite bin, blättere ich verwirrt wieder nach vorne. Irgendetwas muss ich übersehen haben, denn ich finde mein Stadium nicht. Davon steht nichts drin. Das kann doch nicht sein, dass die Fachklinik für Lymph- und Lipödem mein Stadium nicht ermittelt hat. Vielleicht hat Dr. Oberlin auch einfach eine Seite vergessen zu kopieren. Ich schreibe ihm eine E-Mail und bekomme flugs zur Antwort: »Formal gibt es laut Einteilung im ICD-Code (International Classification of Diseases) Stadium I, II und III mit jeweils einer extra Ziffer. Wir verwenden diese Klassifikation weiterhin nicht, da es leider keine Studien über den Zusammenhang von Stadium und Beschwerden (Schmerzen etc.) gibt.«

Stimmt. Waltraud Scheller hat zum Beispiel immer nur Stadium 1 gehabt, hatte aber sehr starke Schmerzen. Waltraud ist die Yogalehrerin, die fast ausschließlich mit der ayurvedischen Ernährung ihre Schmerzen loswurde und die Beine wieder schlank bekam. Was auch immer im Vorfeld den schmerzhaften Schub ausgelöst hat, auf einmal hatte sie, ohne Schwangerschaft und Pubertät, die Schmerzen und ihre

Beine wurden immer kräftiger. Auch wenn Sie insgesamt immer schlank war, waren die Schmerzen so gravierend, dass Sie – wie viele andere auch – alles ausprobiert hat, um sie endlich loszuwerden. Fazit: starke Schmerzen, trotz Stadium 1.

Wenn also die Stadien nicht wirklich etwas über die Beschwerden aussagen, dann ergibt es meiner Meinung nach keinen Sinn, sie so ins Rampenlicht zu stellen. Es sei denn, man geht davon aus, dass das Lipödem eine fortschreitende Krankheit ist und jeder mit Stadium 1 automatisch irgendwann bei Stadium 3 landet. Logisch, dann würde ich bei Stadium 3 auch denken: »Oh nein, ich habe das Ende der Fahnenstange schon erreicht.« Und falls ich noch drunterliege, hätte ich immer die böse 3 vor Augen, der ich mich unvermeidlich nähern würde.

Wie schön, dass ich schon herausgefunden habe, dass diese Krankheit nicht fortschreitend ist. Einerseits durch meine Gespräche mit Dr. Bertsch, Dr. Oberlin, Dr. Martin und Dr. Deling, aber auch weil ich bei mir keine Veränderung feststelle. Falls ich mich einsortieren müsste, würde ich sagen, dass ich solide in Stadium 2 bin. Und das schon seit mindestens 25 Jahren. Auch bei Waltraud blieb es immer konstant bei Stadium 1. Ist das nun weniger schlimm als Stadium 3? Nein. Schmerz ist subjektiv.

Und das ist das Problem. Wenn wir zum Beispiel die Mutter mit der Tochter hier sitzen haben, wobei die Mutter viel schrecklichere Beine hat als die Tochter. Und ich frage die Mutter und die sagt: »Ist halt so. Ich habe mich damit arrangiert.« Woraufhin die 18-jährige Tochter sagt: »Ich will so nicht mehr leben.« Wenn Sie die beiden nebeneinander stellen würden, würden Sie sagen: »Sorry, da kann was nicht stimmen. Habt ihr euch vertauscht?«

Dr. Michael Oberlin

Lügt die Tochter? Wohl nicht. Lügt die Mutter? Auch nicht. Wie sage ich gern im Coaching? Beide haben recht. Die Tochter leidet in ihrem Alter sicherlich mehr unter dem Druck vom Umfeld. Bei älteren Frauen lässt dieser Druck nach, was ich selbst schon sehr erleichtert festgestellt habe. Ich werde nicht mehr mit dem gängigen Schönheitsideal verglichen. Jüngere Frauen schon eher. Und da seelischer Schmerz den physischen verstärken kann, ist die Möglichkeit gegeben, dass die Tochter wirklich stärkere Schmerzen hat. Unter anderem vielleicht auch, weil sie sich an die Schmerzen noch nicht gewöhnt hat. Ich kenne das nur zu gut von mir: Die ersten Jahre mit der Periode waren schmerzhaft. Und von Jahr zu Jahr habe ich mich mehr daran gewöhnt, diese Schmerzen auszublenden. Mental runterzufahren. Dieses Runterfahren kann die Mutter beim Lipödem schon besser, wie sie selbst zugibt. Die Tochter noch nicht.

Was sagt das Stadium also aus? Nichts. Warum predigen wir es dann immer wieder? Keine Ahnung.

Die unterschiedlichen Formen des Lipödems

Mein Gesichtsausdruck muss lustig gewesen sein, als Dani kurz erwähnt: »Die unterschiedlichen Formen kennt du ja.« – Äh, kenne ich? Nö. – »Du kennst die unterschiedlichen Formen nicht?« Sprach's und kramt in ihrem dicken Lipödem-Ordner nach den passenden Bildern. Ich bin immer wieder beeindruckt, was Dani alles zum Thema Lipödem gesammelt und mit ins Café zu unserem Treffen geschleppt hat. Ich schaue mir die unterschiedlichen Formen an. Und frage mich beim Betrachten, was ich davon habe, mich dort einzuordnen. Dani meint, dass die Krankenkassen diese Information haben möchten, um festzustellen, wie weit das Lipödem fortgeschritten ist. Um festzulegen, ob sie die Lymphdrainage oder die Kompression bezahlen. Offiziell natürlich auch, um zu prüfen, ob eine Liposuktion übernommen wird, was aber äußerst selten vorkommt.

Falls Sie die Formen auch vor Augen haben möchten, dann gehen Sie auf die Internetseite von Lipödem Hilfe e.V. Da gibt es nicht nur Fotos, sondern auch die passenden Beschreibungen:

Typ I: Fettgewebsvermehrung im Bereich von Gesäß und Hüften (Reiterhosenphänomen)

Typ II: Das Lipödem reicht bis zu den Knien, Fettlappenbildungen im Bereich der Knieinnenseite

Typ III: Das Lipödem reicht von den Hüften bis zu den Knöcheln

Typ IV: Arme und Beine sind bis zu den Handgelenken/Knöcheln, also mit Ausnahme der Füße und Hände, betroffen

Typ V: Lipolymphödem mit vermehrter Wassereinlagerung in Hand- und Fußrücken sowie Fingern und Zehen

Bei Wikipedia steht genau dieselbe Beschreibung, nur dort mit der Überschrift »Schweregrad«. Meine unbeschwerte Meinung dazu? Nur Typ IV ist überhaupt ein Lipödem. Typ I ist kein Lipödem. Und bei Typ II und III ist das Lipödem an den Waden und Unterarmen einfach noch nicht so ausgeprägt. Deswegen ist es trotzdem da. Und Typ V ist eben die Variante, wo das Lymphödem noch dazukommt. Mit anderen Worten, zum Lipödem kam das Übergewicht und dies sorgte für ein Lymphödem.

Doch was sollen mir diese verschiedenen Formen nun sagen? Wenn wir rein von der »Form« sprechen, erweckt es den Eindruck, dass all diese Formen ein Lipödem wären und diese dann konstant bleiben könnten. Wenn ich aber den Begriff »Schweregrad« von Wikipedia aufgreife, dann klingt es so, als ob ein Lipödem von Typ I zu Typ V immer schlimmer, immer schwerwiegender wird. Ich könnte mich also mit meinem Lipödem von einem Stadium zum nächsten voranarbeiten und hätte im schlimmsten Fall dann Typ V in Stadium 3. Wenn dieser Grundgedanke dahintersteckt, dann kann ich verstehen, dass die Panik in den Selbsthilfeforen teilweise so groß ist.

Ich kann Sie aber beruhigen, denn diese Panik ist unbegründet, weil es dafür keinen wissenschaftlichen Beweis gibt. Wie Dr. Bertsch schon sagte, sind seine Patientinnen seit über 20 Jahren konstant, wenn das Gewicht gehalten wird. Ohne Stadiums-Wechsel oder Typ-Verschlimmerung. Und – ich wiederhole mich – falls es sich doch verschlimmert, liegt es meistens an der Gewichtszunahme. Und wann nehmen wir zu? Häufig während einer Hormonumstellung: Pubertät, Schwangerschaft, Wechseljahre.

Und auch diese Typen sagen nichts über die Schmerzen aus. Typ 2 hat nicht zwangsläufig weniger Schmerzen als Typ IV. Warum packen wir uns dann in diese Schubladen? Genau das frage ich auch Dr. Deling, der sich in seiner Praxis schon seit 25 Jahren mit dem Thema Lipödem beschäftigt:

Die Einteilung in Stadien ist ein Fehler von zwei meiner Kollegen und mir gewesen. Wir haben damals geglaubt, dass aus einem feinknotigen Ödem ein mittelknotiges wird und aus dem mittelknotigen letztendlich ein grobknotiges. Und dies gleichzeitig einhergeht mit einer Verformung des Körpers. Mittlerweile ist es so, dass ich Patientinnen im Stadium 1 habe, die im Rollstuhl sitzen und sich nicht fortbewegen können vor Schmerzen, vor Verformungen. Und trotzdem haben sie ein feinknotiges Sonogramm. Und ich habe Patientinnen im Stadium 3, die laufen auf Sylt mit dem Bademantel rum und haben gar nichts. Das Stadium hat überhaupt nichts mit den Beschwerden zu tun. Das ist einfach nur eine Art und Weise, wie groß die Lipödemknoten sind. Die kann man mittlerweile messen. Alles, was unter 0,8 ist, ist Stadium 1. 0,8 bis 1,9 ist Stadium 2. Das ist aber willkürlich festgelegt von ein paar meiner Kollegen und mir. Es ist aber die Summation aus Form, Typ und Stadium, was letztendlich dann eine Prognose erlaubt, wie das Lipödem verlaufen könnte. Letztendlich bleibt es eine Wundertüte.

Dr. Olaf Deling

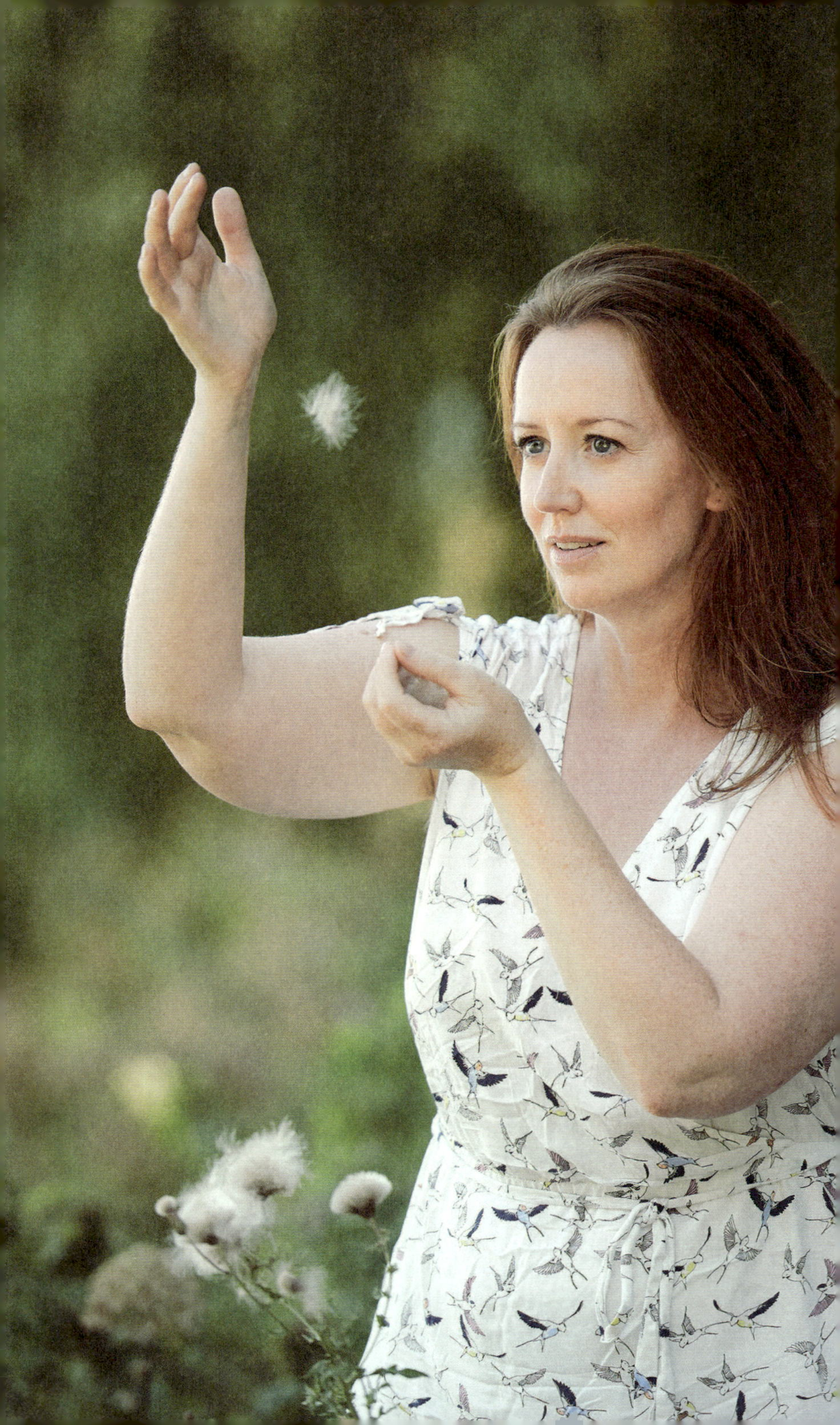

Das Lipödem bleibt eine Wundertüte

Eine Wundertüte. Schöner Ausdruck. Daher ist es auch wenig sinnvoll, dass einige Krankenkassen das Stadium und die Form wissen möchten, weil es nichts darüber aussagt, ob eine Operation jetzt wichtig wäre, weil eine Frau die Schmerzen nicht mehr aushält. Für die Krankenkassen ist es durchaus wichtig zu erfahren, ob es sich um ein Lip- oder Lymphödem handelt, weil dies in zwei verschiedene Kategorien des Leistungskatalogs fällt. Aber die Form? Das Stadium? Sind in meinen Augen für die Krankenkassen nicht wichtig, weil sie einfach nichts über die Beschwerden und den echten Schweregrad aussagen. Denn Waltraud Scheller zum Beispiel wäre mit ihrem Stadium 1 als »nicht schwer« eingestuft worden, aber sie hatte sehr starke Schmerzen.

Apropos Krankenkassen: Einige Lipödem-Patientinnen möchten einfach gern die Lymphdrainage haben. Das wird bei einem reinen Lipödem aber immer seltener verschrieben, weil es ja medizinisch gesehen kaum etwas bringt. Über die Diagnose Lipolymphödem kann man sich natürlich wieder reinmogeln und bekommt mehr manuelle Lymphdrainagen verschrieben. Worauf in Selbsthilfeforen auch gern hingewiesen wird. Was Dr. Bertsch als einen »per Verwaltungsakt offiziell legalisierten Unsinn« bezeichnet. Seiner Meinung nach müsste man das Wort Lipolymphödem komplett aus dem lymphologischen Sprachgebrauch streichen, da es keinen wissenschaftlichen Beweis dafür gebe, dass ein Lipödem zu einem Lymphödem führt.

Selbst für die Anpassung der Kompression ist es nicht relevant, ob ich meine Form und mein Stadium benennen kann, weil für die Strümpfe ohnehin alle relevanten Punkte individuell vermessen werden.

Mein Fazit: Stadium und Form sind irrelevant

Es ist in meinen Augen völlig gleichgültig, ob Sie ihr Stadium und/oder ihre Typ-Form kennen. Ich habe 20 Jahre lang wunderbar damit gelebt, dass ich beides nicht wusste. Trotzdem bekam ich von der Krankenkasse damals die Lymphdrainage verschrieben, die Kompression und die Kur.

Folgeerkrankungen des Lipödems

Achsfehlstellung, Depression, Übergewicht, erhöhtes Krebsrisiko ... Welche Folgeerkrankungen gibt es wirklich?

Tränen kullern ihr über das Gesicht. Eine hübsche blonde Frau sitzt in einer amerikanischen Talkshow im Publikum. Sie erzählt, dass sie aufgrund des Lipödems Depressionen habe und übergewichtig sei und nicht mehr laufen könne. Ähnliche Aussagen finde ich bei meiner Recherche in dem Video, in dem einige Lipödem-Frauen dafür demonstrieren, dass die Liposuktion im Krankenkassenkatalog mit aufgenommen wird: eine adipöse Frau im Rollstuhl, die davon berichtet, dass sie nur wegen des Lipödems so aussieht und nicht mehr laufen könne.

Puh. Das ist heftig. Da fällt mir natürlich sofort die Patientin von Dr. Deling ein, die äußerlich nur ein leicht ausgeprägtes Lipödem (Stadium I) hat, aber vor lauter Schmerzen nicht gehen kann und dadurch im Rollstuhl sitzt. Ich kaue nachdenklich auf meinem Kugelschreiber herum: Ist das Lipödem dafür verantwortlich?

Häufig ist nicht das Lipödem schuld, sondern das Übergewicht

Dr. Bertsch ist der Meinung, dass die meisten Folgeerkrankungen vom Übergewicht kommen, weil die Adipositas einige Kettenreaktionen auslöst. Die sogenannten Wohlstandskrankheiten. Wozu das Lipödem übrigens auch gezählt wird. Denn es gibt das Lipödem auf der ganzen Welt, doch es bricht hauptsächlich dort aus, wo wir im Wohlstand leben. Ich dachte erst, dass Afrikaner oder Asiaten einfach nicht diesen Defekt in sich haben, aber Dr. Deling meint, dass es die Krankheit in den Ländern auch gibt, allerdings in armen Regionen eben nicht bzw. deutlich weniger häufig ausbricht und für Beschwerden sorgt.

Liegt es also vielleicht doch alles am Übergewicht, welches sich zum Lipödem dazugesellt? Dass sich ein starkes Übergewicht zum Beispiel auf die Gelenke negativ auswirkt, leuchtet mir ein. Das könnte zu der Achsfehlstellung führen, unter der einige Frauen mit Lipödem leiden. Wobei Dr. Martin meint, dass selbst das Übergewicht allein nicht für

Gelenkschäden verantwortlich sein kann. Denn es gebe auch adipöse Frauen mit 200 Kilo, die keine Achsfehlstellung haben. Oder Männer, die kein Lipödem haben, dafür eine Achsfehlstellung und irgendwann Kniebeschwerden bekommen. Insofern ist eine Achsfehlstellung wohl eine anlagebedingte Schwachstelle, die wir vom Klapperstorch mitgeliefert bekommen haben oder eben nicht. Und falls wir das haben, dann schreitet der Gelenkschaden durch das Übergewicht wahrscheinlich schneller voran. Aber hat man mit Lipödem auch automatisch eine Achsfehlstellung? Nein.

Auch beim Lymphödem ist oft die Adipositas der Übeltäter

Ein Lipödem führt nicht automatisch zu einem Lymphödem. Damit ich mich nicht wiederhole, überreiche ich das Wort an Dr. Bertsch:

Lipo-Lymphödem suggeriert, dass das Lipödem die Ursache des Lymphödems ist und dass das Lipödem zum Lymphödem führen kann. Dafür gibt es keine wissenschaftliche Evidenz. Tatsächlich ist es so, dass eine 90-Kilo-Lipödem-Patientin bei einer Gewichtszunahme von 30, 40 oder 50 Kilo dann häufig auch ein Lymphödem bekommt. Aber das ist dann ein Adipositas-assoziiertes Lymphödem. Denn Adipositas macht Lymphödeme. Wie bei einem Großteil unserer Patientinnen hier. Deswegen sollte der Begriff Lipo-Lymphödem eigentlich aus jedem Vokabular gestrichen werden. Nicht das Lipödem ist progressiv, aber natürlich ganz oft Adipositas. Das ist Fakt.

Dr. Tobias Bertsch

Ich bin heilfroh, dass ich nicht automatisch Gefahr laufe, im Alter ein Lipo-Lymphödem zu bekommen. Denn ich hätte keine Lust, mich um drei Krankheiten gleichzeitig zu kümmern: Lipödem, Übergewicht und Lymphödem. Irgendwann ist auch mal gut.

Eine weitere Folge von Adipositas: erhöhtes Krebsrisiko

Ich weiß noch, wie ich schwer geschluckt habe, als mir 1997 in der Klinik gesagt wurde, dass mit dem Lipödem mein Krebsrisiko steigt. Ein paar Monate hat mich das echt gelähmt und mir eine Heidenangst eingejagt. Aber dann habe ich beschlossen, dass ein Risiko alles und nichts bedeuten kann. Und habe es einfach verdrängt. Zur Seite geschoben. Mittlerweile wird dies nicht mehr behauptet, weil es dafür keine wissenschaftlichen Beweise gibt.

Allerdings blicken wir immer noch der Tatsache ins Auge, dass die meisten Lipödem-Patientinnen übergewichtig sind. Laut Dr. Bertsch ist Adipositas neben dem Rauchen der Hauptrisikofaktor für Krebs. Super. Somit haben wir es doch wieder durch die Hintertür zugespielt bekommen. Nur kam die Flanke nicht vom Lipödem, sondern vom Übergewicht.

Depressionen und Lipödem

Bei den anderen Kapiteln flossen nach der Überschrift die Worte nur so vom Kopf in die Hand und ich tippte wild drauflos. Doch hier brauche ich gerade mehrere Anläufe. Ich wollte erst schreiben, dass ich nie wirklich depressiv war. Aber dann erinnere ich mich an die vielen Momente und Tage, wo ich vor lauter mentaler Überforderung nicht aus dem Bett kam. Wo der Gedanke an eine Dusche mich völlig überforderte. Ich erinnere mich an tagelange Weinkrämpfe. Und ich erinnere mich an Selbstmordgedanken. Die ich nie und nimmer umgesetzt hätte, weil ich dafür viel zu gern lebe und ein gnadenloser Optimist bin. Und – ehrlich gesagt – auch viel zu feige gewesen wäre. Ich erinnere mich an Spaziergänge in der Nähe unseres Wochenendhauses, wo mir bewusst auffiel, dass alles grau war. Der grüne Rasen fühlte sich für mich grau an. Der blaue Himmel auch. Grau, grau, grau sind alle meine Farben … Kennen Sie das Kinderlied?

Mit 23 war ich so verzweifelt, dass ich mich zu einem Psychiater traute. Für mich als schüchternen Menschen war das eine große Leistung. Ich schilderte ihm alles, dachte, wir starten eine Therapie und ich bekomme Hilfe. Stattdessen stand ich eine Stunde später mit Johanniskraut-Tee wieder auf der Straße und dem Versprechen, dass damit nun alles besser werden würde.

Also sollte ich wohl lieber sagen: Ja, ich kenne Depressionen.

Habe ich die vom Lipödem? Nein. Für mich kann ich dies klar beantworten. Ich weiß nicht, wie es bei Ihnen ist, aber meine persönlichen Nöte fingen schon vor der Pubertät an. Mein Leben wurde durch das Lipödem nicht wirklich leichter, aber ich wurde nicht durch das Lipödem depressiv. Sicherlich waren meine Beine manchmal der Tropfen, der das Fass zum Überlaufen brachte, doch nicht der Auslöser. Ich habe unter meinen Beinen wirklich sehr gelitten, sie haben mein Selbstwertgefühl ins Minus katapultiert, aber ich bin nicht wegen der Beine depressiv geworden. Und ich hatte nie – noch nicht einmal ansatzweise – den Gedanken, dass ich wegen der Beine nicht mehr leben wolle.

Natürlich kann ich nicht von mir auf alle anderen schließen. Dr. Deling zum Beispiel hat zwei Patientinnen durch Selbstmord verloren. Ich möchte nicht unsensibel wirken, doch mich treibt trotzdem die Frage: Lag es wirklich am Lipödem? Oder liegt es nicht vielmehr daran, wie Dr. Bertsch sagt, dass schon vorm Ausbruch des Lipödems die Seele gelitten hat. Oder liegt es an der Übersäuerung der Zellen, die sich so unglaublich negativ auf den gesamten Körper und somit auch auf die Psyche auswirkt, wie Dr. Deling vermutet?

Mit meiner guten Freundin und Therapeutin Kilia M. Ultes habe ich mich darüber unterhalten und sie ist der Meinung, dass Depressionen nicht durch ein Lipödem entstehen. Wenn eine Frau depressiv wird, dann liegt es an der Vorgeschichte und ihren Denkstrukturen und Bewertungsmustern, aber nicht an der Krankheit:

Wenn eine Krankheit wie Lipödem für eine Depression sorgen könnte, dann müssten ja alle Krebspatienten depressiv sein. Es kommt darauf an, mit welchem Bewertungssystem jemand sich, sein Leben und seine Krankheit betrachtet. Mit einem optimistischen Bewertungssystem sind dann meistens auch die Heilungschancen deutlich höher.

Dipl.-Psychologin Kilia M. Ultes

Wenn eine Krankheit nicht die Ursache sein kann, dann ist es das Übergewicht also auch nicht? Dr. Bertsch meinte, dass Adipositas zu Depressionen führen kann. Da 80 Prozent der Frauen nicht nur ein Lipödem haben, sondern auch adipös sind, könnte es daran liegen.

84 Prozent unserer Patientinnen, die wir jetzt hier gesehen haben, zeigten eine hohe Vulnerabilität. Das bedeutet, sie hatten entweder eine psychische Störung – Depressionen, Angst- oder Essstörung – oder sie präsentierten zumindest schwere psychologische Symptome, die aber noch nicht das Vollbild einer psychischen Störung ergeben. Und 16 Prozent hatten auch schon suizidale Gedanken. Aber diese beiden Zahlen, 84 Prozent und 16 Prozent, sind sicherlich nicht die Folge des Lipödems, sondern häufig die Folge seelischer Traumata. Die sind teilweise schon in der Kindheit da gewesen und haben dann zu den psychischen Störungen geführt, lange bevor das Bein dick geworden ist.

Dr. Tobias Bertsch

Wie auch immer. Wichtig ist, dass Sie sich dann Hilfe suchen. Da wären Sie allein nicht draufgekommen, oder? Tut mir leid, falls das eine so logische Konsequenz ist, dass ich die aus Ihrer Sicht nicht hätte aufschreiben müssen. Ich kenne allerdings einige Menschen bei mir im engeren Umfeld, bei denen erst das komplette Kartenhaus zusammenfallen muss, bevor sie mit einem Therapeuten reden. Vielleicht muss es ja kein Therapeut sein. Vielleicht reicht die Selbsthilfegruppe. Aber gerade dort suchen Sie sich bitte nicht nur jemanden, der mit Ihnen jammert, sondern eine Frau, die zwar zuhören kann und mitfühlt, aber Sie aus dem emotionalen Tief wieder rausholen kann. Die Lösungen sieht und vorschlägt.

Mein logischer Verstand sagt mir, dass die meisten Folgeerkrankungen verschwinden würden, wenn man das Übergewicht in den Griff bekäme. Wie es ja die Fachärzte Dr. Deling und auch Dr. Bertsch vorschlagen: Bevor sie das Lipödem behandeln, kümmern sie sich um die Adipositas.

Weitere mögliche Folgeerkrankungen

Aber das ist noch lange nicht alles. Dr. Deling zählt zig weitere Krankheiten auf, die Patientinnen mit Lipödem haben können: Schilddrüsenfunktionsstörungen wie Hashimoto, Schlaf- und Konzentrationsstörungen, Wortfindungsschwierigkeiten, Herzrhythmusstörungen, Atemnot, Sodbrennen, Aufstoßen, Magen-Darm-Unverträglichkeiten, Leaky-Gut-Syndrom …

Ich könnte jetzt jede einzelne Krankheit genau unter die Lupe nehmen oder einfach der Zusammenfassung von Dr. Deling glauben, der davon überzeugt ist, dass all dies mit der Übersäuerung unserer Zellen zu tun hat. Diese Übersäuerung führe dazu, dass unsere Stoffwechselvorgänge in der Zelle zum Erliegen kommen. Das wiederum habe zur Konsequenz, dass die Entzündungsparameter erhöht sind, was wohl bei 90 Prozent aller Lipödem-Patientinnen von Dr. Deling der Fall sei. Dieses Entzündungsparameter heißt CAP und liegt normalerweise unter 5. Doch bei seinen Patientinnen liegt der Wert meistens zwischen 6 und 8.

Das hat mit Sicherheit dazu geführt, dass die eine oder andere Lipödem-Patientin den Blinddarm verloren hat, obwohl sie gar keine Blinddarmentzündung hat, weil auch der Blinddarm in dieser Hinsicht sehr schwer zu diagnostizieren ist.

Dr. Olaf Deling

Ich fasse mal zusammen, was mir Dr. Deling noch erzählt hat: Die Übersäuerung führt ebenfalls dazu, dass das Vitamin D extrem niedrig bleibt. Wir leben in Deutschland eh in einem Vitamin-D-Mangelgebiet, aber Lipödem-Patientinnen haben noch mal 30 Prozent weniger. Normal wäre ein Vitamin-D-Wert von 30, in Deutschland liegt er durchschnittlich bei 18 bis 25. Doch bei Frauen mit Lipödem sogar nur bei acht bis zehn. Schon erschreckend. Das Gleiche gilt bei Vitamin B_{12}, B_6, Folsäure und Eisen.

Dr. Deling schwört deswegen auf eine basische Ernährung, am besten noch mit Basen-Tabletten, Basen-Infusionen und Basen-Bädern, weil er mal einen Test mit 200 Lipödem-Patientinnen gemacht hat. Die haben sich sechs Monate lang mit basischem Essen, den Tabletten und Bädern entsäuert. Dadurch fuhr der Stoffwechsel wieder hoch und die Hormone pendelten sich ein. Bei allen sind die Folgeerkrankungen verschwunden. Selbst einige Allergien und Lebensmittelunverträglichkeiten verschwanden während dieser Kur.

Mein Fazit:
Oft sind Übergewicht und Übersäuerung schuld

Es gibt Folgeerkrankungen. Möglicherweise liegen diese aber eher an der Übersäuerung der Zellen und/oder am Übergewicht. Es ist einen Versuch wert, zu entsäuern und abzunehmen. Bei manchen Patientinnen werden die Folgeerkrankungen daraufhin weniger oder verschwinden ganz.

Gibt es spezielle Lipödem-Fettzellen?

Ich klicke mich durchs Internet. Schaue mir ein Video nach dem anderen an. In einem Video beugen sich zwei Männer in weißen Kitteln in einem Labor über ein Mikroskop und verkünden überzeugend, dass sich die Lipödem-Fettzelle doppelt so schnell vermehrt wie eine normale Fettzelle. Das klingt logisch. Aber selbst wenn sich die Fettzellen schneller vermehren, so brauche ich sie ja nicht zu füllen. Das ist ein bisschen so, als ob ich zum Advent nicht 24, sondern 48 kleine rote Säckchen aufhänge. Die sind dann da. Aber erst einmal leer. Ich kann sie füllen, muss ich aber nicht. Ich kann alle füllen oder nur die Hälfte.

Was ich damit sagen will: Eine erhöhte Anzahl von Fettzellen bedeutet noch lange keine Zunahme. Nur wenn ich diese Fettzellen fülle. Wer regelmäßig intensiv Sport treibt und sich gesund ernährt, bleibt häufig ewig in Stadium 1. Es geht mir nicht darum, dass dies weniger schlimm ist, weil auch diese Patientinnen manchmal starke Schmerzen haben. Vielmehr geht es mir darum, dass auch diese Lipödem-Frauen die doppelte Anzahl an Fettzellen haben müssten. Allerdings ohne übermäßige Füllung.

Dr. Martin bestätigt mir, dass die Fettzellen ein Angebot brauchen, sonst können sie nicht größer werden. Und je größer das Angebot, das ich mir in den Mund schiebe, desto größer wird die Fettzelle und desto mehr nehme ich zu.

In meinem Alter ist es nun leider echt herausfordernd, wieder abzunehmen und die Füllung aus den vielen Fettzellen zu kratzen, weil bei mir im Moment der Stoffwechsel im Keller ist. Doch in meiner Jugend und vor allem während der Pubertät habe ich eine richtige Lawine losgetreten mit meinen Fressanfällen. Damals hat mein Stoffwechsel reibungslos gearbeitet und ich nahm nur sehr langsam zu. Doch von Diät zu Diät habe ich meinen Stoffwechsel weiter zerschossen, das Abnehmen wurde schwerer, das Zunehmen leichter und alle roten kleinen Advents-Säckchen wurden von mir im Laufe der Jahrzehnte befüllt. Natürlich werde ich es wieder schaffen, meinen Stoffwechsel aufzupäppeln. Wie das geht, verrate ich im Kapitel »In Bewegung kommen: Sport mit Lipödem« (S. 164).

Was wäre gewesen, wenn ich damals weder seelische Probleme noch Fressanfälle gehabt hätte? Es könnte gut sein, dass ich dann immer noch im Stadium 1 wäre. Dann wäre mein Hauptinteresse, die Schmerzen loszuwerden, und ich hätte nicht zeitgleich die Problematik auf dem Buckel, dass ich gern abnehmen würde. Allein mit einer doppelten Anzahl von Fettzellen kann ich es also nicht erklären. Und – nur so nebenbei – als ich Dr. Oberlin von meinen Gedanken erzähle, fängt er herzlich an zu lachen. Dies könne eine Theorie sein, reiche aber noch nicht als Erklärung aus, warum ich mit Lipödem so viel Fett an den Beinen und Armen habe.

Es bleibt die Frage im Raum stehen: Sind die Fettzellen beim Lipödem wirklich anders? Ich sitze vor Dr. Martin in seinem Büro und kontrolliere kurz, ob mein Aufnahmegerät noch läuft. Ja, zeichnet alles auf. Also?

> *Ich denke schon, dass es andere Fettzellen sein müssten. Weil die normalen Fettzellen – wieder nur geschlossen aus der normalen Beobachtung – keine grundsätzlichen Veränderungen in der Pubertät oder in den Zeiten anderer hormoneller Umstellungen erfahren.*
>
> *Dr. Klaus-Peter Martin*

Das klingt logisch. Aber sind es nun *andere* Fettzellen oder habe ich einfach *mehr* davon mit meinem Lipödem?

Wahrscheinlich eine Mischung aus beidem. Genau dasselbe beschäftigt uns ja auch bei Übergewicht. Werden die Fettzellen größer oder werden es mehr? Fettzellen können sich ja regenerieren. Ich habe einmal in einer amerikanischen Untersuchung gelesen, dass sich zehn Prozent aller Fettzellen pro Jahr erneuern. Die Fettzellen haben offensichtlich eine gewisse Lebensdynamik.

Dr. Klaus-Peter Martin

Wieso gibt es nicht schon längst bessere Studien?

Das liegt einerseits daran, dass die Pharmaindustrie bei dem Thema noch nicht das große Geld gewittert hat. Überall wo es sich lohnt zu forschen, weil sich hinterher eine große, finanzstarke Zielgruppe darauf stürzen wird, geht die Forschung schnell voran. Schauen wir uns einfach mal an, was schon alles zu den Themen Cholesterin und Diabetes entwickelt wurde. Unter die zehn meistverkauften Medikamenten fallen unter anderem die Cholesterinsenker, obwohl man zu hohe Cholesterinwerte – zumindest theoretisch – mit der Ernährung in den Griff bekommen könnte.

Ich bin völlig beeindruckt, als mir Dr. Martin noch einmal vor Augen führt, welche Entwicklungen es in den letzten Jahren gegeben hat: vom ersten Herzkatheter von Prof. Dr. Forßmann über die heutigen Möglichkeiten mit sich selbstauflösenden Stents mit immer differenzierteren »schlüssellochchirurgischen« Maßnahmen, die anfangen die Herz-Lungen-Maschine zu ersetzen. Es wird viel geforscht und entwickelt, wenn die Pharmaindustrie ein Eigeninteresse daran hat und viel Geld in diese Studien pumpt. Universitäten haben nicht so viel

Geld und daher schreiten dort die Forschungen über das Fettgewebe bisher eher langsam voran.

Das Thema Lipödem wird jedoch immer präsenter. Wer weiß. Vielleicht wittern die Pharmaunternehmen doch noch das große Geschäft und steigen bei der Forschung mit ein. Dr. Herbert Schmidt denkt, dass sich in den nächsten Jahren schon einiges tun wird in Sachen Forschung. Dr. Martin schätzt vorsichtiger fünf bis zehn Jahre, bis wir endlich solide Erkenntnisse zum Fettgewebe haben. Sowohl zu gesundem als auch zum kranken wie beim Lipödem.

Wobei es natürlich nicht nur um die Pharmaindustrie geht. Auch die Politik und die Öffentlichkeit spielen eine große Rolle. Je wichtiger ein Thema angesehen wird, desto eher springen alle auf den fahrenden Zug auf.

Wenn wir eine ganz teure Therapiemaßnahme für Hämorrhoiden am After finden würden, würde ich es vermutlich schwerer haben, dies in der Politik oder auch bei der Bevölkerung populär wirksam rüberzubringen, als wenn ich sage, ich habe etwas für das Herzkranz-Gefäß.

Dr. Klaus-Peter Martin

Das erinnert mich an meine Suche nach einem passenden Buchverlag. Viele große Verlage waren im ersten Schritt vollauf begeistert und wollten mein Buch gern herausbringen, aber zögerten dann doch, weil die Zielgruppe zu klein sei und man deswegen eventuell nicht genug Geld damit verdienen könne. Ich bin so froh, dass ich mich dann für den TRIAS Verlag entschieden habe, der stets an mich und das Thema geglaubt hat. Womit ich nicht andeuten möchte, dass der TRIAS Verlag klein ist, denn er gehört zur großen Thieme Gruppe.

Warum gibt es keinen Lipödem-Test?

Okay. Die großen Pharmaunternehmen sind also noch nicht mit von der Partie. Aber so schnell gebe ich nicht auf. Wenn es ein Gendefekt ist, kann ich nicht einfach die Gene von meinem Vater und mir vergleichen und schauen, woran es liegt? Und vielleicht so dem Lipödem entgegenwirken? Damit ich nicht Dr. Martin stundenlang von seiner Arbeit abhalte, sitze ich zwar im selben Gebäude, aber jetzt mit Dr. Oberlin in dessen Büro:

> *Sie haben die Situation, dass eben nur im Bereich des Fettgewebes dieser Defekt ist, und den würden Sie nie über eine Blutanalyse allein feststellen können. Und damit wird es schwierig, das letztendlich rauszukriegen. Sie könnten in einem sehr aufwendigen Verfahren allerdings die Eiweiße vergleichen. Also die Eiweiße, welche die Gene sozusagen produzieren. Nach dem Motto: Die Fabrik ist das Gen; was am Schluss am Fabriktor rauskommt, sind die Eiweiße. Sie könnten also die Eiweiße von Papa und Kind vergleichen und schauen, wo die Differenzen sind. Und dann finden Sie tatsächlich einige Gruppen, die verdächtig sind.*
>
> *Dr. Michael Oberlin*

Okay. Meine Idee mit dem Bluttest war also zu kurz gedacht. Und diese aufwendigen Tests lassen sich auch nicht ohne Weiteres organisieren, weil wir in Deutschland eine strenge Ethikkommission haben. Leider können die Ärzte nicht einfach sagen, dass sie mal eben so bei 100 Lipödem-Patientinnen Fettzellen dem Oberschenkel entnehmen, um die zu untersuchen. Das muss immer erst von der Ethikkommission abgenickt werden und die Hürden sind sehr hoch, wie mir

Dr. Martin schon verraten hat. Deswegen gibt es nur ältere wissenschaftlich fundierte Untersuchungen, die mit lichtmikroskopischen Methoden keine wesentlichen Unterschiede zwischen Lipödem- und gesunden Fettzellen fanden.

Bisher konnte kein Unterschied gefunden werden

Die Klinik, in der ich damals zur Kur war, hat schon unzählige Versuche gestartet: Sie hat beispielsweise untersucht, ob das Fettgewebe beim Lipödem im Ultraschall am Bauch anders aussieht als am Bein. Bisher konnten sie keinen Unterschied finden. Und das braucht die Wissenschaft: einen eindeutigen, wasserdichten Unterschied.

Die Podcasterin Natalie erzählt mir – fröhlich in Bali schwitzend, während ich in Deutschland friere –, dass ihr ein Lipödem-Chirurg verraten hat, dass er keinen Unterschied zwischen dem abgesaugten Lipödem-Fett und dem abgesaugten normalen Fett sieht. Weder mit bloßem Auge noch unterm Mikroskop. Das sei nicht möglich und seiner Meinung nach (Stand Januar 2018) auch in Zukunft nicht zu erwarten. Das sei die Herausforderung für jeden Chirurgen, der Fett absaugt. Denn wenn Fett an Lipödem-Beinen abgesaugt wird, geht man zwar davon aus, dass viel Lipödem-Fett dabei ist. Es ist aber Spekulation. Und es werden definitiv auch zahlreiche gesunde Fettzellen abgesaugt.

Wenn Sie jetzt denken: »Macht doch nichts. Je mehr Fett weg ist, desto besser«, ist das zwar verständlich, greift aber zu kurz. Denn das Fettgewebe hat wichtige Funktionen im Körper. Es darf nie das Ziel sein, zu viel abzusaugen. Doch die Patientinnen schauen den Arzt natürlich mit bangen Augen an und fragen sich, ob auch alle Lipödem-Fettzellen weg sind? Je mehr abgesaugt wird, desto mehr Lipödem-Fettzellen werden hoffentlich dabei sein, was eben dazu führt, »dass die Patientinnen teilweise auf Teufel komm raus leer gesaugt werden«, wie Dr. Deling es drastisch, aber klar ausdrückte. Und dann kämen sie frierend und mit blauen Lippen zu ihm und verstünden gar nicht, warum es ihnen nicht gut ginge.

Ich wiederhole mich, weil ich es so wichtig finde: Es geht nicht darum, so viel wie möglich abzusaugen, sondern eben so viele Lipödem-Fettzellen wie möglich. Doch da der Operateur dies während der Operation nicht sehen kann, führt dies manchmal zu einem wahren Absaug-Wahn. Darüber werde ich noch ausführlich im Kapitel »Liposuktion als letzte Maßnahme« (S. 245) berichten.

Mein Fazit: Die Lipödem-Fettzelle hat ihr Geheimnis noch nicht preisgegeben

Die Forschung ist noch nicht so weit, dass wir abschließend sagen können, was eine Lipödem-Fettzelle von einer normalen Fettzeile unterscheidet. In einigen Jahren wird sich das aber voraussichtlich ändern. Hilft mir nicht bei meinen aktuellen Schmerzen, aber es macht mir Mut für die Zukunft.

Das Scheitern am Schönheitsideal

Warum vergleichen wir uns immer wieder mit dürren Models? Warum fällt es uns so schwer, uns so anzunehmen und schön zu finden, wie wir nun einmal sind?

Dr. Bertsch steht mit seiner Meinung, dass ich bestimmt deutlich weniger Probleme mit meinem Lipödem hätte, wenn dicke Beine im Trend wären, nicht allein da. Von ihm erfahre ich auch, dass es schon in den 1940er-Jahren in einer der ersten Publikationen zum Lipödem folgende Aussage gab: »In der Tat ist es sehr wahrscheinlich, dass ein großer Teil der emotionalen und physischen Belastungen, die mit einem Lipödem verbunden sind, nicht auftreten würden, wenn fette Beine als Manifest der Schönheit betrachtet würden.«

Das habe ich auch immer mal wieder von Freunden gehört: »Isabel, du lebst einfach in der falschen Zeit. Früher wärest du von Rubens gemalt und gefeiert worden.« Stimmt. Heute sind meine Beine nicht wirklich in Mode. Bei Instagram sehe ich das Foto einer Lipödem-Patientin, die sich gerade Fett absaugen ließ. Untertitel: »Noch nie hatte ich so viel Platz zwischen meinen Oberschenkeln.« Genau. So sieht unser Schönheitsideal heute aus. Frauen, deren Oberschenkel beim Gehen nicht aneinanderreiben.

Wir leben in einem Zeitalter mit diesen unsäglichen Casting-Shows von Heidi K. und diesen ganzen Püppchen, die da auftreten. Sie schauen ins Fernsehen, Sie schauen auf die Litfaßsäule, Sie schauen sich Frauen in Illustrierten an und Sie sehen nur diese superschlanken Models mit superlangen Beinen.

Jetzt wächst die Pubertierende, die bisher noch keine Beschwerden hat, auf und sieht, dass ihre Beine anders sind. Was macht sie? Sie macht eine Diät. Und damit beginnt der ganze Teufelskreis aus Jo-Jo, Gewichtszunahme und – bei entsprechender genetischer Veranlagung – dem Lipödem.

Dr. Tobias Bertsch

Ich mache mich selbst über meine Figur lustig

Die Frage ist, warum wir uns von so einem künstlich kreierten Schönheitsideal so fertigmachen lassen. Ich weiß noch, wie ich vor vier Jahren nach Berlin fuhr, um dort einen Vortrag zu halten. Natürlich wieder in einem langen Kleid. Auf dem Weg zur Veranstaltung schaut mir der eine oder andere Mann hinterher und ich denke jedes Mal: »Was hat der denn für einen schlechten Geschmack?« Während meines Vortrags mache ich mich mal wieder über meine Figur lustig. Das mache ich gern: das Offensichtliche in Humor verwandeln. Klappt auch. Die Zuhörer biegen sich vor Lachen.

Hinterher kommt eine Frau auf mich zu und sagt: »Ich war nun schon in drei Vorträgen von Ihnen und jedes Mal machen Sie sich über Ihre Figur lustig. Dabei bin ich mir sicher, dass Sie eine 0,7 sind!« – »Hä? Was ist denn eine 0,7?« – »Eine Frau mit einer 0,7-Figur ist laut einer Studie für einen Mann am attraktivsten.« Danach steht mir ein Doppel-Hä ins Gesicht geschrieben. Was ist denn nun eine 0,7? »Sie messen Ihre Taille und Ihren Hüftumfang, teilen das Ergebnis der Taille durch den Hüftumfang und wenn das eine 0,7 ergibt, dann haben Sie eine sehr begehrenswerte Figur. Ich bin mir sicher, dass Sie eine 0,7 haben und ich wünschte, ich hätte so eine Figur wie Sie.«

Ich pruste laut los. So einen Satz habe ich noch nie gehört: »Ich wünsche, ich würde aussehen wie Sie.« Ich kenne den Satz von mir, wenn ich ihn zu anderen sage. Ich habe natürlich nach dieser sogenannten Studie geschaut und das ist eine kleine lustige Umfrage gewesen, die wissenschaftlich gesehen keine Relevanz hat, aber ich fühle mich schlagartig besser. Wegen einer kleinen Zahl. Auf dem Nachhauseweg schauen mir wieder Männer hinterher und ich denke nur: »Tja, 0,7. Hast du gleich erkannt, nicht wahr?« Zu Hause messe ich nach und habe tatsächlich eine 0,69. Eine kurvige Sanduhren-Figur.

Der Model-Wahn

Auf den Covern unserer Modemagazine werden Models mit einer fülligen 0,7 selten gezeigt. Eher androgyn geschnittene Frauen, deren Figur ich selbst dann nicht erreichen würde, wenn ich mir 20-mal die Beine operieren lassen würde. Das Schönheitsideal hat sich eindeutig gewandelt, denn was zu Marilyn Monroes Zeiten als schlank empfunden wurde, ist heute ein Curvy-Model. Das frühere Normal ist heute dick. Das soll mein Maßstab sein? Warum? Da halte ich mich doch lieber an die 0,7.

Vor allem, wenn ich höre, wie ungesund sich Models ernähren, um diesem Schönheitsideal zu entsprechen. Ich sitze mit der unfassbar schönen Danielle in einem Hamburger Café in der Innenstadt. Danielle ist Model. Ungeschminkt, in legeren Klamotten und Pferdeschwanz sieht sie fast noch schöner aus als auf den zahlreichen Fotos im Internet. Zusätzlich ist sie Ernährungsberaterin, kocht gern, lacht viel und ist einfach eine Frau zum Pferdestehlen. Und sie gehört zu der Sorte Models, die gesund sind. Aber sie sieht in der Branche so viele Frauen, die sich praktisch nur von Tabletten ernähren. Vitamin- und Koffeintabletten, um wach zu werden und den Körper zu erhalten, tagsüber Antidepressiva und nachts Schlaftabletten, weil sie einfach vor lauter Hunger und Unterernährung nicht zur Ruhe kommen.

Einige 30-jährige Models haben die Haut einer 50-Jährigen, weil diese konstante Unterernährung irgendwann sichtbar wird. Da Alkohol Wasser aus dem Körper zieht, wird vor einem Shooting auch gern mal getrunken, damit sie auf den Fotos noch schlanker aussehen. Machen Sie das bloß nicht nach, das wirkt nämlich nur für den nächsten Tag. Also am Montag Alkohol trinken, am Dienstag schlanker aussehen. Am Mittwoch ist das Wasser wieder drin und langfristig sorgt übermäßiger Alkoholkonsum dafür, dass wir aufgedunsen aussehen. Einige Models machen das also sehr geschickt.

Danielle nippt an ihrem Tee und erzählt mir, dass viele Models nur für ihren Beruf leben. Sie gehen kaum aus, haben häufig keine Periode mehr, essen nur 1 000 Kalorien am Tag und treiben Unmengen an Sport. Heutzutage ist Ultradürr das neue Schön. Passend dazu fällt mir die Tochter von dem 80er-Jahre-Model Cindy Crawford ein. Kaia Gerber ist ein wunderschönes 16-jähriges Mädchen. Auch Model, wie ihre Mutter. Atemberaubend, aber dürr. Zumindest für meinen Geschmack. Klar, sie ist noch nicht ausgewachsen, somit wird sich das Dürre wahrscheinlich geben und immerhin hat sie ihre Mutter, die auf sie aufpasst. Cindy Crawford war berühmt für ihre schlanken Kurven. Schlank. Nicht dürr. Auf viele junge Models wird heutzutage nicht geachtet. Kaum einer kümmert sich und sorgt dafür, dass sie neben dem Modeln vielleicht auch etwas anderes lernen. Um für eine Karriere nach dem Model-Leben gewappnet zu sein.

Wobei Danielle meint, dass die Frage sei, wie stark das Gehirn wohl darunter leidet, wenn eine Frau ab 14 permanent auf Diät ist. Ich bin mit meinem Lipödem ja auch ständig auf Diät gewesen, aber habe zwischendurch auch immer wieder normal gegessen. Ganz im Gegensatz zu vielen jungen Models, die sich manchmal von 14 bis 30 Jahren jeden Tag von Tabletten sowie nur 1 000 Kalorien ernähren und darüber hinaus noch übermäßig viel Sport treiben. Das ist auf Dauer nicht gesund. Aber auf dem Zeitschriften-Cover sieht das klasse aus. Noch einmal mit Photoshop drüber und fertig ist das Schönheitsideal, welches mir als Verbraucher ein »gesundes« Leben vorgaukeln soll. Das ist aber nicht gesund!

Auch die Fotos von Danielle studiere ich eifrig, wobei sie nur vor wichtigen Shootings so extrem auf ihre Figur achtet. Zwei Wochen vorher isst sie keine Kohlenhydrate mehr und verzichtet auf Milchprodukte und Alkohol. Doch folgen Sie Danielle mal auf Instagram, da sehen Sie, dass sie auch gern mal zu einem Burger greift oder ein Eis isst. Alles in Maßen natürlich. Sie behauptet nicht, dass sie essen kann, was sie will, und trotzdem so schlank bleibt. Der Unterschied zwischen Privatleben und Job ist klar zu sehen. Und Danielle macht auch einen großen Unterschied zwischen dem, was die Kunden wollen, und dem, was sie persönlich schön findet.

Warum kaufen wir uns also solche Magazine mit hübschen dünnen Frauen auf dem Cover? Danielle meint, dass es an unserem Jugendwahn liegt. Wir wollen alle jung bleiben. Und schlank oder sogar dürr wird mit Jugend assoziiert. Wenige haben Spaß daran, alt zu werden. »Hoffentlich ändert sich das bald mal«, seufzt Danielle und nippt wieder an ihrem Tee. »Hoffentlich gibt es bald wieder normale Figuren auf dem Cover. Wir fühlen uns viel wohler, wenn wir ein paar Kilo mehr haben dürfen. Und so langsam setzt sich das durch. Immer mehr Models möchten sich wohlfühlen und werden dann einfach Plus-Size-Models.«

Es ist schon schade, dass wir alle um Anerkennung kämpfen. Dürre Models, die auch ohne Diät schlank sind, bei denen es einfach Veranlagung ist, aber denen ständig unterstellt wird, dass sie sich abends den Finger in den Hals stecken. Dann die fülligeren Models, die keine Lust mehr auf den Magerwahn haben. Wann fangen wir endlich an, uns so zu mögen, wie wir sind? Und wann fangen wir endlich an, andere so anzunehmen, wie sie sind? Und da ich andere nicht ändern kann, gilt es, bei mir selbst anzufangen. Bei meiner Cousine nicht zu denken »Oh, hast zugenommen.« oder bei einer Frau auf der Straße: »Also mit den Beinen würde ich kein kurzes Kleid tragen.«

Danielle kommt aus Brasilien. Dort zeigen sowohl dünne als auch dicke Frauen viel nackte Haut. Ich kenne das von Sevilla. Dort trage ich auch gern Minikleider. Egal wie viel ich gerade wiege. Weil es dort alle so machen und ich mich freier fühle. Das ist hier in Deutschland leider anders. Ich werde mir eine Scheibe von Ioana abschneiden, die mit ihren Beinen selbstbewusst kurze Röcke und Kleider trägt. Ohne Kompression. Nackte Haut mit Orangenhaut, nicht wirklich vorhandenen Knien und trotzdem ist sie wunderschön. Habe ich »trotzdem« geschrieben? Sie *ist* wunderschön. Punkt.

Ich bin auf dem Weg, mich schön zu finden

Noch bin ich nicht ganz am Ziel, aber es ist schon ein großer Schritt für mich, dass ich mich immer bewusster als »schön« wahrnehme. Einem Freund habe ich mal vor einigen Jahren gesagt, dass ich mental schon viel besser drauf sei als früher, denn ich würde meine Beine nicht mehr ablehnen, sondern würde mir sagen: »Ich habe die schönsten Lipödem-Beine der Welt.« Er schaut mich verdutzt an. Nicht weil meine Aussage übertrieben war, aber erstens, weil Vergleichen uns unglücklich macht. Und zweitens, weil ich mich mit dieser Aussage doch wieder einschränke. Warum sage ich nicht einfach: »Ich bin schön«? Warum diese Einschränkung mit dem Lipödem? Recht hat er. Ich bin schön. Und Sie sind es auch. Fangen Sie bei sich an und warten Sie nicht, bis das gesamte Umfeld es geschlossen verkündet.

Falls Sie noch mentale Unterstützung brauchen, dann schauen Sie sich doch mal den Film »Embrace« an, eine Reportage von der Australierin Taryn Brumfitt. Sie ist Fotografin, dreifache Mutter und hat eine komplett normale Figur. Nicht übergewichtig, aber auch nicht superschlank. Irgendwann schießt sie von sich ein Nacktfoto und stellt es unbearbeitet ins Netz. Man sieht die Falten, die kleinen sympathischen Speckröllchen und ihre unperfekte Figur. Daneben ein Foto von sich, als sie sehr schlank und durchtrainiert an einem Modelwettbewerb teilnimmt. Mal ein ganz anderes Vorher-nachher-Bild.

Ähnlich macht es Jenna bei Instagram. Sie ist Personal Trainerin und hat viele Fotos von sich, bei denen wir alle sagen würden: »Wow. Was für eine großartige Figur.« Aber Jenna schreibt, dass sie unglücklich war. Und ungesund. Sie führt all die Dinge auf, die Danielle mir auch erzählt hat, und postet neben diesen wunderschönen Fotos noch viel

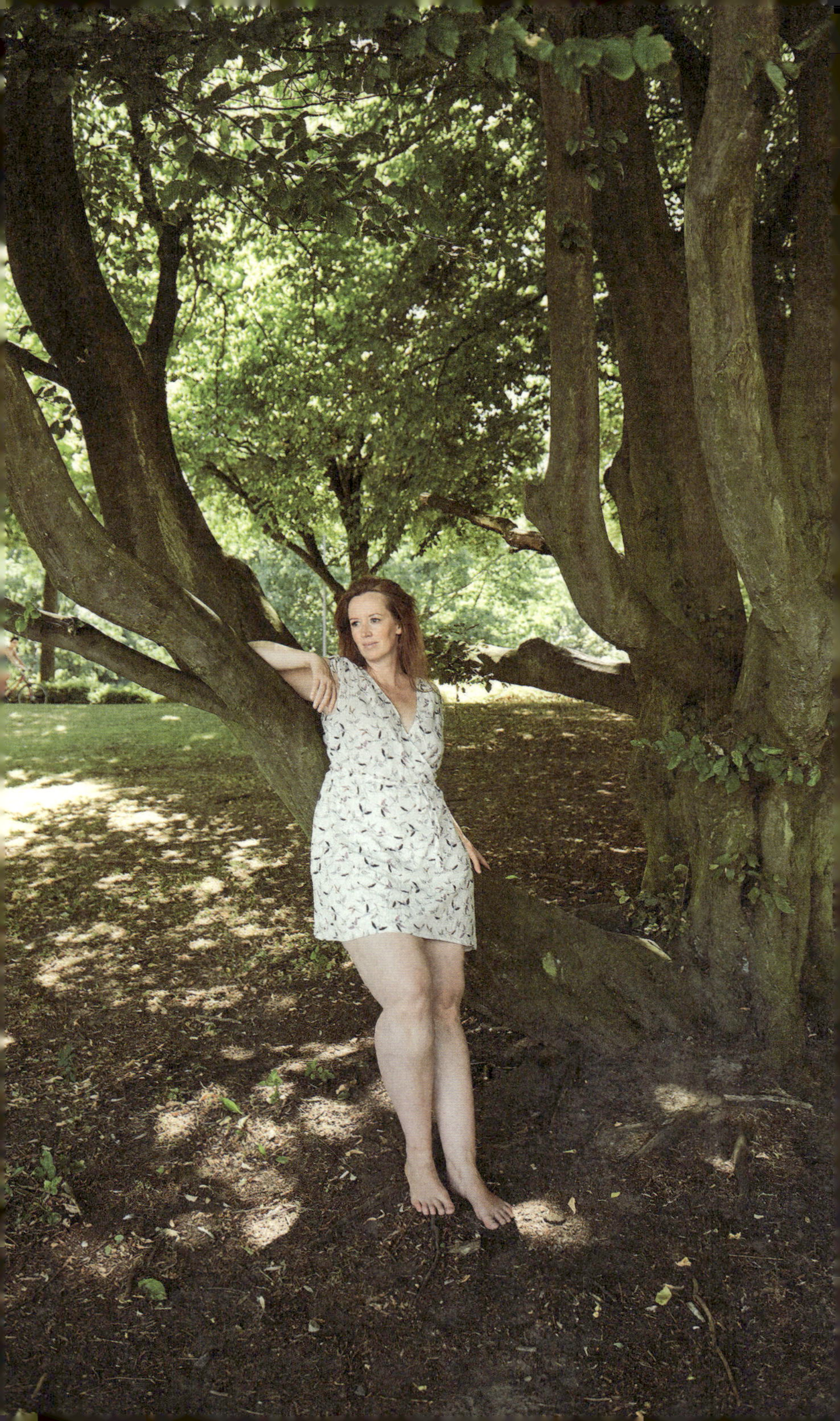

schönere Fotos von sich. Aktuelle. Mit sichtbarem Bauch und leichtem Doppelkinn. Immer noch normalgewichtig, aber eben nicht mehr dem Schönheitsideal entsprechend.

Die Australierin Taryn hat aus diesem Thema nun eine ganze Dokumentation gemacht, weil sie herausfinden wollte, warum wir uns weniger lieben, sobald wir dem Schönheitsideal nicht entsprechen. Wobei sie dabei auch Frauen auf der ganzen Welt besucht, die sich trotz Andersartigkeit schön finden: eine Frau mit einem Bart, der jeden Mann neidisch machen würde, eine Frau mit komplett vernarbter Haut, weil sie mit viel Glück einen Waldbrand überlebt hat, eine Frau mit nur einer Brust, weil sie die andere an den Krebs verloren hat. Ganz viele Frauen, die sich schön finden, was sie im Film an dem glücklichen, zufriedenen Lächeln sehen können.

Besonders schön fand ich den Moment, wo Taryn mit einigen Frauen ans Meer fährt, um dort nackt schwimmen zu gehen. Neben ihr geht die Frau mit nur einer Brust. Auf einmal jubelt sie laut los, ruft »Hey, wie schön, noch eine Ein-Brüstige!« und läuft auf ihr Brust-Double zu. Sie umarmen und feiern sich.

Das wünsche ich mir. Dass ich in einem kurzen Rock auf einem Kongress stehe und meine besonderen Beine zu sehen sind. Ich sehe eine Frau mit derselben Figur und falle ihr laut jubelnd in die Arme. Ja, wir sind anders. Na und?

Besonders schön fand ich das Kompliment von meiner Freundin und Glücksexpertin Maike. Sie meint, dass ich keine schlanken Beine brauche, um attraktiv zu sein. Sie findet mich wunderschön. Und sie meint, dass sehr viele schlankere Frauen lange nicht meine Ausstrahlung hätten. Es ist schön, solche Freunde zu haben.

Und es stimmt. Ich weiß und spüre mittlerweile selbst, dass ich eine attraktive Frau mit Ausstrahlung bin. Dies so aufzuschreiben fühlt sich arrogant an, aber umso wichtiger, dass ich es mache. Als ich nach meinem Gesangswettbewerb damals keinen Plattenvertrag bekommen habe, weil ich nicht schön genug war, hat mich das noch sehr traurig gemacht. Aber aufgegeben habe ich nie. Ob dünn oder dick, ich bin auf die Bühne gegangen. Und bin als Rednerin erfolgreich. Im Rampenlicht.

Wie wäre es, wenn wir einfach eine neue Modewelle auslösen? Ioana aus London macht es uns doch vor, mit einer halben Million Followern. Auch der Film Embrace war und ist ein Megaerfolg. Wie wäre es, wenn wir anfingen, uns schön zu finden? Einfach so. Und uns wohlzufühlen. Die seelischen Schmerzen machen die physischen schlimmer. Und andersherum klappt der Spaß auch: Glück wirkt sich positiv auf das Schmerzempfinden aus.

Mein Fazit: Scheitern Sie nicht an einem blöden Schönheitsideal

Es ist ein schöner Gedanke, dass ich irgendwann Frauen mit schlanken Beinen anschaue, ohne neidisch zu sein. Und dass die mich anschauen und mich genauso schön finden wie ich sie. Es wird sich nur ändern, wenn wir anfangen. Und das bedeutet, dass wir aufhören, schlankeren Frauen neidisch hinterherzuschauen. Schluss mit Neid. Schluss mit Vergleichen. Zeigen Sie Ihre Beine und strahlen Sie.

Eine Runde jammern

Natürlich ist es wichtig, dass wir alle Gefühle ausleben. Auch die negativen. Doch Jammern ist kein Gefühl, sondern eine Unart, die uns nicht weiterbringt. Es gibt noch die Momente, wo ich zu Hause deprimiert meine Beine anschaue. Aber sie werden immer seltener. Und das ist gut so. Aber da ich früher häufiger im Jammertal unterwegs war und aus Erfahrung weiß, dass es einem nichts bringt, in Selbstmitleid zu versinken, will ich für alle Leidensgenossinnen etwas zum Thema Jammern schreiben.

Eine wunderschöne Szene geht mir gerade durch den Kopf, als ich über das Thema Jammern nachdenke. Sie stammt aus dem Animationsfilm »Alles steht Kopf«. In ihm werden die neurologischen Vorgänge in unserem Gehirn kindgerecht erklärt. Die einzelnen Gemütszustände sind kleine Personen, die in unserem Gehirn herumlaufen, durch unsere Augen schauen und über eine Schaltzentrale entscheiden, was wir Menschen tun. Die kleinen Gemütspersonen heißen in dem Film: Freude, Kummer, Angst, Wut und Ekel. Bei der kleinen Hauptfigur, einem jungen Mädchen, sitzt meistens Freude am Schaltpult und dadurch ist das Mädchen der Sonnenschein in der Familie. Die Hauptaufgabe von Freude ist es, dass sie Kummer immer wieder in ihre Schranken weist und ihr nichts zu tun gibt. Auch Ekel, Wut und Angst kommen kaum zu Wort. Das Ergebnis ist ein rundum glückliches Kind.

Natürlich passiert dann etwas und Freude kann nicht mehr so agieren, wie sie will. Das führt dazu, dass das kleine Mädchen erst wütend wird, dann trotzig und alles schiefgeht, was nur schiefgehen kann. Bis sie sogar von zu Hause wegläuft. Da wird Freude bewusst, dass sie Kummer braucht. Anstatt also Kummer, die als kleines blaues pummeliges Mädchen gezeichnet ist, ständig zu ignorieren, lasst sie Kummer an das Schaltpult. Und was geschieht? Als das Mädchen traurig wird, haben ihre Eltern Mitgefühl und alle fallen sich in die Arme. Der Kummer führt alle zusammen.

Jammern vereint uns. Das können Sie in vielen großen Unternehmen in der Kantine beobachten. Sie fangen dort eventuell neu an und freuen sich über so ein großartiges Essen, aber alle um Sie herum jammern, dass es immer dasselbe sei und viel zu teuer etc. Wenn Sie laut verkünden würden, dass Sie noch nie so eine tolle Kantine mit so leckerem Essen zu so fairen Preisen gesehen haben, dann werden Sie sich kaum Freunde machen. Ihre neuen Kollegen sind vereint in ihrem Kummer, im Jammern und Sie stören diese Einheit.

In der Opferrolle finden wir keine Lösung

Genauso empfinde ich es immer wieder, wenn Erfolgsgeschichten zum Thema Lipödem mit Hass-Attacken dem Boden gleichgemacht werden. Da bleibt kein Grashalm stehen. Viele Frauen halten so fest an der falschen Aussage, dass das Lipödem ernährungs- und sportresistent sei, dass sie jeden verfluchen, der etwas anderes behauptet. Gerade hat es eine Frau in einer Facebook-Gruppe gewagt zu schreiben, dass sie mit einer bestimmten Ernährung nicht nur abgenommen, sondern ihr Lipödem schmerzfrei und fast losgeworden sei. Danach wurde sie überrollt mit Aussagen wie: »Armselig, ganz armselig«, »gemein Betroffenen gegenüber«, »wenn selbst Experten sagen, dass nichts hilft, außer einer OP«, »mich macht sowas stinksauer«, »ich hasse das«, »das ist doch mit Eiweißen, aber jeder weiß, dass Eiweiße das Lipödem schlimmer machen« …

Ich kann verstehen, dass manche genervt sind. Ich kann auch den Frust nachvollziehen, weil die Frauen, die sich so aufregen, wahrscheinlich, genauso wie ich, schon zig Diäten und Sportprogramme ausprobiert haben. Was mich erschreckt, sind diese Wut und dieses Festhalten an Aussagen, die uns zu Opfern machen und die nicht hilfreich sind. Wie wollen wir Lösungen finden, wenn wir Erfolgsgeschichten häufig im Keim ersticken bzw. nur die Erfolge feiern, die mit einer Operation erzielt wurden? Nichts gegen eine Operation, aber sie ist nicht die einzige Möglichkeit bei einem Lipödem.

Nur um das klarzustellen, ich hing selbst sehr lange im Kummer fest. Ich fühlte mich so lange nicht gesehen, nicht verstanden und durch die Lipödem-Diagnose ändert sich das endlich. Da sorgt gemeinsames Jammern für ein Wir-Gefühl. Auf einmal bin ich nicht mehr allein. Endlich Gesprächspartner, denen ich nicht meine Schmerzen erklären muss. Das ist ein schönes Gefühl.

Beim Jammern sind wir tröstungsresistent

Kummer ist ein Gefühl. Jammern ist kein Gefühl. Wo der Unterschied ist? Wenn ich wirklich traurig bin, dann weine ich und lasse mich trösten. Irgendwann geht es mir dann wahrscheinlich besser. Beim Jammern bin ich tröstungsresistent. Ich möchte gar nicht, dass mir jemand beim Aufstehen hilft, sondern will lieber am Boden liegen bleiben und weiter darüber jammern, dass er so unbequem ist. Die Glücksexpertin Maike hat dafür einen schönen Tipp: Erlauben Sie sich das Jammern. Aber nur zehn Minuten lang. Stellen Sie einen Wecker. In einer Selbsthilfegruppe kann natürlich auch jede Frau ihre 5 Jammer-Minuten bekommen, aber wenn alle durch sind, dann wird wieder neugierig nach vorne geschaut. Die Devise: Lösungen suchen. Proaktiv bleiben.

Das ist Arbeit. Maike sagt aber auch, dass es Arbeit ist, glücklich zu sein. Das wird einem nicht geschenkt.

Der Satz »Hab doch schon alles probiert und es hat nichts geholfen« ist Jammern. Ich kenne mich da aus. Ich habe diesen Satz so häufig gesagt, dass mein Mund schon fusselig sein müsste. Immer wenn jemand mit einer neuen Idee kam. Dann war ich nicht neugierig, wie die Freude in dem Zeichentrickfilm, sondern ich war Kummer. »Keiner versteht mich und keiner versteht die Krankheit, denn sonst würde man nicht denken, dass man mir mit einem Fingerschnipp helfen könne.« Ich lasse mich von solchen Gedanken natürlich noch ab und an herunterziehen. Aber nur kurz und dann schaue ich schnell wieder nach vorne.

Ein Wort zu Selbsthilfegruppen

Ich bin heilfroh, dass es mittlerweile so viele Selbsthilfegruppen gibt. Hier und da würde ich mir etwas mehr Optimismus wünschen. Ich bewundere Dani, die in ihrer Selbsthilfegruppe unermüdlich Mut macht und den Blick auf das Positive lenkt. Letztens war ein Gruppenmitglied sehr verzweifelt und wollte seinen Frust einfach mal loswerden. Sie könne einfach keine vernünftigen Klamotten finden, die bezahlbar seien, über der Kompression gut aussähen und nicht durch die Kompression sofort kaputtgingen.

Dani schrieb immer wieder Lösungsvorschläge in das Forum, aber das linderte die Verzweiflung nicht. Stattdessen kamen noch viele andere dazu, die auch bestätigten, wie schwer es sei, passende Kleidung mit der Kompression zu finden. Und das stimmt ja auch. Aber wir dürfen gern nach der hilfreichen Hand greifen, die uns Dani reicht. Zum Beispiel, mit einigen aus der Selbsthilfegruppe gemeinsam einkaufen zu gehen. Den Vorschlag von Dani fand ich super. Denn es gibt immer welche in der Gruppe, die das Problem für sich schon gelöst haben, dadurch gute Tipps aus der Praxis geben und beraten können.

Ich sehe noch eine kleine Problematik. Und zwar das sogenannte Processing. Das bedeutet, dass wir häufig unbewusst andere nachahmen. Wenn Sie jemandem sagen, dass Sie Ihren ersten Bandscheibenvorfall haben und der dann seine Leidensgeschichte vom mittlerweile vierten Bandscheibenvorfall erzählt, dann kann es gut sein, dass Sie sich unbewusst genau auf diesen Weg begeben. Wie Maike schon gesagt hat: Glück ist Arbeit. Und ebenso ist es Arbeit, sich aus so einer Abwärtsspirale herauszukämpfen und den Fokus woandershin zu lenken.

Eine Selbsthilfegruppe ist super, wenn es dort eine gute, solide Aufklärung gibt und die Mitglieder animiert werden, mitzumachen. Ich sehe in der Gruppe, dass Dani jeden Tag genau das macht: Sie klärt auf. Sie zeigt Möglichkeiten jenseits der Operation und wünscht sich eine rege, wertschätzende Beteiligung. Und doch sehe ich immer wieder, dass negative Jammerbeiträge viel mehr Likes bekommen als positive und optimistische.

Wir können diesen Trend sofort umdrehen. Indem wir kurz warten, wenn so ein Jammer-Impuls kommt, und erst einmal überlegen, ob das jetzt gerade jemandem etwas bringt, wenn wir das schreiben. Damit meine ich nicht, dass wir auf einmal alle fröhlich durch die Welt hüpfen sollen. Natürlich ist es wichtig, die Angst zu äußern oder die Wut, den Schmerz. Doch bleiben Sie offen für gute Tipps und aufbauende Worte. Ergreifen Sie eine helfende Hand und schlagen Sie sie nicht weg.

Beim Lipödem wird besonders viel gejammert

Ich bin in Essen in einem Sanitätshaus und die Verkäuferinnen erzählen mir von einer Krebspatientin, die sie betreuen. Die Patientin hat immer wieder Rückfälle, aber lässt sich nicht unterkriegen. Sie kommt stets mit einem Lächeln rein und geht mit einem Lächeln wieder raus. Doch wenn die Verkäuferinnen »Auf Wiedersehen« sagen, wissen sie nicht, ob die Krebspatientin das noch erleben wird: das Wiedersehen. Ohne bösen Willen und mit reiner Neugierde fragen sie mich, ob die Schmerzen beim Lipödem wirklich so viel schlimmer sind, weil die Lipödem-Patientinnen deutlich mehr jammern.

Das ist für Außenstehende sicherlich schwer zu verstehen, warum eine todkranke Frau lächelnd ins Sanitätshaus kommt und eine Lipödem-Patientin beim Anprobieren der neuen Kompression jammert, dass sie mit so einer Kompressionshose nicht leben will.

Woran kann das liegen? Diese Frage stelle ich meiner Therapeutin bei unserem persönlichen Gespräch:

> *Das ist ganz einfach. Wenn du vor der Frage stehst, »leben oder nicht leben« dann bekommt alles eine andere Bewertung. Diese Endlichkeit steht stärker im Raum und lässt jeden Tag wertvoller erscheinen.*
>
> *Kilia M. Ultes*

Wir haben also das Glück, dass wir an unserer Krankheit nicht sterben, aber das Pech, dass wir bei jeder Aktion denken: »O Gott, so soll ich jetzt mein ganzes restliches Leben verbringen?«

> *Es gibt halt Patientinnen, die haben wirklich einen starken Schmerz, die haben starke Bewegungseinschränkungen, die gehen am Rollator usw. Es gibt aber auch Patientinnen, die haben im Vergleich bei Weitem nicht so einen stark ausgeprägten Befund, haben auch nicht so starke Schmerzen und trotzdem leiden sie natürlich.*
>
> *Dr. Herbert Schmidt*

Dass wir leiden, weil wir Schmerzen haben, kann ich verstehen. Dass wir Lösungen suchen, Auswege, noch viel mehr. Dass wir allerdings mittlerweile in Kliniken und Krankenhäusern einen schlechten Ruf bekommen, weil wir so tun, als ob unsere Krankheit eine der schlimmsten überhaupt sei, ist ein Trend, den wir gern umdrehen dürfen. Da fasse ich mich an meine eigene Nase. Ich hoffe, Sie verstehen, dass ich bei diesen Aussagen, dass wir »nerven« und »zu viel jammern«, niemanden namentlich zitiere. Ich nehme das auf meine Kappe. Seien Sie ruhig böse auf mich.

Ich bin selbst häufig genug eine Drama-Queen gewesen und wollte keine Lösungen sehen. Doch was hat mir das Jammern gebracht? Nichts. Genau deswegen weise ich darauf hin und nicht, um Ihnen das Gefühl zu geben, dass ich Sie verurteile. Das ist nicht der Fall. Wenn jemand das Jammern verstehen kann, dann ich: Frau Isabel Lipödem-Jammer-Queen García.

Vielmehr möchte ich Sie ermuntern, doch mal aufzuschreiben, wie viel Sie am Tag jammern. Und sich dann ehrlich zu überlegen, wann Ihnen das Jammern schon mal weitergeholfen hat. Sie können so tolle Selbsthilfegruppen-Moderatoren wie Dani darum bitten, Sie beim Nicht-Jammern zu unterstützen. Wir haben das alle durch und jede von uns tappt immer wieder in so eine Jammer-Falle. Deswegen wäre es schön, wenn wir uns gegenseitig unterstützen und nach circa zehn

Minuten Jammern wieder aufmuntern. Dani hat mir berichtet, dass es genauso abläuft bei den realen Treffen ihrer Selbsthilfegruppe.

Warum wir im wahrsten Sinne oft sauer sind

Dr. Deling kann den Frust gut verstehen:

Nicht nur, dass die Lipödem-Patientinnen eine ätzende Krankheit haben, diese wird in der Gesellschaft auch noch überhaupt nicht respektiert, anerkannt und falsch gesehen. Und ich sage immer: Wenn ich ein Buch der Beleidigungen schreiben müsste, ich könnte es. Ich habe wirklich Patientinnen gehabt, die sind auf der Straße bespuckt worden. Ich habe Patientinnen gehabt, die sagen, dass sie sich auf dem Weg hierher ein Eis gegönnt haben. Was ja auch richtig ist, das sollen sie auch. Aber sie wurden dann beleidigt mit: ‚Du fette Sau, musst du jetzt noch Eis fressen?‘, ‚Soll ich dir einen zweiten Stuhl geben?‘ und ‚Lass die fette Sau mal sitzen‘.

Wir unterhalten uns darüber, dass Erfolgsgeschichten im Netz häufig in einem Shitstorm enden. Er erzählt, dass er genau über dieses Thema vor zwei Jahren einen Vortrag auf einem Kongress gehalten hat:

Man benutzt die Erkrankung Lipödem, um quasi zu verdrängen. Diese ganzen Kompensationsmechanismen, und da gehört das Jammern mit dazu. Jetzt muss man natürlich eines auch abmildernd sagen: Die Patientin selber ist aufgrund ihrer Stoffwechsellage dafür prädestiniert. Sie ist wesentlich empfänglicher dafür und wesentlich dünnhäutiger.

»Wieso?«, frage ich. »Wegen der Übersäuerung im Körper?«

Genau. Die sind sauer. Wir sagen im Volksmund ja, »Ich bin sauer«. Dann bin ich angepiekt und gehe leicht die Decke hoch. Das sind Menschen, die übersäuert sind. Die sind einfach so. Die Lipödem-Patientin, die in ihrer Erkrankung drinsteckt, kommt nie lachend hier in meine Praxis. Nie.

Dr. Deling senkt nachdenklich und voller Mitgefühl den Blick, dann schaut er mich wieder an und sagt:

Die sind frustriert, die sind deprimiert, die sind traurig, die pfeifen auf alles. Da wird gejammert, gejammert, gejammert. Mit den Worten: »Das kann ich nicht und dies kann ich nicht«. Aber dann erwarten sie, dass sie hier mit einer Pille rausgehen und alles ist wieder gut. Das ist der Krankheit geschuldet. Ganz klar.

Jammern, ständig gestresst sein etc. sind kontraproduktiv, falls Sie gern abnehmen wollen. Denn Stress erzeugt Cortisol. Und dieses Hormon fördert die Fetteinlagerung. Wenn Sie abnehmen möchten, dann atmen Sie aus und fokussieren Sie sich auf das Positive.

Ich gehe mit gutem Beispiel voran und werde dieses Kapitel mit einem positiven Gedanken abschließen: Vielen Frauen hilft es schon ungemein, wenn sie wissen, dass sie ein Lipödem haben. Dr. Deling hört häufig Sätze wie: »Alleine das Wissen, dass ich nicht selbst schuld bin, dass ich so aussehe, hat mir gereicht.« Oder auch: »Ich bin 55 Jahre alt, ich bin vierfache Mutter, mein Mann liebt mich, so wie ich bin, und ich habe angefangen, mich zu lieben. Und ich kann jetzt wieder im Badeanzug über den Strand laufen.«

Mein Fazit: Stellen Sie sich beim Jammern eine Uhr

Fokussieren Sie sich danach auf Lösungsmöglichkeiten. Und verzeihen Sie sich, wenn Sie mal wieder viel zu dünnhäutig reagiert haben. Es könnte sein, dass dies an einer Übersäuerung liegt. Falls dem so ist, dann können sie dies laut Dr. Deling mit einer basischen Ernährung wieder in den Griff bekommen. Oder die Dünnhäutigkeit liegt daran, dass Sie einfach schon zu viel erlebt haben. Dann wäre es super, wenn Sie sich Hilfe holen. Eine Verhaltenstherapeutin oder einen Coach, damit Sie im geschützten Rahmen darüber reden können und Lösungswege finden.

Kapitel 2
Meine Selbsthilfe-Strategien

Gangbare Wege für ein Leben mit leichteren Beinen. Mit und ohne Operation. Von Sport über Ernährung bis hin zu Styling-Tipps und einem kleinen Schlagfertigkeits-Training.

In Bewegung kommen: Sport mit Lipödem

Ich widme mich erst den Strategien, die am besten helfen können: Sport und Ernährung.

»Oh nein!« – Ich steige völlig frustriert von der Waage. Mein Personal Trainer Max schaut mich grinsend an und fragt: »Was hast du gemacht? Was war in der letzten Woche anders?«

Ich stehe gerade in seinem Fitnessstudio auf dem Gerät, welches nicht nur das Gewicht misst (was nicht so wichtig ist), sondern auch exakt den Körperfett- und Muskelanteil. Nun zeigt mir die Waage, dass mein Gewicht zwar stabil ist, ich aber 1 Kilo Muskeln in Körperfett umgetauscht habe.

Max baut sich vor mir auf: »Du hattest drei Aufgaben: mehr trinken als sonst, jeden Tag 1 500 Kalorien essen und mindestens zweimal die Woche Sport treiben. Was hat davon diese Woche nicht geklappt?« Ich habe das Essen vergessen: Ich war viel auf Reisen und unterwegs ist es immer schwieriger. Deswegen habe ich an zwei Tagen noch nicht einmal 1 000 Kalorien gegessen und an einem Tag dann mal fast 2 000 Kalorien. Über die Woche gesehen stimmt die Bilanz, aber nur bei jemandem, dessen Stoffwechsel einwandfrei funktioniert.

Bei mir sind wir gerade dabei, meinem Körper zu zeigen, dass er regelmäßig ausreichend Nahrung bekommt und keine Hungerattacken bevorstehen. Denn das sorgt bei mir sofort für Panik im Körper und die Fettdepots werden gefüllt. Nicht genug gegessen? Kein Problem, dann nehmen wir es von den Muskeln. Und gerade weil ich mehr Sport getrieben habe, gleichzeitig aber ausreichend Nahrung fehlte, zog er sich wieder das Nötige von den Muskeln, um es in die Fettspeicher zu packen.

Den Stoffwechsel ankurbeln

Wer weniger isst, der nimmt auch ab? Das ist so ein Irrglaube. Ständig wird mir in allen Magazinen, im Internet, von Bekannten erzählt, welche Diät oder Ernährungsumstellung am besten hilft. Und ich bin immer wieder geneigt, dem zu glauben. Max sagt jetzt, dass ich damit endlich aufhören soll. Mein Körper wird wahrscheinlich 12 Wochen brauchen, bis er akzeptiert, dass tatsächlich keine Hungerattacken mehr angesagt sind. Auch Kirsten, eine Freundin und Personal Trainerin, hat mir immer wieder gesagt: »Du nimmst nicht ab? Dann iss. Iss mehr. Iss genug. Dein Körper funktioniert nur – und nimmt dann auch ab –, wenn du ihm ausreichend zu essen gibst.«

Durch genug Essen fährt mein Stoffwechsel hoch und mein Körper baut Muskeln auf. Sobald er denkt, dass wieder eine Zeit mit wenig Essen eingeläutet wird, fängt er an, die Fettdepots so voll wie möglich zu knallen.

Natürlich ist es immer noch wichtig, dass die Bilanz stimmt. Dass ich also weniger Kalorien zu mir nehme, als ich verbrauche. Logisch. Das ist eine sehr einfache, mathematische Rechnung, die jedes Kind versteht. Doch dass man zunimmt, wenn man zu wenig isst, versteht wohl nicht mehr jedes Kind. Ich zumindest habe damit meine Schwierigkeiten. Es widerspricht all dem, wie ich bisher gelebt habe. Obwohl das nicht ganz stimmt: Als ich mich lange Zeit von veganer Rohkost ernährt habe, da habe ich sehr viel gegessen. Viele Kalorien in Form von frischem Obst und viel Olivenöl über meinem Salat. Und trotzdem habe ich abgenommen.

Um den Stoffwechsel nun also wieder hochzufahren, ist es wichtig, dass ich mindestens drei Monate konstant jeden Tag meine 1500 Kalorien esse. Max hat das genau ausgerechnet. Er überprüft jede Woche, ob er die Zahl anpassen muss. Heute habe ich leider komplett vergessen zu essen, weil ich ja gerade mein Buch schreibe. Ich war so versunken und nun … sitze ich hier um 20 Uhr und stopfe mir ein 3-Gänge-Menü mit genau 1500 Kalorien vom Lieferservice rein. Doofe Idee, weil der Teller noch halb voll ist und ich schon pappsatt bin.

Morgen werde ich früher anfangen. Und das ist natürlich auch nicht das, was Max möchte. Aber er geht es langsam an. Schritt für Schritt.

Seine Strategie:

1. Stoffwechsel hochfahren, indem ich mehr esse und ausreichend Muskeln über Kraftsport aufbaue.
2. Danach erst schauen wir, ob ich genug Eiweiß und Fett esse – ich darf meine Rohkost essen, soll aber das Eiweiß im Blick behalten, damit ich nicht ausschließlich Kohlenhydrate zu mir nehme.
3. Danach möchte er schauen, ob ein Vitamin- oder Mineralstoffmangel vorherrscht und wie wir diesen beheben können.

Wie Ivona es geschafft hat

Gott sei Dank will er mich nicht wieder zum Fleischesser machen. Ich esse noch Fleisch, aber unglaublich selten. Deswegen könnte ich mich auch nicht mit der Ernährung anfreunden, die Ivona bevorzugt. Sie isst viel Fleisch, Fisch, Eier, Meeresfrüchte, lässt Kohlenhydrate (abgesehen von Kartoffeln) fast vollständig weg und verzichtet auf Milchprodukte. Nur ihren Quark isst sie jeden Abend. Was sie noch isst? Protein-Haferbrei, viel Gemüse, etwas Obst und natürlich gibt es hier und da auch mal Ausnahmen.

Sie merkt aber sofort, wenn sie etwas isst, das ihr Körper nicht verträgt: Nudeln, Reis, Brot, Zucker, sonstige glutenhaltige Produkte, Milch, Joghurt. Als Bodybuilderin lebt sie sehr ausgewogen. Deshalb gehört sie mit ihrem Ernährungsplan auch hier in dieses Kapitel, denn auch Ivona hat sehr stark abgenommen. Am Anfang mal mit einer Stoffwechselkur, aber danach mit Kraftsport, ihrer eiweißreichen Ernährung und Ausdauersport. Sie müssen sich unbedingt auf Instagram ihre Fotos vom Bodybuilder-Wettkampf ansehen. Sie glauben im Leben nicht, dass sie ein Lipödem hat. Ich wollte gerade »hatte« schreiben, weil es nicht mehr sichtbar ist.

Aber es lauert natürlich in ihr. Damit will ich keine Angst machen. Es ist nur, wie Dr. Oberlin gesagt hat: Es gilt, dranzubleiben. Wenn Ivona auf einmal mit dem Sport oder ihrer bewussten Ernährung aufhören würde, dann würden die Beine auch wieder an Volumen zulegen. Doch weg von der Ästhetik. Das Wichtigste ist, dass Ivona keine Schmerzen mehr hat und keine Kompression braucht. Eine unglaubliche Leistung. Und dabei hat die hübsche Stuttgarterin so angefangen wie ich auch: viel Sport und Diät. Beim Sport hauptsächlich Ausdauersport, weil ihr auch gesagt wurde, dass man das Lipödem mit Kraftsport verschlimmern würde.

Mit Sport und Diät konnte sie zwar 28 Kilo abnehmen, aber sie bekam weder die Schmerzen weg noch das Ungleichgewicht vom schlanken Oberkörper zu den fülligen Beinen. Und dann hatte sie noch ständig blaue Flecke, was ja typisch für das Lipödem ist. Vor drei Jahren hatte Ivona die Nase voll und hat einen Selbstversuch gestartet. Erst ganz langsam mit etwas Kraftsport. Dann immer mehr. Sie hörte auf, Diäten zu machen, sondern ernährte sich einfach nach ihrem Plan. Probierte über Wochen und Monate aus, was sie vertrug und was gar nicht ging. Ivona hat das Gefühl, dass ihr Erfolg zu 70 Prozent an ihrer Ernährungsweise liegt und zu 30 Prozent am Sport.

Ein Personal Trainer ist Gold wert

Ivona hat sich einen Personal Trainer geleistet, der ihr auf diesem Weg zur Seite steht. Finde ich schlau. Deswegen habe ich Max. Ich weiß nicht, ob man das allein hinbekommt. Denn es gibt so viel zu beachten, und sobald ich nur eine Kleinigkeit »falsch« mache, ist der Erfolg dahin. So wie die Kleinigkeit, dass ich zwei Tage lang zu wenig gegessen habe, mein Körper wieder Panik schob und Fett eingelagert hat. Woher soll ich als Laie wissen, wie viel ich nun regelmäßig essen soll, damit ich weder durch zu wenig, noch durch zu viel Essen zunehme?

Falls Sie sich keinen Personal Trainer leisten wollen oder können, suchen Sie sich eine Klinik, die einen Bereich für Sport- und Bewegungsmedizin hat. Dani, eine der beiden Moderatorinnen der Lipödem/Lymphöden-Facebook-Gruppe, sagt mir bei unserem Treffen, dass man sich dort häufig seinen Kaloriengrundumsatz ausmessen lassen kann. In einer Hamburger Klinik, bei der ich angefragt habe, kostete das 55 Euro (Stand Herbst 2017). Sie finden bestimmt auch eine Klinik oder einen Arzt bei sich in der Nähe, der dies anbietet.

Wobei Sie sich mit Lipödem-Frauen zusammentun können, dann kostet der Personal Trainer weniger. Der Personal Trainer sucht dann Orte, wo Sie ungestört sind, sich nicht unwohl fühlen und passt das Training perfekt auf Sie an. Dafür ist er bzw. sie natürlich da. Es gibt eine große Auswahl an weiblichen und männlichen Personal Trainern. Mein Vorschlag: Suchen Sie sich einen aus, der nicht zu viel redet. Ich habe schon einige getestet in meinem Leben und die meisten sabbeln mir ein Ohr ab, indem sie mir genau erklären, wofür die Übung gut ist.

Ich möchte nur, dass der Trainer meine Krankheit versteht und mir keine Diät vorschlägt. Egal wie gut sie klingen mag. Und er soll mir keine Übungen geben, die mir unnötig wehtun und für die ich noch nicht gelenkig genug bin. Ganz einfach. Das ist ähnlich wie beim Steuerberater. Ich möchte, dass er sich um meine Steuerunterlagen kümmert, aber ich muss nicht wissen, nach welchem Gesetz er welchen Beleg veranschlagt hat. Ich vertraue ihm, dass er alles korrekt macht, und möchte eine einfache Übersetzung. Ohne zu viele Details.

Das hat mich auch bei einem speziellen Sportprogramm gestört, das sich an Frauen mit Lipödem und/oder Übergewicht richtet. Dr. Deling ist von dem Angebot begeistert und empfiehlt es auch regelmäßig seinen Patientinnen. Chrissy, eine Bloggerin von einer Lipödem-Homepage, testet das Programm gerade, postet jede Woche bei Instagram, wie es ihr gefällt und was für Übungen sie gemacht hat. Sie mag das Programm sehr und hat das Gefühl, dass es ihr etwas bringt. Auf der Homepage (siehe Service (S. 283)) finden Sie übrigens viele gute Tipps zum Thema Lipödem von spannenden, sympathischen Frauen.

Chrissy ist eine davon, sie hat ein ausgeprägtes Lipödem an den Armen und Beinen. Sie testet also nun dieses Sportprogramm. Was ist der Grundgedanke dahinter? Es sind leichte Übungen, die für Menschen sind, die sich schon lange nicht mehr sportlich bewegt haben. Es soll ein Einstieg sein, um wieder in die Gänge zu kommen. Wenn

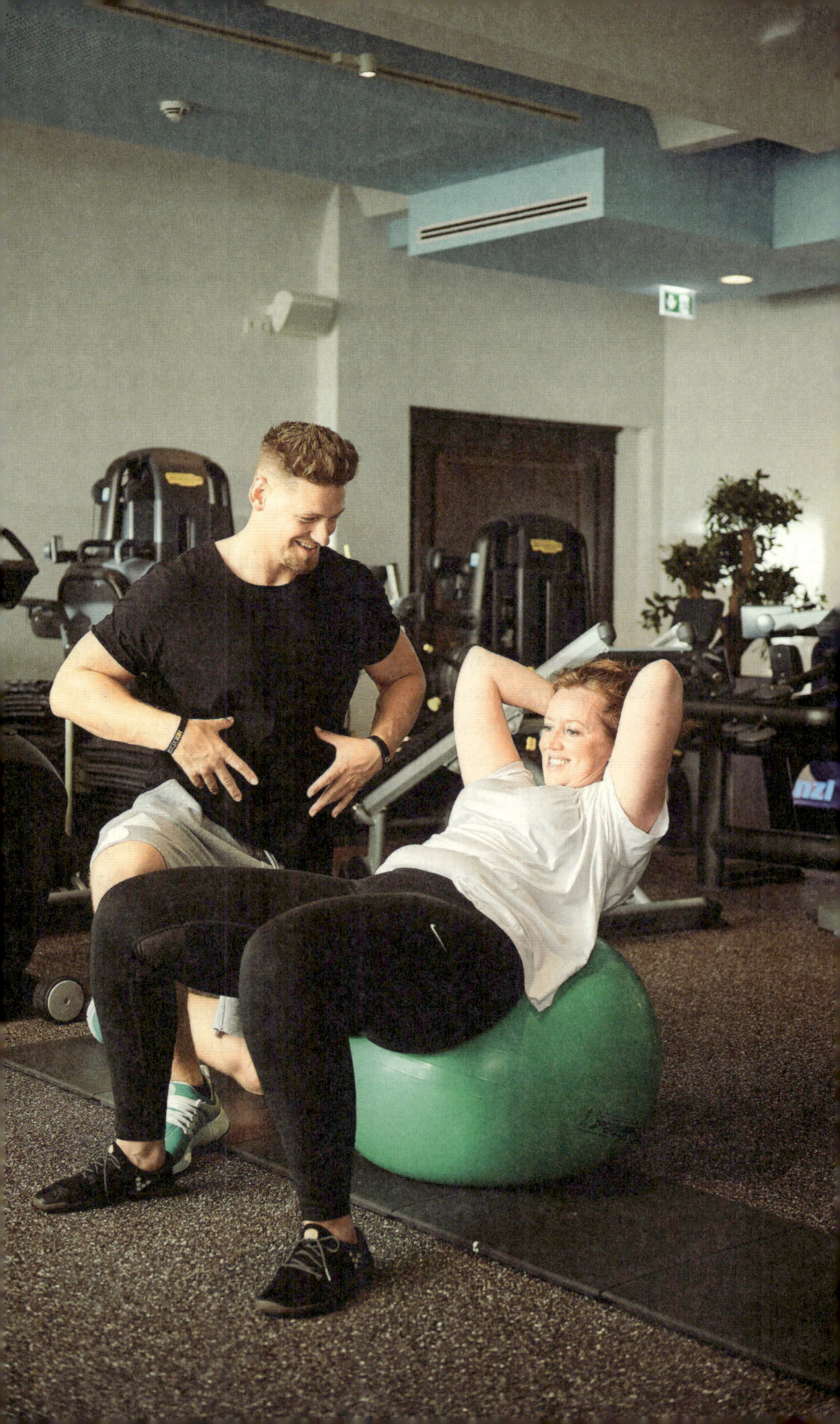

Sie dann das Gefühl haben, Sie sind wieder beweglicher, dann können Sie dazu übergehen, andere Sportarten auszuprobieren. Ihnen soll wieder der Weg geebnet werden, um zum »normalen« Sport zurückzufinden.

Mir ist das Programm mehrmals vor die Füße gefallen. Beim ersten Mal war ich noch völlig begeistert, dass es so etwas gibt. Ein Sportprogramm mit Videos speziell für jemanden wie mich, das ich zu Hause durchziehen kann. Dann habe ich mir allerdings die Videos angeschaut und habe mich gefragt, wann der Trainer mal aufhört zu reden. Das ist genau so ein Personal Trainer, der mir erst einmal das ganze Steuergesetz herunterbetet, anstatt einfach meine Steuererklärung zu machen.

Ich schob das Programm also wieder zur Seite. Dann hörte ich im Podcast von Natalie davon und wurde wieder neugierig. Schaute wieder auf die Seite und mochte es immer noch nicht. Dann kam noch Dr. Deling um die Ecke, der davon begeistert ist, und deswegen denke ich jetzt, dass es albern ist, nur auf meinen persönlichen Geschmack zu zählen. Es ist eine günstige Alternative zu einem Fitnesscenter oder einem Personal Trainer und dafür brauchen Sie noch nicht einmal aus dem Haus zu gehen. Bilden Sie sich einfach Ihre eigene Meinung. Vielleicht gefällt es Ihnen ja. Rein von den Übungen her ist das Sportprogramm sehr ausgewogen und gut.

Natürlich kostet es Geld, aber das ist auch selbstverständlich, weil es hochwertig gedrehte Videos sind. Ich möchte einmal klar und deutlich sagen, dass ich von keinem Unternehmen, das ich in diesem Buch erwähne, Provision bekomme. Ebenso wenig von Personen, die ich namentlich nenne. Es geht mir nur darum, dass ich Ihnen alles vorstelle, was für Sie interessant sein könnte.

Warum Kraftsport hilfreich ist

Ich habe Kraftsport noch nie gemocht und mich meistens auf Ausdauertraining konzentriert. Seit meiner Kur vor 20 Jahren erst recht. Denn dort wurde mir ja gesagt, dass ich Kraftsport meiden sollte. Und auf eine gewisse Weise stimmt Max dem zu:

Theoretisch wird das Lipödem schlimmer, wenn du zu viel Sport machst. Aber nur, wenn du zu wenig isst. Das heißt, du bist unterversorgt und bist dann noch in einem anaeroben Bereich. Zum Beispiel bei sehr viel Ausdauertraining. Dann ist man in einem katabolen Vorgang. Also in einem abbauenden Vorgang. Laufen und Ausdauertraining sind immer katabole Vorgänge. Mit Abbauen meine ich Muskeln und Körperfett. Mit dem Krafttraining versucht man dann, im anabolen Bereich zu bleiben. Anabol heißt aufbauend. Wir suggerieren dem Körper damit, dass wir die Muskeln aufbauen, also behalten und nicht abbauen. Man kann sich also durch zu viel Ausdauersport die Muskeln weglaufen. Aber das Hauptproblem ist die massive Unterversorgung. Dadurch will der Körper Fett einspeichern.

Maximilian von Daehne

Gar nicht so einfach. Also noch einmal ganz deutlich:

- Kraftsport + ausreichend Nahrung = mehr Muskeln und weniger Fett
- Kraftsport + zu wenig Nahrung = weniger Muskeln und mehr Fett
- Ausdauersport + zu wenig Nahrung = weniger Muskeln und mehr Fett

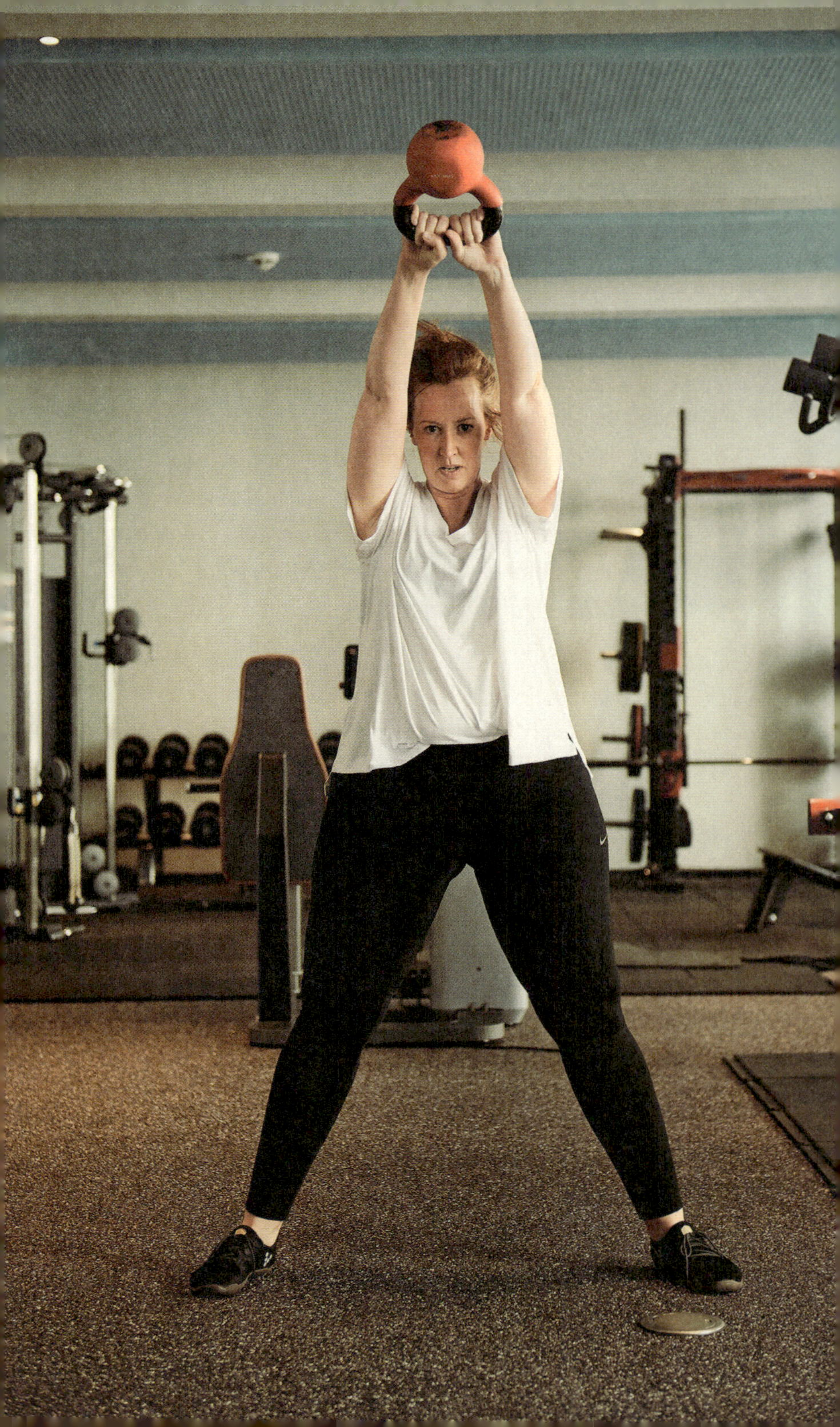

- Ausdauersport + ausreichend Nahrung = weniger Muskeln und weniger Fett

Natürlich ist dies jetzt sehr einfach heruntergebrochen. Und natürlich kommt es auch darauf an, wertvolle Nahrung zu essen. Damit meine ich: lieber frisch kochen als Fast Food in sich hineinstopfen. Und beim Sport geht es auch darum, einen passenden Sport zu finden und den langsam aufzubauen. Nicht auf einmal jeden Tag zwei Stunden schwitzen. Das halten Sie nicht Ihr Leben lang durch, und falls Sie nach so einer konsequenten Phase irgendwann wieder zunehmen, dann ist das Lipödem vielleicht schlimmer als vorher.

Egal ob Sie nun dem Rat von Dr. Bertsch folgen und Ihr Gewicht halten oder – so wie ich – noch ein paar Kilos abnehmen möchten, bevor Sie das Gewicht dann halten: Sport ist ein wichtiger Bestandteil, und wenn Sie sich diese sehr einfach formulierte Formel so anschauen, dann verstehen Sie vielleicht, warum es bisher mit dem Abnehmen nicht geklappt hat. Bei mir kann ich eindeutig sagen, dass es am wenigen Essen lag. Und dass ich mich hauptsächlich auf den Ausdauersport konzentriert habe. Kein Wunder, dass ich immer wieder verzweifelt vor der Waage oder dem Spiegel stand. Trotz kontrollierten Essens und Sport zuzunehmen ist nicht fair. Aber wenigstens ist es für mich jetzt nachvollziehbar.

Allein durch die Tatsache, dass mein Stoffwechsel im Keller ist. Ich dachte ja immer, ich könne ihn mit Ausdauersport wieder hochpushen, aber wie mir Max erklärt, habe ich mich damit nur noch mehr geschwächt, weil ich zeitgleich nicht ausreichend gegessen habe. Den Stoffwechsel bekommen Sie wieder hoch, wenn Sie ausreichend essen. Essen Sie und machen Sie gleichzeitig Kraft- und Ausdauersport.

Madlen Kaniuth betitelt ihr Buch über Lipödem: »Dicke Beine trotz Diät«. Bei einer Konferenz höre ich mir den Vortrag von Dr. Bertsch zum ersten Mal live an und da streicht er das Wort »trotz« rot durch und schreibt »durch« drüber. Also »Dicke Beine durch Diät.« Mittlerweile habe ich verstanden, dass Diäten schlecht sind. Eine schnelle Abnahme auch. Und laut Dr. Bertsch »überhaupt« abzunehmen, weil ich langfristig wieder zunehmen würde und die Krankheit verschlimmere. Deswegen gibt es von mir auch keine Diättipps in diesem Buch und keinen strengen Ernährungsplan, aber das werden Sie gleich noch beim nächsten Kapitel »Raus aus der Diäten-Falle« (S. 185) sehen, wenn wir zum Thema Ernährung kommen.

Selbst wenn Sie also nicht mehr abnehmen und das derzeitige Gewicht »nur« halten möchten: Es ist trotzdem sinnvoll, wenn Sie mit Kraftsport anfangen, um die Muskeln zu erhalten bzw. aufzubauen und das schmerzende Fett zu reduzieren. Ioana nimmt nicht ab mit dem vielen Kraftsport, aber das scheint auch nicht mehr ihr Ziel zu sein. Sie möchte schmerzfreie Beine. Und die hat sie durch den Sport. Abnehmen oder nicht: Sport ist wichtig, um alle Körperfunktionen zu erhalten. Abnehmen oder nicht: Eine gesunde Ernährung ist aus demselben Grund wichtig. Sie sind ja mehr als Ihre Beine und auch der restliche Körper braucht Nährstoffe und freut sich über Bewegung.

Kraftsport ergibt Sinn, weil ich damit die Muskeln erhalte bzw. aufbaue. Da ich diesen Weg noch nie gegangen bin, fallen meine ersten Versuche mickrig aus. Ich frage Kirsten so zwischen Tür und Angel, womit ich denn mal anfangen könnte. Und sie sagt mir: »Liegestütze, Dips und Kniebeugen. Damit kannst du erst einmal nichts falsch machen. Aber dann geh zu Max und lass dir ein vernünftiges Programm erstellen.«

Ach was. Ich kann das allein. Selbst ist die Frau. Sprach's, legte mich auf den Boden, versuchte mich mit den Armen vom Boden abzudrücken, bekam einen hochroten Kopf, aber den Körper nicht nach oben. Okay, neue Technik. Ich habe dann mit der Liegestütze von oben angefangen und mich nur einen Zentimeter runter und wieder hoch bewegt. Das war zwar keine Liegestütze, aber ein Anfang. Und beim Dip bin ich nach einem halben zusammengekracht. Kniebeugen gingen dann. Zumindest etwas.

Ich kann zwei Stunden am Stück joggen. Ich kann sehr lange wandern. Ich kann ewig Fahrrad fahren und Trampolin springen. Aber bei den simpelsten Kraftübungen breche ich zusammen. Max erklärt mir, dass meine Muskeln Fasern für die Ausdauer haben und Fasern für die

Kraft. Und es wäre gut, wenn ich meine Muskeln jetzt auch mal auf Kraft trainiere.

So hat es Ivona gemacht. Sie hat eine glatte Haut, komplett ohne Dellen. Bewundernswert. Und das hat sie mit dem Muskelaufbau geschafft. Natürlich in Kombination mit der Ernährung. Eine Liposuktion ergibt für Ivona derzeit keinen Sinn, da sie es auch so hinbekommen hat. Abgesehen davon hat sie auch Respekt vor so einer Operation und hätte nicht das Geld dafür. Obwohl sie es ohne Liposuktion geschafft hat, ist sie absolut dafür, dass diese Operationen von den Krankenkassen übernommen werden.

Sie ist nun ihren eigenen Weg gegangen, und solange sie am Ball bleibt, braucht sie keine Operation. Sie gibt aber ehrlich zu, dass mit dem Lipödem alles schwerer ist. Der Muskelaufbau dauert länger, das Abnehmen dauert länger. Alles ist etwas schwieriger und langwieriger als bei Frauen ohne Lipödem.

Was auch wieder dafür sprechen könnte, dass Frauen mit einem Lipödem muskelschwächer sind. Dr. Damstra bestätigt mir das:

> *Wir haben das untersucht und kamen häufig zu demselben Ergebnis. Bleibt die Frage: Führt Lipödem zu Muskelschwäche oder ist es eine Begleiterscheinung aufgrund eines veränderten Lebensstils?*
>
> *Dr. Robert Damstra*

Das ist eine gute Frage. Ich habe definitiv schwächere Muskeln, weil ich noch nie Kraftsport gemacht habe. Oder habe ich sowieso schwächere Muskeln aufgrund meines Lipödems? Wie auch immer: Sport ist eine Möglichkeit, um da herauszukommen. Aber eben nicht ein bestimmter Sportplan, den Sie hier vergeblich suchen werden. Denn es gilt, dass Sie individuell Ihre Muskeln wieder aktivieren. Sei es mit dem Trainingsprogramm für Lipödem-Betroffene oder einem Personal

Trainer. Waltraud fühlt sich mit Yoga sehr wohl, was bei mir bisher gar nicht ging, weil ich viele Figuren nicht hinbekomme. Jetzt wird mir die Schwester einer Freundin ein paar Übungen zeigen, die ich auch mit meinen Beinen schaffe. Yoga an sich überzeugt mich sehr.

Und das ist der Weg: Suchen Sie sich jemanden, der die Übungen für Sie anpasst. Sei es Kraftsport, Yoga oder was auch immer Ihnen persönlich Spaß macht.

Erste sportliche Schritte

Dr. Oberlin warnt mich, dass ich in mein Buch bloß nicht schreiben soll, dass jeder dreimal die Woche Sport treiben soll. Das sei bei jedem Menschen anders. Das sehe ich ein und mache es daher auch nicht. Ich schreibe von mir und anderen Frauen, die mit Sport ihre Schmerzen losgeworden sind. Ivona treibt fast jeden Tag Sport. Ioana aus London auch. Waltraud ist mit ihrem Yoga auch sehr aktiv und bestimmt fünfmal die Woche dabei. Es gibt auf den sozialen Kanälen noch zahlreiche Beispiele, wo Frauen mit viel Sport die Schmerzen in Grenzen halten und häufig sogar abnehmen. Auch an den Beinen. Es ist keine Garantie, aber eine Möglichkeit.

Gerade fällt mir wieder ein herrlicher Spruch von einem ehemaligen Personal Trainer ein, den ich mal vor sechs Jahren hatte: »Komm, Isabel, noch eine Runde und du wirst den Schwabbel los.« – Nee, das klappt beim Lipödem nicht ganz so schnell. Und solche Worte bauen mich auch nicht auf. Aber dazu passt ein Witz, den mir Kirsten gestern erzählt hat: Erstes Blinddate. Da sagt er zu ihr: »Ich will nichts Festes.« – »Dann werden dir meine Oberschenkel gefallen.« – Wir haben uns ausgeschüttet vor Lachen.

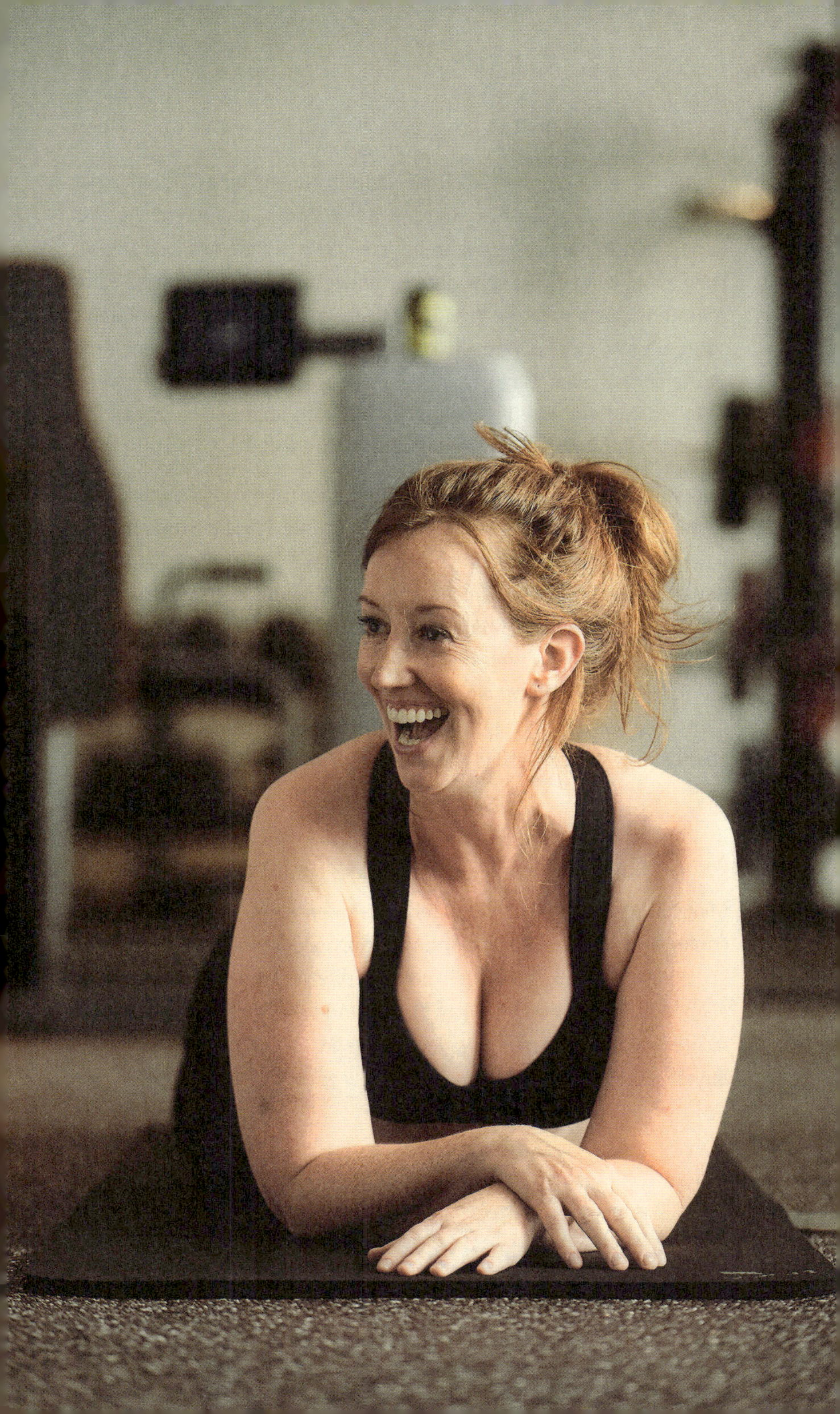

Das Lachen nicht vergessen

Lachen ist gut. Warum? Weil Sie definitiv nicht beim Training das Stresshormon Cortisol ausschütten wollen. Wenn Sie miesepetrig zum Fitnessstudio fahren und während jeder Sportübung vor sich hinfluchen, dann kann es gut sein, dass Sie leider nicht abnehmen und während des Sports sogar noch Muskeln abbauen, weil das Cortisol dafür sorgt, dass so viel Energie wie möglich in den Fettdepots landet. Spaßeshalber habe ich Max gesagt, dass es dann doch sinnvoll sei, wenn es in jedem Fitnessstudio auch einen Mentaltrainer geben würde, der erst einmal für die richtige innere Einstellung sorgt.

Max findet die Idee großartig. Doch leider ist so etwas ja immer noch verpönt. Wir holen uns einen Personal Trainer für die Muskeln: Das ist cool. Wir gönnen uns einen Physiotherapeuten für die Behandlung danach: Das ist auch noch cool. Aber sich Hilfe für den Kopf zu holen ist für viele immer noch ein Zeichen von Schwäche. Dabei hat heutzutage fast jeder Spitzensportler einen Personal Trainer **und** einen Mentalcoach. Die optimale mentale Einstellung entscheidet häufig über Sieg oder Niederlage. Warum ist dies bei Spitzensportlern okay, aber bei uns setzen wir das mit einem Dachschaden gleich?

Mehr trinken

Max hat gesagt, dass ich leichter abnehmen kann, wenn ich »mehr« trinke, also mehr als sonst. Wenn ich normalerweise einen Liter trinke, dann eben 1,5. Wenn ich normalerweise 1,5 Liter trinke, dann eben 2 Liter. Und so fort. Okay. Das kann ich leicht durchhalten. Einfach etwas mehr trinken als vorher. Wenn es beim Abnehmen hilft, bin ich dabei.

Schwimmen und Aquasport

Natürlich verrate ich Ihnen noch die zwei – für mich – besten Sportarten, die bei Übergewicht den Start erleichtern: Trampolin und Schwimmen. Wenn Sie jetzt aufschreien: »Schwimmen? Sind Sie verrückt? Ich im Badeanzug? Niemals!«, dann lautet meine Antwort: Ich finde, genau dafür gibt es Selbsthilfegruppen. Gehen Sie mit einer Gruppe von Frauen ins Schwimmbad und genießen Sie das feuchte Nass. Erstens ist Schwimmen ein Ganzkörpertraining, zweitens eine Lymphdrainage für die Beine, die zwar medizinisch nicht »nottut«, aber vielen »guttut«. Für alle, die traurig darüber sind, dass die manuelle Lymphdrainage nicht mehr bezahlt wird bzw. dass die Anzahl der verordneten Stunden verringert wird, ist Schwimmen ein großartiger Ersatz. Mit dem Sie dann sogar noch Sport treiben. Und drittens wird das Gewicht vom Wasser getragen. Dadurch können es auch Frauen mit starkem Übergewicht und Gelenkproblemen hinbekommen.

Was ich richtig klasse finde, ist Aquacyling. In einigen Schwimmbädern gibt es Fahrräder unter Wasser und so können Sie trainieren und haben durch den Wasserdruck praktisch gleichzeitig die Kompression ohne Strumpfhose. Auch Aquajogging und Aquagymnastik werden in vielen Schwimmbädern angeboten. Suchen Sie sich zwei oder drei Frauen aus der Selbsthilfegruppe und fangen Sie entspannt an. Einmal die Woche. Und lesen Sie sich vorher das Kapitel zum Thema Schlagfertigkeit (S. 272) durch, damit Sie gut kontern können, falls doch mal jemand eine blöde Bemerkung macht. In manchen Schwimmbädern gibt es sogar speziell Aqua-Kurse für Lip- und Lymphödem-Patientinnen.

»Wie bekommt man eine Bikini-Figur?« – »Indem man einen Bikini anzieht.« – Klicken Sie mal auf die Website für Lipödem-Betroffene, auf der die Bloggerin Chrissy schreibt, denn dort zeigt sie sich mit Hosengröße 54 in Badeanzug und Bikini. Und strahlt dabei mit ihrem herzlichen Lächeln und funkelnden Augen. Ioana ist für mich genauso ein starkes Vorbild, weil sie sich ständig im Bikini zeigt. Schauen Sie sich die Fotos mal an auf Instagram oder YouTube. Also, um es mit einem alten Schlager zu sagen: Pack die Badehose ein …

Trampolin schwingen

Wie schon angekündigt, ist auch das Trampolin ein wundervolles Trainingsgerät. Nicht zum Springen, sondern zum Schwingen. Das Springen oder leichte Hüpfen kommt erst, wenn Sie fitter sind und das kann ein paar Monate dauern. Aber allein das Schwingen auf dem Trampolin ist Gold wert. Von dem Physiotherapeuten Till erfahre ich, dass die NASA schon 1980 mit einer Studie belegt hat, wie wichtig das Training mit dem Trampolin ist. Wenn Astronauten lange im All unterwegs sind, dann verlieren sie durch die fehlende Anziehungskraft Knochensubstanz. Auch ihre Körperfunktionen verändern sich. Wenn sie wieder auf der Erde landen, brauchen sie wochenlanges Training, damit sich alles regenerieren kann und sie wieder Kraft aufbauen. Und womit machen sie das? Mit dem Trampolin.

Die Astronauten springen in diesem Zeitraum, was das Zeug hält, aber Sie schwingen für den Anfang bitte nur. Damit das Schwingen auch geht, brauchen Sie ein gutes Trampolin. Es kann Metallfedern haben, es kann ein einzelnes Gummiseil haben oder ganz viele einzelne Gummiseile. Ich persönlich habe die Erfahrung gemacht, dass mir ein Trampolin mit vielen Gummiseilen am besten gefällt. Wenn Sie unsicher auf den Beinen sind und lange keinen Sport mehr getrieben haben, dann würde ich sogar zu einer Haltevorrichtung auf beiden Seiten raten. Dann können Sie sich links und rechts mit den Händen festhalten und einfach nur schwingen. Es muss auch nicht immer das teuerste Trampolin sein. Schauen Sie, womit Sie sich am wohlsten fühlen. Aber bitte kein billiges für 20 Euro. Auf dem ist ein Schwingen häufig nicht möglich.

Schwingen bedeutet, dass die Füße das Trampolin gar nicht verlassen. Sie können dabei entspannt fernsehen oder aus dem Fenster schauen. Es fühlt sich im ersten Schritt nicht wie Sport an, aber Vorsicht beim Absteigen vom Trampolin. Selbst beim Schwingen **ist** es nämlich Sport und ich habe mich schon mal ordentlich auf die Nase gelegt, weil meine Beine zu wackelig waren, um allein und ohne Haltevorrichtung den Schritt vom Trampolin zu schaffen.

Auf dem Trampolin zu schwingen regt enorm das Lymphsystem an. Der Physiotherapeut Till, den mir die Podcasterin Natalie empfohlen hat, sagt sogar, dass die Lymphkapazität um das 10-Fache gesteigert wird. Und zwar durch den sogenannten Schwamm-Effekt. Er meint:

> *Stell dir vor, dein Gewebe wäre wie ein Schwamm, der sich mit Wasser vollsaugt. Schwingst du täglich auf dem Trampolin, dann wird dein Gewebe wie ein Schwamm ausgepresst, wenn du in die Matte hineinschwingst. Und in der Phase der Schwerelosigkeit saugt sich das Gewebe wieder mit frischer Zellflüssigkeit voll.*
>
> *Till Jürgens*

Selbst wenn bei Ihnen das Lymphsystem, so wie bei mir, wunderbar funktioniert, kann das Schwingen nie schaden. Je öfter wir schwingen, desto mehr entgiftet unser Körper. Und das tut jedem gut. Mit oder ohne funktionierendem Lymphsystem. Ich bin völlig verliebt in mein Trampolin, weil es keine »Arbeit« ist und ich es selbst dann hinbekomme noch zu schwingen, wenn ich nach einem langen Arbeitstag zu kaputt bin, um noch ins Fitnessstudio zu gehen. Es ersetzt keinen Kraftsport, aber ist eine super Möglichkeit, ganz langsam mit Ausdauersport anzufangen. Egal wie viel Sie wiegen. Bei manchen Trampolinen können Sie zum Beispiel angeben, wie viel Sie wiegen und was Sie mit dem Trampolin vorhaben: nur schwingen oder auch springen. Dementsprechend wird die Stärke der Gummiseile bestimmt. Sie brauchen also nie die Befürchtung zu haben, dass Ihr Trampolin Sie nicht hält. Achten Sie vor dem Kauf darauf, dass Sie klar angeben, wofür Sie es nutzen möchten.

Damit es diesen schönen Schwamm-Effekt geben kann, ist es wichtig, dass sie vorher ausreichend trinken. Mindestens einen halben Liter.

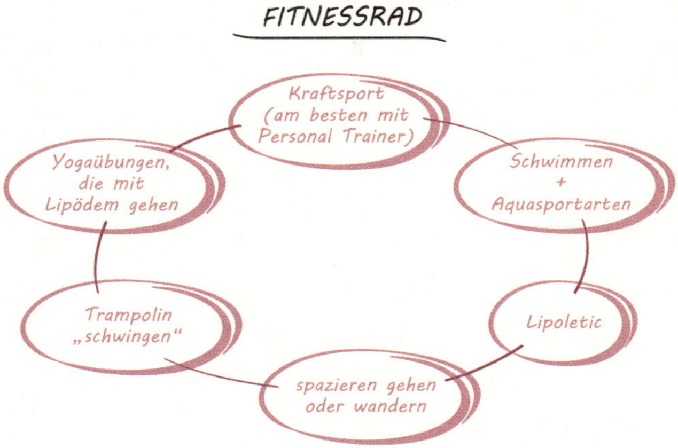

Und bitte beim Schwingen das Fenster oder die Balkontüren aufreißen. Vorher trinken, frische Luft und dann fröhlich schwingen. Am Anfang reichen fünf Minuten. Später können Sie es unbegrenzt ausweiten. Solange Sie sich wohlfühlen und beim Runtergehen nicht – so wie ich – in die Heizung krachen, weil Sie zu lange trainiert haben und die Beine wie Wackelpudding waren.

Suchen Sie sich aus diesem Fitnessrad aus, was Ihnen Spaß macht. Auch gern eine Mischung aus allem oder eine noch ganz andere Sportart. Erlaubt ist, was gefällt.

Meine Sport-Tipps im Überblick

- Essen Sie ausreichend, wenn Sie Sport treiben. Sonst machen Sie das Lipödem nur noch schlimmer. Falls Sport bei Ihnen bisher nichts gebracht hat, könnte es daran liegen.
- Finden Sie einen Sport, der Ihnen wirklich Spaß macht. Holen Sie sich Hilfe, damit der Einstieg leichter ist: Freunde, die Ihnen einige Yogaübungen zeigen. Oder auch ein Personal Trainer für eine kleine Selbsthilfegruppe. Nur wenn Sie abends nach Hause kommen und sich schon auf den Sport freuen, halten Sie es dauerhaft durch. Wenn Sie ein Bauchmensch sind, dann werden Sie anders trainieren als jemand, dem Zahlen, Daten und Fakten ganz wichtig sind. Ent-

weder Sie achten auf Ihr Gefühl oder Sie gehen nur mit Herzfrequenztrainer und einer entsprechenden App joggen, damit Sie hinterher die Daten auswerten können. Es gibt da kein Richtig oder Falsch.

- Trinken Sie etwas mehr als sonst.
- Haben Sie Spaß dabei oder holen Sie sich Hilfe von einem Mentalcoach, damit Sie nicht das Cortisol daran hindert abzunehmen.
- Verschenken Sie ihre Waage an jemanden, den Sie nicht mögen. Wer braucht schon eine Waage? Schauen Sie in den Spiegel und vermessen Sie meinetwegen den Bein- und Bauchumfang. Aber eine Waage sagt nichts aus, denn Muskeln wiegen mehr als Fett
- Errechnen Sie keinen BMI mehr. Der sagt wenig aus, wie man am Beispiel von Arnold Schwarzenegger sehen kann, der mal einen BMI von 45 hatte und topfit war. Ihr Ziel ist keine Zahl, sondern sich fitter zu fühlen und langfristig schmerzfrei zu werden.
- Hören Sie auf, sich zu vergleichen. Das macht unglücklich. Jeder Mensch sieht anders aus.
- Starten Sie langsam: Gehen Sie spazieren und achten Sie dabei bewusst auf Ihre Füße. Gehen Sie so schnell, dass Sie leicht aus der Puste kommen. Und dann machen Sie noch zwei Kniebeugen. Das ziehen Sie vier Wochen lang durch und danach steigern Sie die Kniebeugen auf fünf pro Tag. Am besten machen Sie die Kniebeugen über einem Stuhl oder dem Sofa, damit es nicht schlimm ist, wenn Sie es nicht hinbekommen. Dann plumpsen sie nur auf den Stuhl, aber nicht auf den Boden.
- Gute Sportarten für den Anfang sind: Trampolin, Schwimmen und sämtliche Wassersportarten.
- Falls Sie eine Kompressionsstrumpfhose haben, dann ziehen Sie die bitte beim Sport immer an. Selbst wenn Sie sonst auch super ohne Kompression klarkommen.
- Und am wichtigsten: Fangen Sie an! Vielleicht mit ein paar Frauen aus der Selbsthilfegruppe.

Auf den Punkt gebracht: Sport mit Lipödem

- Ausreichend essen
- Guten Mix aus Kraft- und Ausdauersport
- Mehr als sonst trinken
- Spaß haben = ohne Cortisol trainieren
- Begleitung durch Personal Trainer, Mentalcoach, Freunde etc.
- Für den Anfang: Trampolin, Aqua-Sport, Lipoletic etc.
- Kompression beim Sport tragen

Raus aus der Diäten-Falle

Erst einmal raus aus der Essstörung und dann Spaß am Essen haben. Eine leichte Anleitung für eine gesunde Ernährung. Ohne strikte Verbote und ständigen Verzicht.

Wo ist denn jetzt die Liste? Ich könnte mir vorstellen, dass Sie neugierig dieses Buch durchgeblättert haben, um vielleicht doch noch die Ernährungsliste zu entdecken, die ich damals von meiner Klinik bekommen habe. Sie ist hier nicht drin. Und ich werde sie auch nicht auf einem Blog rausrücken oder wenn Sie mich per E-Mail fragen.

Obwohl ich damit gut abgenommen habe, stehe ich nicht mehr hinter diesen Empfehlungen. Ich habe mich lange gefragt, ob ich Ihnen überhaupt etwas empfehlen soll, weil ich Sie nicht in die nächste Essstörung reinschubsen möchte. Wenn ich Ihnen einen strikten Plan geben würde, dann halten Sie den wahrscheinlich durch. Lipödem-Frauen sind ja diäterfahren. Doch genau das ist gerade nicht mein Ziel.

Nicht mehr. Dieses Warum vom Anfang meiner Reise habe ich ja schon lange hinter mir gelassen, weil mir bei der Recherche erst so richtig bewusst wurde, dass es so viele Frauen mit Essstörungen gibt. Ich weiß mittlerweile, wie schön das Leben ohne Essstörung sein kann, und das wünsche ich Ihnen auch. Natürlich können Sie mir gedanklich vorwerfen, dass ich doch nun auch wieder meine Kalorien zähle. Das stimmt. Max hat mir ja gesagt, ich solle die 1 500 Kalorien am Tag einhalten. Aber mir geht es dabei nur darum, meinen Stoffwechsel wieder anzukurbeln, ohne weiter zuzunehmen. Ich möchte erst einmal reparieren, was ich meinem Körper jahrzehntelang angetan habe, bevor ich dann wieder loslasse. Aber das Kalorienzählen werde ich garantiert nicht ewig machen.

Essen darf Spaß machen

Essen ist schön. Es macht Spaß. Ich liebe es zu kochen. Ich liebe die Geselligkeit in meiner spanischen Heimat. Abends kommen wir in Sevilla zusammen und essen. Stundenlang. Ohne schlechtes Gewissen und ohne Dogmen wie »nach 19 Uhr nichts mehr essen« und »keine Kohlenhydrate am Abend«. Und was soll ich sagen: Die meisten meiner Verwandten sind normalgewichtig. Sie essen um 22 Uhr und fallen dann vollgefressen mit lauter Kohlenhydraten im Bauch praktisch direkt ins Bett. Ich sehe bei ihnen keine negativen Auswirkungen.

Morgens essen sie kaum etwas. Sie fangen erst so um 11 Uhr mit einem späten Frühstück an. Und das, obwohl wir doch morgens wie ein Kaiser essen sollten. Ich weiß, dass diese Regeln, über die ich mich gerade lustig mache, bei vielen funktionieren. Und das hat natürlich seine Berechtigung. Danielle hat ja auch für sich herausgefunden, dass Sie ohne Kohlenhydrate vor einem wichtigen Fotoshooting wunderbar abnehmen kann. Auch Ivona und Ioana reduzieren die Kohlenhydrate in ihrer Ernährung und fühlen sich damit sehr wohl.

Ich möchte damit nur deutlich machen, dass wir alle unterschiedlich sind. Es gibt nicht die eine Ernährung für alle. Und somit auch nicht die eine, einzig wahre Lipödem-Ernährung. Es schreiben sich einige auf die Fahne, aber ich glaube nicht, dass ein Konzept für alle passt.

»Es gibt aus dem Mannheimer Raum einen Kollegen, der sagt, wenn man Lipödem hat, dann muss man sehr viele Kohlenhydrate essen, aber bitte keine Eiweiße. Es gibt im Bergischen Raum einen Kollegen, der sagt, ganz wenig Kohlenhydrate und eher viel Eiweiß. Das widerspricht sich komplett. Dann kann beides eigentlich nicht richtig sein, sonst müsste es ja jeweils in der Patientengruppe des anderen eine Katastrophe geben.«

Dr. Klaus-Peter Martin

Bei veganer Rohkost spielt leider mein Darm nicht mit

Diese vielen unterschiedlichen Meinungen und diese Vehemenz, mit der die Befürworter einer Ernährungsrichtung ihre Argumente vertreten, hat mich schon damals irritiert, als ich mich mit veganer Rohkost beschäftigte. Ich war total glücklich mit diesem Speiseplan: frisches Obst und Gemüse, Keimlinge, Salz, Nüsse, Olivenöl etc. Ich habe massig Nüsse gegessen, gefühlt literweise gutes Olivenöl über meinen Salat gekippt, leckeres grobkörniges Ur-Salz drübergestreut, mir mit frischen Bananen, Avocado und 100-prozentigem Schokoladenpulver einen kalorienhaltigen Schokopudding gemacht und schwebte mit all dem Essen auf Wolke sieben. Ich habe mich satt gegessen und immer dann wieder etwas zubereitet, wenn ich Appetit hatte. Es gab kein Limit. Und trotzdem habe ich mein Gewicht von damals 62 Kilo gehalten. Zwar mit Bewegung, aber nicht mit übermäßigem Sport.

Leider hatte ich dadurch, wie soll ich es ausdrücken, ein Problem, das mich manchmal neben dem Badezimmer campen ließ. Mein Körper reagierte insgesamt großartig auf diese Ernährung, nur die Schmerzen in den Beinen waren nicht weg und mein Darm ließ mich Stunde um Stunde zu Hause verbringen. Deswegen forschte ich weiter und fand dann Gurus im Internet, die meinten, dass Olivenöl das Schlimmste sei, was ich mir antun könne. Okay … vielleicht lagen meine restlichen Beschwerden daran, also ließ ich es schweren Herzens weg. Das half leider weder bei den Beinschmerzen noch bei den Darmbefindlichkeiten. Also schaute ich weiter: Salz weglassen. Habe ich auch probiert. Weniger Nüsse. Weniger Obst. Weniger, weniger, weniger … bis mir irgendwann meine Ernährung keinen Spaß mehr machte.

Wenn es keinen Spaß macht, halte ich es auch nicht durch. Die vegane Rohkost war am Anfang ein Geschenk für mich und daher musste ich mich nicht zwingen. »Durchhalten« war kein Thema, weil meine Liebe zu dem Essen so groß war. Doch ich konnte mit den Darmschwierigkeiten nicht arbeiten. Wenn die Bühne ruft, kann ich nicht einfach neben den WC-Anlagen sitzen bleiben und das Publikum warten lassen. Bei Waltraud gingen die Lipödem-Schmerzen auch nicht mit veganer Rohkost weg. Sie hat es probiert. Im Internet habe ich allerdings Sylvia entdeckt. Und sie ist die Schmerzen damit losgeworden und hat fast normal aussehende Beine.

Schön für sie, blöd für mich. Ich rückte von meiner Herzens-Nahrung ab und landete wieder in diesem Ernährungs-Suchspiel. Was ist gut für mich? Was macht mir Spaß?

Es gibt keine »Lipödem-Ernährung«, die für alle passt

Was mir schmeckt und was mir Spaß macht, finde ich immer schnell heraus. Schwieriger ist es, herauszufinden, was gut für mich und mein Lipödem ist, weil sich die Meinungen bei der Ernährung so unglaublich unterscheiden. »Über Geschmack lässt sich nicht streiten«, sagt meine Mutter immer. Stimmt. Über Ernährung auch nicht. Viele Wege führen nach Rom.

Und was ist Rom? Rom ist beim Lipödem: Gewicht halten, Spaß haben, sich wohlfühlen und im besten Fall schmerzfrei werden.

Es läuft immer mehr darauf hinaus, dass im Prinzip eine gesunde Ernährung zu empfehlen ist, und das ist schon schwer genug zu definieren.

Dr. Klaus-Peter Martin

Recht hat er. Denn was ist gesund? Was tut dem Lipödem gut? Wie sollte ich mich ernähren? Ich fing immer wieder von vorne an. Meine Assistentin Joana verdrehte jedes Mal die Augen, wenn ich wieder einen Ernährungsratgeber bestellte, mal wieder eine neue Strategie fuhr. Sie findet mich und meine Figur toll. Versteht nicht, warum ich nicht einfach normal esse und alles so belasse, wie es ist. Sie wusste ja bis vor zwei Jahren nicht, dass ich ständig Schmerzen habe. Nun versteht sie meine Suche nach einer passenden Ernährung natürlich.

Also ich finde es zum Teil verantwortungslos, wie Kollegen Patientinnen einen Plan geben und sagen: »Klar, du hast ein Lipödem, das und das und das sind deine absoluten Maßnahmen. Das geht nicht mehr anders.« Das empfinde ich als eine gefährliche Entwicklung. Vor allem, wenn Sie das dann noch einem 16-, 17-, 18-Jährigen aushändigen. Meine Tochter ist 21, studiert Bio und Sport. Da bekomme ich mit, wie sich die Ernährungspläne fast halbjährlich ändern, weil dann wieder was Neues in den Vorlesungen dran war.

Dr. Michael Oberlin

Alles ändert sich. Viele Meinungen prasseln auf uns ein und jeder ist so unglaublich überzeugt von seiner. Der eine sagt, dass er die Wirkungsweise seiner Ernährungsform anhand eines Blutspiegels belegen könnte. Und ein anderer sagt, dass man anhand des entnommenen Blutes nicht bestimmen könne, wie sich gewisse Substanzen auf das Gewebe auswirken. Ich komme mir vor wie bei einem Tischtennis-Spiel. Ping – Pong – Ping – Pong. Wer soll da durchblicken, wenn selbst die Ärzte es nicht tun.

Ich habe also nicht den einen, einzigartigen, einmaligen Tipp für Sie, sondern stelle Ihnen erst einmal die unterschiedlichen Ansichten der einzelnen Ärzte vor.

Ernährungsempfehlungen von Dr. Bertsch

Dr. Bertsch ist es fast egal, was Sie essen. Hauptsache, Sie halten Ihr Gewicht und lassen die Finger von Diäten. Er rät dazu, nur drei Mahlzeiten am Tag zu essen. Und so gut es geht, alles selbst zuzubereiten. Keine Zwischenmahlzeiten, kein Kaffee mit Zucker am Nachmittag. Wenn Sie diesen süßen, schaumigen, leckeren Kaffee mit Kakaoherz genießen möchten, dann als Nachtisch zu einer der drei Mahlzeiten, aber nicht als Extramahlzeit. Und auch das ist kein Dogma, denn Dr. Bertsch mag ja keine Verbote. Ausnahmen sind erlaubt, solange es Ausnahmen bleiben. Zwischen den Mahlzeiten auch keine Limonade trinken und keine Säfte. Hauptsächlich ungesüßten Tee und Wasser.

Es sei wichtig, diese Pausen einzuhalten, weil alles, was man zwischendurch ist, als Mahlzeit gilt. Der Normaldeutsche isst so zwischen acht und zehn Mahlzeiten am Tag. Mal ist es eine Cola, mal eine Zimtschnecke oder eine Brezel zwischendurch. Jedes Mal steigt der Insulinspiegel. Ständige Insulinanstiege machen dick. Insulin wirkt wie ein Masthormon und wir mästen uns selbst, indem wir alle zwei Stunden etwas essen oder auch trinken. Dabei spielt es keine Rolle, ob es gesund ist oder nicht. Selbst wenn es Bio-Energieriegel sind oder eine Apfelsaftschorle oder ein frisch gepresster Orangensaft. Jedes Mal steigt das Insulin.

Ich stoppe mit meinen Notizen, lasse mein orangefarbenes Notizbuch sinken, schaue Dr. Bertsch an und sage: »Das wird sich für viele aber schon wie eine Diät anfühlen.« – Er gibt zu, dass es am Anfang sicherlich nicht leicht sei. Aber dafür dürfe man bei den drei Mahlzeiten essen, was man will. – »Was genau?« – »Also ich würde so kochen, wie Ihre spanische Großmutter gekocht hat.« – »Die hat großartig gekocht.« – »Das glaube ich. So würde ich kochen.«

In meiner Klinik gibt es mittlerweile Patientinnen, die über 20 Jahre beobachtet werden. Somit gibt es dort 20-Jahres-Daten. Das sind Patientinnen, bei denen das Lipödem über 20 Jahre stabil blieb, weil sie ihr Gewicht konstant halten konnten. Natürlich hat dies im ersten Schritt nichts mit einer Diät zu tun, aber ich will damit zeigen, dass es

Ergebnisse gibt, die weit über eine Handvoll Jahre hinausgehen. Bei Diäten sieht das anders aus. Dr. Bertsch meint, dass ich im Internet wahrscheinlich vergeblich nach 3-Jahres-Daten bei Diäten suchen kann. Stimmt. Ich habe vergeblich danach Ausschau gehalten. Er meint, dass es solche Daten nicht gibt, weil die ganzen Diätanbieter pleite gehen würden, wenn sie 3- oder 5-Jahres-Daten veröffentlichen. Denn dann würde offensichtlich, dass die Menschen, die Diäten machen, langfristig wieder beim Ausgangsgewicht landen bzw. mehr Kilo draufhaben als vor der Diät. Es gibt eine wissenschaftliche, seriöse Studie vom New Journal Medicine. Die haben erst mit einer 2-Jahres-Diät gestartet, die Teilnehmer dann aber noch weitere vier Jahre beobachtet. Nach diesen insgesamt sechs Jahren hatten die Teilnehmer nahezu das gleiche Gewicht wie vorher. In einer anderen renommierten Studie hatten die Patienten zusätzlich noch psychologische Betreuung, mit demselben miserablen Ergebnis.

Wenn ich mir vor Augen führe, wie viele Abnehmprodukte und -konzepte es gibt und wie viel Geld die teilweise kosten, dann habe ich das Gefühl, es ist wie im Spielcasino: Die Bank gewinnt immer. Und bei diesem Beispiel heißt es: Die Diätindustrie gewinnt immer. Wenn 95 Prozent nach spätestens fünf Jahren genauso viel wiegen wie vorher oder sogar mehr, dann starten die Diät-Verlierer natürlich einen neuen Versuch. Mit einem anderen Produkt. Ich habe es ja genauso gemacht. Um noch mal zum Tischtennis-Spiel zurückzukommen: Die Diätkonzerne verdienen viel Geld damit, indem die Diätwilligen Ping-Pong-mäßig von einer Diät-Form zur nächsten springen.

Also wir können uns vielleicht darauf einigen: Ernährungsumstellung a) hin zu gesundem Essen und b) zu drei Mahlzeiten am Tag, die jeweils satt machen.

Dr. Tobias Bertsch

Ernährungsempfehlungen von Dr. Deling

Dr. Deling konzentriert sich auf die basische Ernährung, weil er damit sehr gute Erfahrungen bei Lipödem-Patientinnen gemacht hat. Seiner Ansicht nach ist das Lipödem eine Wohlstandskrankheit, die durch eine Übersäuerung und/oder durch eine Gewichtszunahme gefördert wird. In China und Afrika gebe es die Krankheit auch, aber sie nehme nicht solche Ausmaße an wie zum Beispiel in Deutschland. Warum? Weil sich die Chinesen meistens basisch ernähren und weil in Afrika viele Menschen nur wenig zu essen haben. In dem einen Land gibt es weniger Übersäuerung und in dem anderen weniger Übergewicht.

Sobald man in diesen Ländern die Ernährung unserem teilweise sehr ungesunden Essverhalten anpasst, halten die Wohlstandskrankheiten auch dort Einzug. Dr. Deling hat bei sich in der Praxis zwei Afrikanerinnen, die in der vierten Generation hier in Deutschland leben und die beide ein klassisches Lipödem haben. Dr. Deling meint, dass man dies auch von den Hämorrhoiden kenne. Ich weiß, kein schönes Thema, aber trotzdem spannend. Denn diese Krankheit gab es vor 30 Jahren in Zentralafrika kaum. Mit steigendem Wohlstand stiegen dann aber die Hämorrhoiden-Erkrankungen. In Zentralafrika gab es irgendwann nur noch einen einzigen Stamm, der keine Hämorrhoiden hatte, und die Stammesmitglieder ernährten sich fast ausschließlich von Hirse. Als man einige von ihnen zum Studieren nach Europa schickte, bekam in der zweiten Generation auch dieser Stamm Hämorrhoiden. Deswegen ist sich Dr. Deling sicher, dass Ernährung einen riesengroßen Einfluss hat.

Der Trend mit der basischen Ernährung ist nicht neu und ich kenne einige Ernährungsexperten, die diese empfehlen. Mir wurde schon oft dazu geraten, damit ich die Entzündungen, die mit dem Lipödem einhergehen, minimiere bzw. nicht für noch mehr Entzündungen sorge. Die Ernährungspezialistin und Personal Trainerin Rabea hat mir am Telefon erklärt, dass sogar jede Mahlzeit für den Körper eine Entzündung sei. Hä? Warum das denn? Weil das Immunsystem in Alarmbereitschaft ist während des Essens. Es könnte ja sein, dass sich in der Nahrung schädliche Stoffe befinden und die gilt es, sofort zu erkennen und zu bekämpfen. Also noch mehr Entzündungen. Allein schon beim Essen. Ich frage mich immer mehr, wie mein Körper damit klarkommt, und eine basische Ernährung klingt immer verlockender. Damit könnte ich wenigstens etwas gegensteuern.

Obwohl die basische Ernährung schon oft und häufig empfohlen wird, herrscht noch viel Unsicherheit, was denn nun basisch sei. Dr. Deling hat mir erzählt, dass einige Supermärkte bald anfangen werden, basische Ecken einzurichten. Vielleicht entdecken Sie ja bald neben der Bio-Ecke auch die basische Abteilung. Dann können Sie mal schauen, was dort so steht. In seinen Vorträgen bringt er gern Lebensmittel mit und fragt dann, welche basisch und welche sauer sind. Er hat dann zum Beispiel Gewürzgurken dabei und Zitronen und eine Dose mit passierten Tomaten und Schokolade etc. Die Zuhörer stehen dann zweifelnd davor und entscheiden häufig spontan, dass eine Zitrone natürlich sauer sei. Ja, vom Geschmack her schon, aber tatsächlich ist die Zitrone eines der besten basischen Lebensmittel, die es gibt.

Basische Lebensmittel sind zum Beispiel: Obst, Gemüse, Sprossen und Keime, Kräuter, Mandeln und Esskastanien. Huch, o Wunder, das erinnert mich stark an meine vegane Rohkost. Hätte mein Darm mir bei der Ernährung keinen Streich gespielt, wäre ich damit immer noch glücklich. Insofern ist es auch kein Wunder, dass Sylvia damit ihr Lipödem in den Griff bekommen hat.

Bei den sauren Lebensmitteln wird häufig zwischen guten Säurebildnern und schlechten Säurebildnern unterschieden.

Gute Säurebilder sind: Biogetreide, Hülsenfrüchte, Kakaopulver, Mais, Nüsse, tierische Produkte aus biologischem Anbau und Tofu.

Schlechte Säurebilder sind dagegen: Fisch, Fleisch und Eier aus konventioneller Landwirtschaft, die meisten Milchprodukte, Zucker, Senf, Fertigprodukte, Getreideprodukte aus Auszugsmehlen, Alkohol, Softdrinks, Kaffee etc.

Viele Verfechter der basischen Ernährung empfehlen, sich zu 80 Prozent von basischen Lebensmitteln zu ernähren und zu 20 Prozent von guten Säurebildnern. Die schlechten Säurebildner soll man nur in Ausnahmefällen essen. Dr. Deling ist immer wieder erstaunt, was für einen schlechten Ruf die basische Ernährung hat. Wahrscheinlich wissen viele einfach gar nicht, was das ist.

Bei Dr. Deling geht es auch darum, frische Lebensmittel einzukaufen und selbst zuzubereiten. Die Ausrede »dafür habe ich keine Zeit« lässt er nicht gelten.

Ich kann ganz viel vorbereiten. Die Zeit habe ich. Auch in der heutigen Gesellschaft. Und auch wenn ich morgens früh um 7 Uhr das Haus verlassen muss und abends um 20 Uhr nach Hause komme. Ich habe immer die Zeit, mich richtig zu ernähren. In Zeiten des Thermomix erst recht.

Dr. Olaf Deling

Ernährungsempfehlungen von Dr. Oberlin

Dr. Oberlin ist ein Freund davon, dass sich die Patientinnen in seiner Klinik einmal mit der Ernährungsberaterin zusammensetzen. Sie schaut im ersten Schritt, wo welche Patientin steht und was sie umsetzen kann. Es geht ja darum, dass man die Ernährung dann auch dauerhaft mit Spaß und Freude durchhält. Und nicht jedem macht dasselbe Spaß. Daher würde er die basische Ernährung sicherlich mal empfehlen, aber nicht jeder Patientin.

Bei Tipps, was die Ernährung angeht, hat er folgendes Problem:

Vor zwei Wochen haben wir eine Patientin aufgenommen, die extrem übergewichtig war. Bei ihr kam heraus, dass sie seit dem zehnten Lebensjahr eine schwere Essstörung hat. Da müssen Sie natürlich aufpassen mit jeder Ernährungsberatung, denn Sie wollen diese Störung natürlich nicht anheizen. Dann bekommt das nämlich eine Eigendynamik: »Ich darf ja nur noch das. Wo soll ich denn hingehen, wenn ich eingeladen bin bei meinen Freunden und sage, ich darf nur das und das essen?« Ich würde also auf jeden Fall eine Ernährungsberatung empfehlen, aber nicht nach dem Motto: »Du musst das jetzt machen.«

Dr. Michael Oberlin

Essstörungen sind leider sehr häufig

Womit wir auch schon beim wichtigsten Punkt in diesem Kapitel sind: der Essstörung. Was ist das überhaupt? In Wikipedia steht: »Eine Essstörung ist eine Verhaltensstörung, bei der die ständige gedankliche und emotionale Beschäftigung mit dem Thema ‚Essen' eine zentrale Rolle spielt.« Das kann ich bestätigen. Das ist es, was mich immer am meisten genervt hat. Ich habe von morgens bis abends ans Essen gedacht. Entweder, weil ich gerade auf Diät war oder weil ich für mich beschloss zu sündigen oder weil ich gerade fastete … Ich lag morgens im Bett und Essen war mein erster Gedanke. Ich ging abends ins Bett und Essen war mein letzter Gedanke. Manchmal fühlte ich mich abends schlecht, weil ich gesündigt hatte, oder ich war hungrig und freute mich schon auf das Frühstück am nächsten Tag. Oder mir brannte der Hals und ich fühlte mich komplett zittrig und unterzuckert, in der Zeit, in der ich noch meine Bulimie voll ausgelebt habe.

Der permanente Gedanke ans Essen raubte mir sehr viel Energie, Lebenszeit und -qualität. Wobei für mich nicht nur Magersucht und Bulimie Essstörungen sind, sondern – wie es bei Wikipedia steht – jede Art der permanenten Ernährungskontrolle.

Wenn jemand drei- bis sechsmal im Jahr auf Diät ist, dann ist das für mich persönlich eine Essstörung. Ebenso, wenn jemand jeden Tag sein Essen trackt. »Tracken« bedeutet, dass man jeden Bissen in einer App oder einem Programm im Computer eingibt, um sein Essen zu analysieren. Bei den Auswertungen wird dann angezeigt, wie viele Kalorien man gegessen hat und wie viel Prozent davon Eiweiß, Kohlenhydrate oder Fette waren. Wenn Sie mit einer Ernährungsberatung anfangen, dann wird die ersten Wochen häufig getrackt, damit Ihr Berater genau weiß, was Sie essen und woran es liegen könnte, dass Sie sich nicht gut fühlen oder nicht abnehmen.

Wenn Sie das aber über Jahre hinweg jeden Tag machen, dann klingt das für mich nicht gesund. Ich mache das jetzt noch einige Wochen, damit ich meinen Stoffwechsel wieder auf Touren bringe, ohne dabei zuzunehmen. Doch ich merke, dass es mich am Anfang fast wieder in eine Essstörung geführt hätte. Endlich dachte ich nicht mehr von morgens bis abends über Essen nach und auf einmal war ich durch das Tracken wieder voll dabei. Das raubte mir am Anfang jegliche Leichtigkeit und den Spaß am Essen. Ich habe mich mittlerweile daran gewöhnt, bin aber auch heilfroh, wenn ich damit in einigen Wochen wieder aufhören darf.

Bei einer Studie mit 100 Lipödem-Patientinnen einer Liposuktionsklinik kam heraus, dass 74 Prozent an chronischen Essstörungen litten. Ein ähnliches Ergebnis ergab die Umfrage einer Ärztin, die 502 Teilnehmerinnen eines Lipödem-Kongresses befragt hat. Die Frauen waren im Alter von 17 bis 72. Einige hatten eine Liposuktion hinter sich, andere waren nicht operiert. Am Ende kam heraus, dass von diesen 502 Teilnehmern 40 Prozent unter Essanfällen ohne herbeigeführtes

Erbrechen litten, 21 Prozent litten an Bulimie und 3 Prozent an Anorexie, also als Magersucht.

Diese Ergebnisse bestätigen meine Befürchtungen, dass auch operierte Patientinnen häufig noch eine Essstörung haben. Vielleicht nicht am Anfang. Nicht im ersten oder zweiten Jahr. Aber wenn die Essstörung nicht erst einmal in Ruhe aufgearbeitet und nachhaltig überwunden wird, dann wird sie einen ein Leben lang begleiten. Und das bedeutet leider auch, dass man wahrscheinlich wieder zunimmt. Ganz gleich, welche Art der Operation (Magenverkleinerung oder Liposuktion) durchgeführt wurde.

Genau deswegen werde ich Ihnen hier keinen strikten Ernährungsplan präsentieren. Ich möchte nicht diejenige sein, die Sie wieder in eine Essstörung treibt. Bei mir hat wie bereits erwähnt die Hypnose geholfen, wobei ich aber sicher bin, dass die Essstörung vielleicht irgendwann wiedergekommen wäre, wenn ich nun nicht solide meine Baustellen aus der Vergangenheit aufarbeiten würde, die dazu geführt haben. Für den Start war es aber toll.

Ich erachte mich als starke Frau, die schon viel erreicht hat im Leben. An vielen Ecken und Enden der Persönlichkeit bin ich gewachsen und freue mich, dass ich immer mehr zu mir selbst finde. Aber ein Thema, an dem sich bisher alle Therapeuten die Zähne ausgebissen haben, war eben meine Selbstliebe, speziell was meine Figur betrifft, und dementsprechend auch meine Essstörung. Diese Glaubenssätze, dass ich als füllige Frau nicht schön sei und dass ich mich mit Essen belohnen müsse, wenn ich mich nicht gut fühle, sitzen sehr hartnäckig in meinem Kopf fest und machen sich dort breit.

Bei vielen Frauen, die sich einer Liposuktion unterzogen haben, lese ich immer wieder, dass sie nach den Operationen einen emotionalen Schub bekommen haben. Gerade vor zehn Minuten entdecke ich einen Instagram-Post von einer sehr sympathischen Frau. Sie schreibt, dass die Liposuktion ihr mehr gebracht habe als vorher die ganzen Therapien und Bodylove-Streifzüge. Ich drücke ihr die Daumen, dass es ewig halten möge. Oder sie nutzt den Schub, um jetzt gut gelaunt zu einem guten Coach zu gehen, damit es keinen Rückfall gibt.

Ayurveda: Waltrauds Weg

Ich habe schon so viel von ihr erzählt und nun endlich fasse ich mal kurz zusammen, was mir Waltraud alles erzählt hat. Ich habe sie im Podcast von Natalie gehört und bin sofort restlos begeistert von ihr. Ich bitte um ein Telefonat und aus einer geplanten Stunde werden fast drei Stunden. Wir sprechen über das Lipödem, alle unseren bisherigen Erfahrungen, Yoga und eben Ayurveda. Ich möchte wissen, wie sie es geschafft hat, mit dieser Ernährung und Lebensweise die Beine schmerzfrei zu bekommen.

Waltraud fängt von vorne an: Sie war nie wirklich dick. Sie hatte immer relativ schlanke Beine, aber auf einmal fingen sie an zu schmerzen. Sie hatte keine Ahnung, was den Körper da geritten hat und warum es losging, aber auf einmal stand »Schmerzen wieder loswerden« an oberster Stelle ihrer Prioritätenliste. Sie hat sich vegan ernährt und damit schmolz das Lipödem innerhalb von vier Wochen. Sie hat auch einige Basenfasten-Kuren gemacht und das Lipödem wurde immer besser. Das spricht alles für die basische Ernährung, zu der ja auch Dr. Deling rät. Während und nach diesen Kuren ging es ihr großartig, aber sie meint: »Ich kann ja nicht ständig auf Kur sein.« Sie kocht und isst einfach gern und möchte sich nicht so einschränken. Das kann ich gut verstehen. Mir ging es auch häufig gut mit dem Wasser-Fasten. Ich habe manchmal über drei Wochen nichts gegessen und nur Wasser getrunken. Klar purzelten da die Kilos, aber es ist nicht geeignet, um dauerhaft abzunehmen. Fasten ist nur gut für eine Entgiftung. Wir sollten uns gut überlegen, ob wir das machen wollen, denn häufig nimmt man nach dieser Fasten-Kur wieder zu, was zu schlimmeren Schmerzen als zuvor führen kann.

Waltraud hat das auch so gesehen: Immer Kur geht nicht. Deswegen entschied sie sich dann doch für eine Operation. Für die Schmerzlinderung war es ein voller Erfolg. Allerdings nur, wenn sie auch nach der Liposuktion weiterhin die Kompression trug. Leider hielt dieser »volle Erfolg« nur ein Jahr. Dann kamen die Schmerzen wieder. Einige Ärzte, die Liposuktionen speziell fürs Lipödem anbieten, meinen dazu, dass dieser Misserfolg nur daran liegt, dass die Operationen nicht überall gemacht worden sind. Zwei Liposuktionen an den Ober- und Unterschenkeln und eine Liposuktion an den kompletten Armen. Dies ist zumindest genau das Argument, welches ich immer wieder auf Lipödem-Konferenzen gehört habe, wenn eine Frau berichtet hat, dass sie nach einer Operation die Schmerzen noch nicht losgeworden sei.

Waltraud hat für sich das Fazit gezogen, dass es ihr dauerhaft bessergeht, wenn sie das Lipödem mit Ernährung, Kompression und Lymphdrainage aktiv angeht, als wenn sie noch einmal jemanden in ihren Beinen herumstochern lässt. Sie plaudert fröhlich vor sich hin und ich schreibe wie wild mit, um auch ja keine wichtige Information zu verpassen. Ich mag ihre Art. Sie jammert nicht, sondern schaut, wo diese blöde Wurzel ihren Ursprung hat, um sie volle Karacho rauszureißen. Deswegen hat sie sich auch aus vielen Selbsthilfeforen zurückgezogen. Da war ihr zu viel »Ach, ich armes Hascherl«-Gerede. Sie wollte dort helfen und den anderen Mitgliedern Mut machen, indem sie von ihren Erfolgen berichtet, aber bekam dafür einen ähnlichen Shitstorm vor den Latz geknallt wie Ivona. Deswegen hat sie es nach ein paar weiteren vergeblichen Versuchen sein lassen.

Ist zu viel Kapha schuld am Lipödem?

Vegane Rohkost hat Waltraud auch mal ausprobiert. Im Gegensatz zu mir vermisste sie aber das warme Essen und sah das noch nicht als endgültige Lösung. Über ihre Leidenschaft zu Yoga – mittlerweile ist sie selbst Yogalehrerin – kam sie zum Ayurveda und erfährt von einem Ayurveda-Arzt, dass es die Krankheit Lipödem im Ayurveda nicht gibt. Denn jeder Mensch wird dort individuell betrachtet. Die Störungen werden analysiert und dann wird eine Strategie aufgestellt, die den Körper wieder ins Gleichgewicht bringen soll. Und wenn das geschehen ist, dann kommt der Körper auch mit jeder Krankheit klar und kann sich ihrer entledigen. Bei Waltraud liege die Störung im Vata, sagt ihr Ayurveda-Arzt. Genau wie bei mir. Und die Beine mit dem Lipöden seien Kapha. Kapha stehe für Schwere. Wenn man esoterisch veranlagt ist, dann könnte man denken, dass der Körper sich über das Lipödem die Erdung holt. Ich spüre dadurch definitiv mehr den Boden. Kapha zieht uns runter gen Erde. Vielleicht fällt es uns deshalb so schwer, die Arme beim Föhnen hochzuheben, weg von der Erdung, und die Beine beim Treppensteigen zu heben, entgegen der Anziehungskraft. Bleiben wir mal bei diesem leicht spirituellen Gedankenspiel: Wenn ich also dieses aufgeregte Vata in mir beruhigen kann, dann braucht der Körper nicht mehr so viel Kapha-Erdung als Gegenspieler. Ist doch eine schöne Theorie.

Waltraud meint, dass das Kapha wie Schlamm sei. Oder wie Treibsand, der uns unten festhält. Wir sinken immer tiefer ein. Und sowohl vom Körpergefühl her als auch von der Psyche kommen wir dann nicht mehr so leicht aus dieser Schwere heraus.

Falls Sie sich jetzt denken: Worüber schreibt die García denn da? Was ist Vata, Kapha etc. überhaupt? Es fehlt sogar noch ein Begriff. Und zwar Pitta. Diese drei Begriffe sind Bausteine unserer Persönlichkeit. Und beim Ayurveda gilt es, alles wieder in Einklang zu bringen. Wenn wir körperliche oder seelische Probleme haben, dann hat sich immer einer dieser drei Bausteine zu stark in den Vordergrund gedrängt. Bei Waltraud war es, wie bei mir, das Vata. Das steht für Leichtigkeit, Bewegung, Kreativität. Wenn das Vata aber zu stark ist, dann auch für innere Unruhe. Und da hält der Körper dann mit Kapha dagegen. Kapha steht für Schwere und Zusammenhalt. Deswegen tun auch so vielen Patientinnen die Kompressionsstrumpfhosen so gut. Die Kompression mildert das Schweregefühl.

Im Ayurveda fühlte sich Waltraud das erste Mal richtig verstanden und gesehen. Mir ging es ähnlich. Schon seit vielen Jahren merke ich, dass ich viele Entzündungen in mir habe, dass ich unruhig bin, obwohl es keinen Grund gibt. Und ich war mir sicher, dass meine Darmproblematik auch auf diese Unruhe und die Entzündungen zurückzuführen sei. Ich war damit bei zig Ärzten und habe alles versucht, um herauszufinden, woher das kommt. Aber stets wurde mir, selbst nach einem großen Bluttest, gesagt, dass alles in Ordnung sei bei mir. Nein, war es nicht. Ich spürte es ja.

Ich bin ein Pitta-Vata-Typ

Nachdem ich so lange mit Waltraud telefoniert habe, kaufe ich mir sofort einige Ayurveda-Bücher und finde mich komplett beim Pitta-Typ wieder. Der liebt nämlich Rohkost und darf sie auch essen. Und er kämpft immer wieder mit Entzündungen und Durchfall. Das sind nur einige Punkte, bei denen ich mich sofort wiedererkenne. Es geht mir wie Waltraud: Ich fühle mich auf einmal gesehen. Im Gesamten. Viele für mich bisher unerklärliche Kleinigkeiten fügen sich zu einem großen Ganzen zusammen und ergeben auf einmal Sinn.

In der Tat bin ich ein Pitta-Vata-Typ (ja, es gibt auch Mischformen) und Dr. Bauhofer, der Ayurveda-Arzt, der mich jetzt schon einige Zeit betreut, sagt mir, dass ich sowohl im Vata als auch im Pitta eine Störung habe. Er schaut mir dabei ruhig in die Augen und sagt: »Das bekommen wir alles hin.« Ich glaube ihm. Auch wenn ich hier, während ich das Buch schreibe, noch voll in der Entgiftung drinstecke, mir die Augen jucken und ich einen lästigen, juckenden Ausschlag um die Augen habe. Der Körper würde auch massiv über die Haut entgiften, meint mein Ayurveda-Arzt. Ich solle dranbleiben.

Vieles hat sich auch schon gebessert. Erstens: Mein Darm gibt Ruhe. Zweitens: Ich bin relativ fröhlich und entspannt, obwohl ich gerade die Befürchtung habe, dass ich mein Manuskript nicht rechtzeitig abgeben kann. Abgesehen von den derzeit juckenden Augen und dem nervigen Ausschlag tut mir die Ernährung also gut.

Wobei es beim Ayurveda natürlich um viel mehr geht. Es geht darum, Ruhe in mein Leben zu bringen, hat mir mein Ayurveda-Arzt gesagt. Und dafür solle ich etwas strukturierter leben. Dagegen habe ich mich am Anfang komplett gewehrt, merke aber so langsam, dass mir etwas mehr Struktur in meinem wilden Künstlerleben guttut. Morgens warmes Zitronen-Honig-Wasser trinken, tagsüber schlückchenweise heißes Ingwerwasser, nach dem Zähneputzen die Zunge schaben und Essenspausen einhalten. Auch hier gibt es wieder die typischen drei Mahlzeiten, von denen schon Rabea und Dr. Bertsch gesprochen haben. Darüber hinaus nehme ich ein paar ayurvedische Kräuter, die mir

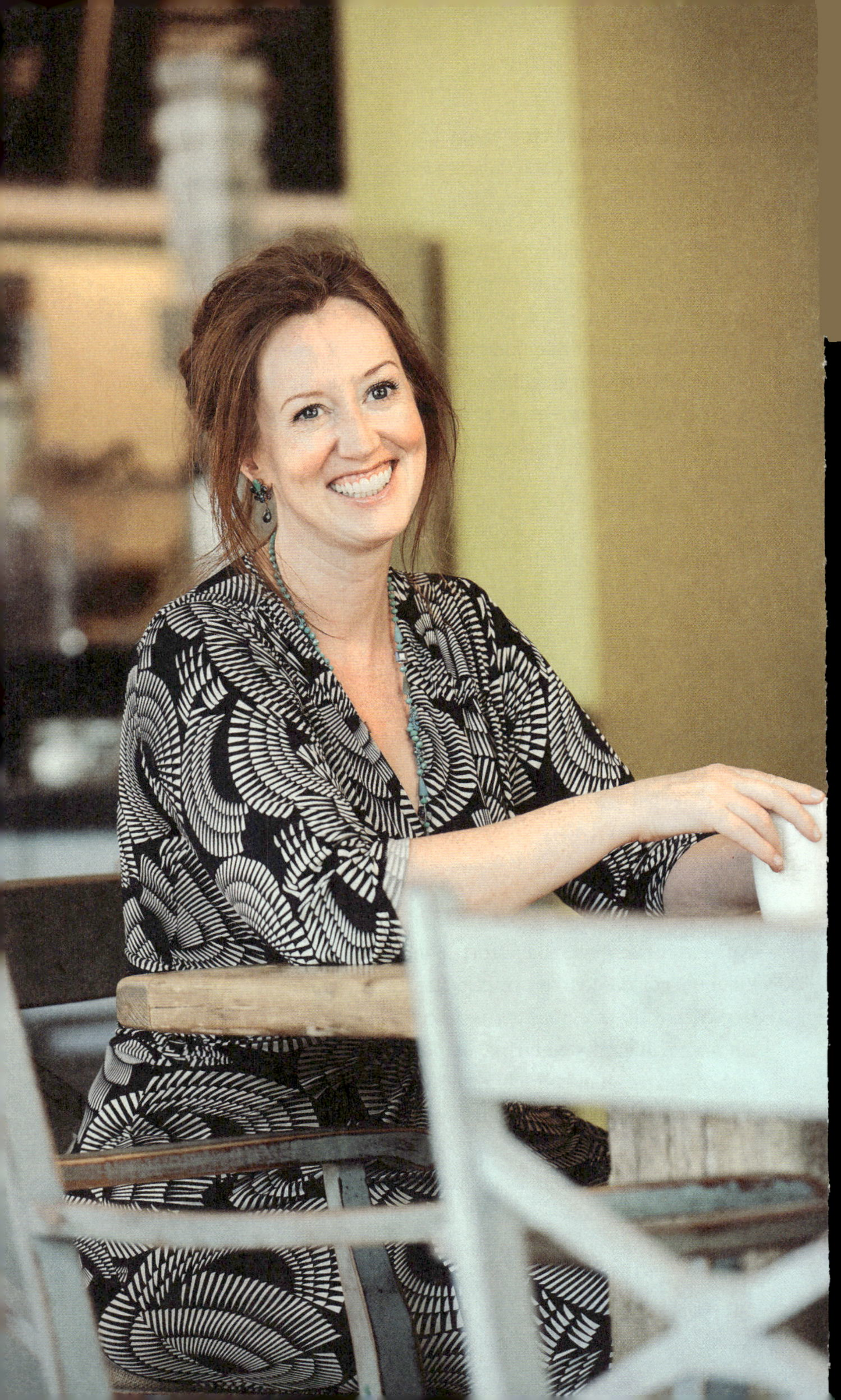

mein Ayurveda-Arzt empfohlen hat. Auch wenn ich es am Anfang nicht gleich erkannt habe, so ist es leicht, danach zu leben. Denn Ayurveda gibt eine Richtung vor, ohne dogmatisch zu sein.

Ich bleibe dran am Ayurveda-Weg

Waltraud war nach zwei Monaten Ayurveda schmerzfrei und hat nach einem halben Jahr aufgehört, die Kompression zu tragen. Bis dahin war sie sehr konsequent. Aber da sie wie ich ein kreativer Luftikus ist, hat sie schon einige Regeln wieder gelockert. Sie hält sich an das Wassertrinken und die Essenspausen. Ansonsten ernährt sie sich weiterhin hauptsächlich vegan. Laut Ayurveda dürfte sie auch Fleisch essen, will sie aber nicht. Und in diesem selbst gesteckten veganen Rahmen isst sie alles, worauf sie Lust hat, und verbietet sich nichts. Trotzdem fühlen sich ihre Beine so an wie vor dem unerklärlichen Schub. Sie ist so begeistert und überzeugt von Ayurveda, dass sie meint, dass die Krankenkasse lieber das bezahlen sollte als irgendwelche Liposuktionen. Sie brauchte bei ihrem Ayurveda-Arzt nur drei Sitzungen und hat dafür insgesamt maximal 400 Euro ausgegeben. Dazu kamen dann noch Ölmassagen bei einer Ayurveda-Therapeutin.

Ich will hier keine falschen Hoffnungen wecken: Es wird bei ihr vielleicht so schnell gegangen sein, weil sie eben nicht übergewichtig war und auch vorher nie wirklich dicke Beine hatte. Bei mir wird der Spaß wahrscheinlich um einiges länger dauern. Und es ist auch nicht gesagt, dass es funktioniert. Eine Garantie gibt es nirgendwo. Wie gesagt: Ich glaube nicht daran, dass es die eine Ernährung für alle Lipödem-Betroffenen gibt. Doch ob Ayurveda bei mir anschlägt oder nicht, kann ich nach frühestens einem halben Jahr sagen. Das ist in etwa der Zeitpunkt, ab dem dieses Buch im Buchladen liegt. Wenn Sie es also gerade lesen, dürfen Sie mich gern anschreiben und fragen.

Ich werde meinem Körper dieses Mal ordentlich Zeit lassen. Nichts mehr mit »husch, husch«, sondern langsam und dauerhaft gesund und somit schmerzfrei werden. Das ist mein Ziel. Apropos »langsam«: Ich bin von verschiedenen Seiten daran erinnert worden, wie wichtig es ist, gut und lange zu kauen. Wir wissen ja eigentlich alle, dass die Verdauung im Mund anfängt und der Speichel wichtig ist, doch ich vergesse es immer wieder. Jetzt kaue ich wieder ganz lange. Ich zähle dabei nicht, das finde ich albern. Aber ich kaue so lange auf meinem Essen herum, bis es flüssig oder zumindest breiig ist. Erstens bin ich dadurch schneller satt, zweitens vertrage ich meine Rohkost dann noch viel besser. Und es gibt ja unzählige Stimmen, die mit ausreichendem Kauen diverse körperliche Beschwerden losgeworden sind. Ich denke nicht, dass man damit ein Lipödem loswird, so weit würde ich nicht gehen. Aber es kann nicht schaden und ich genieße seitdem meine drei Mahlzeiten noch viel mehr.

Wie geht es Ihrer Leber?

Den Personal Trainer Alexander treffe ich in Berlin und wir gehen entspannt durch den Volkspark am Weinberg. Er wurde 2017 zum Personal Trainer des Jahres gewählt und gibt mir noch den Tipp, dass es sinnvoll sei, die Leberwerte zu überprüfen. Denn wenn die Leber nicht richtig arbeitet, dann kommt der Stoffwechsel nicht in Schwung, weil die Leber unser größtes Stoffwechselorgan sei. Notiert. Überprüft. Alles in Ordnung.

Wenn die Leberwerte nicht optimal sind, kann intermittierendes Fasten dabei helfen, die Leber zu regenerieren. Tagelanges Fasten ist für uns Lipödem-Patientinnen ungünstig, weil wir dann abnehmen und die anschließende Zunahme die Schmerzen verschlimmern würde. Aber beim intermittierenden Fasten geht es nicht darum, weniger Kalorien zu essen, sondern die Essenspausen zu verlängern. Es gibt viele verschiedene Möglichkeiten, um Entzündungen im Körper zu reduzieren, das Immunsystem zu entlasten und den Stoffwechsel anzukurbeln. Ich persönlich nutze gern das intermittierende Fasten. Manche essen zwei Tage und fasten einen kompletten Tag. Ich hingegen esse täglich nur in einem Zeitraum von acht Stunden. Ich faste also 16 Stunden pro Tag. Meistens esse ich von 12 bis 20 Uhr. Ich lasse das Frühstück gern weg, weil ich morgens sowieso keinen Hunger habe.

Früher habe ich morgens einen Milchkaffee getrunken, aber den trinke ich jetzt eben erst ab 12 Uhr, wenn ich mit dem Essen anfange.

Intervallfasten ist mein Ding

Das mag für viele nichts sein. Ich mag es, weil ich ohnehin so essen würde. Und ich halte mich nicht ganz streng daran. Manchmal mache ich es fünfmal die Woche und manchmal siebenmal oder dreimal. Aber laut Ernährungswissenschaftlern tun uns längere Essenspausen gut. Wenn die Leber sich erholen kann, um den Fettstoffwechsel wieder anzukurbeln, und das ohne Diät und ohne Verzicht, dann ist das doch prima. Wie gesagt nur, wenn es Ihnen liegt. Die Ernährungsberaterin Rabea sagt, wer Lust hat, es auszuprobieren, soll damit langsam anfangen. Wenn Sie normalerweise um 7 Uhr vor der Arbeit frühstücken, dann zögern Sie das Frühstück hinaus und essen erst bei der Arbeit. Falls Sie aber für sich merken, dass Sie ohne gutes Frühstück nicht in den Tag starten können, dann vergessen Sie es. Die Leber erholt sich auch, wenn Sie nur die drei Mahlzeiten am Tag essen und dazwischen nichts. Dann dauert es vielleicht ein bisschen länger, aber es geht auch.

Mit der Leber erholt sich auch Ihr Stoffwechsel

Die Leber mag auch keinen übermäßigen Alkoholkonsum und auch Wut, die nicht ausgelebt wird, wirkt sich negativ auf die Leber aus. Das ist gemein, oder? Jetzt nehme ich Ihnen auch noch die Möglichkeit, sich die Wut und den Frust von der Seele zu trinken, um zu entspannen. Auch hier kann Achtsamkeit helfen. Darüber schreibe ich ausführlich im Kapitel »Mentale Selbsthilfe« (S. 234). Aber hier schon mal der Tipp, dass Sie Ihre Wut bitte akzeptieren. Sich selbst nicht weniger liebhaben, wenn Sie mal wütend sind. Ich bin zur Hälfte Spanierin, ich habe viel Temperament und neige immer mal wieder zu Wutanfällen. Wenn dem so ist, dann gehe ich in den Wald und schreie Bäume an. Oder ich ziehe mich allein in meine Wohnung zurück und führe Streitgespräche mit den Personen, die mich wütend gemacht haben. Wobei die Personen dann nicht anwesend sind: Ich stelle sie mir nur vor. Und wenn ich meiner Wut Luft gemacht habe, dann erst spreche ich wirklich mit den entsprechenden Personen, falls es dann noch nötig ist.

Falls Sie gerade innerlich hilflos mit den Schultern zucken bei dem Gedanken, sich selbst darum zu kümmern, dass die Leber sich erholt, dann hilft vielleicht eine Begleitung durch einen Experten. Der Personal Trainer Alexander zum Beispiel geht solche Themen ganzheitlich an mit Qigong, Meditation, Ernährung, Fasten, Einläufen, Leberwickeln, Powerstrips, homöopathischer Medizin, um nur einige zu nennen. Da auch Lebensmittelunverträglichkeiten dazu führen können, dass die Leber den Körper nicht ausreichend entgiftet, rät er zu einem entsprechenden Test.

Weitere Tipps von Alexander: morgens ein Glas warmes Wasser mit frisch geschnittenen Zitronenscheiben trinken. Ähnliches mache ich es ja mit meinem Ayurveda: warmes Wasser mit frisch ausgepresster Zitrone und etwas Honig. Darüber hinaus helfen folgende Bitterstoffe der Leber: Löwenzahnwurzel, Artischocken, Aloe Vera und Mariendistel. Bevor es hier allerdings zu kompliziert wird, merken Sie sich folgendes: Alles, was der Leber hilft, hilft auch Ihrem Stoffwechsel.

Die kleinen Zellkraftwerke auf Trab bringen

Was könnte ich noch machen, um den Stoffwechsel wieder anzukurbeln? Die Mitochondrien stärken. Was für ein Wort. Unaussprechlich, aber dennoch in aller Munde. Mitochondrien sind die kleinen Kraftwerke in unseren Zellen, die für die Energieproduktion zuständig sind. Allein in der Leber gibt es an die 2000 von diesen unaussprechlichen winzigen Kraftwerken. Kein Wunder, dass die Leber unser größtes Stoffwechselorgan ist. Die Mitochondrien stärken also auch unseren Stoffwechsel, wenn sie denn stark genug sind. Ich frage Max, wie ich diese kleinen Dinger stärken kann: »Habe ich alles im Blick. Kraftsport und ausgewogene, gesunde Ernährung.« Okay, läuft. Wie gut, dass ich einen Personal Trainer habe, dann muss ich mich nicht um alles selbst kümmern.

Natürlich funktionieren die Mitochondrien auch besser, wenn Ihr Körper ausreichend mit allen möglichen Vitamin- und Mineralstoffen versorgt ist. Auf den Zug springen viele Anbieter von Stoffwechselkuren auf. Ich habe selbst zwei Freunde, die diese vertreiben. Ich selbst bin überzeugt, dass unser Gemüse und Obst nicht mehr die Nährstoffe haben wie noch zur Zeit meiner Großeltern. Daher ist es vielleicht sinnvoll, nachzuhelfen. Immerhin nehme ich im Ayurveda ja auch Kräuter und einige Tabletten, um meinen Körper ausreichend zu versorgen. Ich persönlich würde Ihnen allerdings davon abraten, eine Stoffwechselkur zu machen. Kaufen Sie sich von einem Anbieter Ihrer Wahl gern die Shakes und Tabletten mit allen möglichen Nährstoffen, die unseren Körper ausreichend versorgen und unsere Mitochondrien ankurbeln. Doch machen Sie bitte keine Kur.

Viele »halten« damit ihr Gewicht, indem sie zwar pro Jahr wieder drei bis fünf Kilo zunehmen und mit zwei Stoffwechselkuren pro Jahr diese Kilos wieder abnehmen. Das ist für jemanden ohne Lipödem kein Problem. Ich hoffe, dass Sie mittlerweile verstanden haben, dass jede Zunahme die Beschwerden des Lipödems verschlimmert. Wenn Sie also pro Jahr fünf Kilo ab- und wieder zunehmen, würde sich Ihr Lipödem jedes Jahr verschlimmern. Daher würde ich das nicht tun. Ich weiß, dass es verlockend klingt, dass Sie innerhalb von ein paar Wochen zehn Kilo abnehmen können. Widerstehen Sie der Verlockung.

- Nährstoffe in Form von Shakes oder Tabletten: gern.
- Schnelle Abnahme mit Stoffwechselkur: bitte nicht!

Wie Stress und Cortisol uns ausbremsen

Weiter geht es mit meiner Suche, warum wir Lipödem-Betroffenen wohl nicht so schnell abnehmen wie Frauen ohne Lipödem. Ich stehe bei Max im Fitnessstudio und lenke ihn mal wieder mit Fragen ab:

»Könnte es sein, dass mein Körper immer wieder Cortisol ausschüttet, wenn ich Schmerzen in meinen Beinen habe?«

> *Das kann sein. Ist ja negativer Stress. Und bei negativem Stress schüttet der Körper Cortisol aus, das dann so ziemlich alles lahmlegt. Dabei spielt es keine Rolle, ob ich beruflichen oder privaten Stress habe, mit mir selbst oder wegen schmerzender Beine.*
>
> *Maximilian von Daehne*

Ist ja toll. Dann habe ich über meine sporadisch sehr starken Lipödem-Schmerzen hinaus auch noch das Cortisol, welches meinen Muskelaufbau lahmlegt und meiner Körperfettreduktion ein Bein stellt. Und bei chronischen Schmerzen kann es natürlich sein, dass immer mehr Fett eingelagert wird, weil der Körper bei zu viel Cortisol in einen Energie-Spar-Modus geht.

Negativer Stress und Energie sparen = Cortisol = Körperfett einlagern
Das ist ja mal eine schöne Abwärtsspirale: Wenn ich mich also als junges Mädchen unwohl gefühlt habe mit meinen Beinen, habe ich schon Cortisol ausgeschüttet. Erst recht, wenn ich Stress mit so einer blöden Diät hatte: noch mehr Cortisol. Das sorgt unter anderem dafür, dass die Diät kaum etwas bringt und ich genervt war: Cortisol, ick hör dir trapsen. Egal, welche Situation ich vor meinem inneren Auge vorbeiziehen ließ, ich sehe ganz viel Stress. Stress, weil ich nicht weiß, was ich anziehen soll. Stress beim Sport, weil ich mich so unwohl fühle. Stress mit den Schmerzen. Stress mit dem Aussehen. Stress, Stress, Stress … Cortisol, Cortisol, Cortisol. Allein schon deswegen ist es kein Wunder, dass keine Diät, Ernährungsumstellung und kein Sportprogramm bisher wirklich langfristig erfolgreich waren. Und dann stelle ich mich ernsthaft hin und behaupte, ich hätte schon alles probiert. Wirklich? Wie wäre es mal mit Glück?

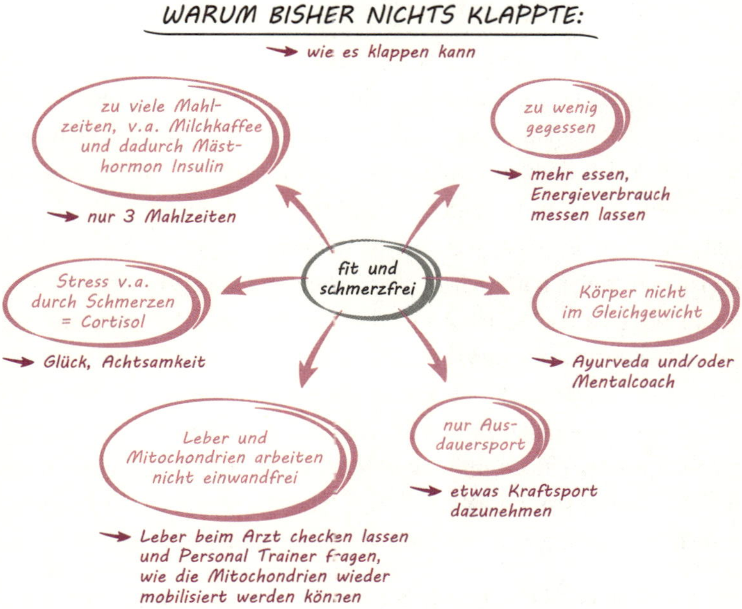

Ein Vorschlag, wie es gehen könnte

Die wundervolle Personal Trainerin und Ernährungsberaterin Rabea hat mir einen kleinen Stufenplan gegeben, mit dem Sie es hinbekommen können, sich in Zukunft etwas gesünder zu ernähren, ohne in eine Essstörung zu fallen. Die drei Schritte sind:

- Weg von Fertigprodukten: alle Mahlzeiten selbst frisch kochen bzw. backen.
- Nur noch drei Mahlzeiten pro Tag verzehren und dazwischen nichts essen und auch nichts Süßes (Milchkaffee, gesüßten Tee, Fruchtsaft usw.) trinken.
- Den Gemüseanteil der Mahlzeiten langsam erhöhen, um mehr Basenbildner und weniger Säurebildner als bisher zu essen.

Erster Schritt: alles frisch kochen bzw. backen

Streichen Sie als Erstes alle Fertigprodukte von Ihrem Speiseplan. Und wenn Sie nun sagen, dass dies ja viel zu zeitaufwendig sei mit vielen Kindern, Ihrem Mann und Ihrem Job, dann versuchen Sie es dennoch und holen sich auch gern Hilfsmittel, um die Vorbereitungszeit zu minimieren. Es muss ja keine Sterneküche sein, sondern einfach nur selbst kochen. Egal was. Das macht schon einen großen Unterschied. Es ist und bleibt natürlich Ihre Entscheidung, ob es Ihnen den Aufwand wert ist. Damals hat mir der Thermomix sehr geholfen, den Dr. Deling auch schon erwähnt hat. Weil ich mit ihm für viele Gerichte nur ein Viertel der Zeit brauche, die ich normalerweise brauchen würde. Mittlerweile habe ich den Thermomix einer Freundin überlassen, weil ich wieder entschleunigt kochen will. Ich liebe es, alles selbst mit dem Messer zu schnippeln. Ich drehe dabei die Musik laut auf und bereite mir singenderweise und ganz langsam mein Essen zu.

Sie entscheiden für sich, wie Sie es am liebsten machen möchten. Wenn es nur darum geht, dass Sie meinen, nicht die Zeit zu haben für frisch zubereitetes Essen, dann gibt es wie gesagt Lösungen mit Haushaltsgeräten oder auch dem Vorkochen an einem einzigen Wochentag. Eine Freundin von mir kocht am Wochenende immer für die Woche vor, friert alles ein und holt sich jeden Tag ein Essen aus dem Tiefkühlfach. Sehr effektiv und zeitsparend.

Sie kommen allerdings nicht darum herum, vorher mit einem Coach für sich zu klären, wie Sie in Ihrer Essstörung landen konnten und die Hintergründe aufzuarbeiten. Erst dann können Sie ganz entspannt an eine gesündere Ernährung herangehen. Ohne Druck und ohne Schwarz-Weiß-Denken. Sie werden Ihren Weg finden.

Zweiter Schritt: nur drei Mahlzeiten am Tag essen

Lassen Sie sich so viel Zeit wie nötig. Sie kümmern sich so lange um den ersten Schritt, bis das Kochen für Sie völlig selbstverständlich geworden ist und Sie damit keinen Stress mehr haben. Das kann Wochen dauern oder Monate. Es spielt keine Rolle. Sie bestimmen das

Tempo. Wenn Sie dann irgendwann so weit sind, dann gehen Sie dazu über, nur noch drei Mahlzeiten am Tag zu essen. Trinken Sie zwischendurch keine gesüßten Getränke, also keine Cola/Limonade, keinen Milchkaffee, keinen Tee mit Zucker. Bei den drei Mahlzeiten dürfen Sie alles essen und trinken, solange Sie es selbst zubereiten oder in einem Restaurant essen, wo frisch gekocht wird. Alles, was Sie sich bisher als Zwischenmahlzeit zwischen die Kiemen geschoben haben, essen Sie ab sofort als Vor- oder Nachspeise. Dazwischen geben Sie dem Körper Ruhe.

Auch bei Schritt 2 lassen Sie sich so viel Zeit, wie Sie brauchen, um die Umstellung entspannt hinzubekommen. Selbst wenn es Jahre dauert. Es spielt doch keine Rolle. Es ist Ihr Leben und somit dürfen Sie das Tempo vorgeben.

Dritter Schritt: langsam den Gemüseanteil erhöhen

Wenn das mit den drei selbst gekochten Mahlzeiten klappt, können Sie anfangen, die Säure zu minimieren. Denn die sorgt, wie auch Dr. Deling mir erklärt hat, für Entzündungen im Körper. Für den Anfang reicht es schon, dass Sie überhaupt ein bisschen Gemüse zu sich nehmen. Ich höre noch Rabeas Lachen, als sie mir sagte, dass sie manchmal schon froh ist, wenn ein einziges Salatblatt neben dem selbst zubereiteten Burger auf dem Teller liegt. Am Anfang geht es nicht darum, wie viel Gemüse Sie essen, sondern dass Sie überhaupt damit anfangen. Wenn Sie nach einigen Wochen merken, dass es gar nicht so schlimm ist, dann erhöhen Sie gern den Gemüseanteil und halten den Fleischanteil kleiner. Ziel ist es, dass Sie mehr Gemüse auf dem Teller haben als Fleisch oder Fisch. Und vielleicht schaffen Sie auch ab und an eine fleischlose Mahlzeit. Es geht nicht darum, dass Sie komplett auf Eier, Fleisch und Fisch verzichten. Wenn Sie dies in Bio-Qualität kaufen, dann ist es wichtig für den Stoffwechsel, die Hormone und die Muskulatur, so Rabea Kieß. Ich persönlich fühle mich sehr wohl, wenn ich mich hauptsächlich von Gemüse und Obst ernähre, aber das darf und soll jeder für sich selbst entscheiden.

Mit diesem Stufenplan bin ich sehr glücklich. Weil Rabea damit alles zusammengefasst hat, was mir auch Dr. Bertsch, Dr. Deling und Dr. Oberlin bestätigt haben. Ich habe keine Ahnung, wie Sie sich derzeit ernähren. Schauen Sie einfach, wo Sie einsteigen möchten. Wenn Sie Schritt eins ohnehin schon machen, dann starten Sie mit Schritt zwei. Das Wichtigste ist, dass Sie sich nicht stressen. Essen darf Spaß machen. Genießen Sie Ihr Essen ohne lästige Verbote.

Essen darf einfach und unkompliziert sein

Und machen Sie bitte keine Wissenschaft draus … Einen Moment. Schreibe ich das gerade für Sie auf oder für mich? Okay. Erst für mich, dann aber auch für Sie. Ich bin ein Weltmeister darin, mich viel zu sehr in Kleinigkeiten zu verfangen. Es geht um Essen. Nicht mehr, aber auch nicht weniger. Als ich mit meiner Buchrecherche anfing, habe ich mich an eine Expertin gewandt und sie hat mir einen Plan aufgestellt, bei dem ich dann – fast wie in einer Kur – nur noch mit dem Essen beschäftigt war. Das war bestimmt unglaublich gesund, und hätte ich es durchgehalten, hätte ich jetzt vielleicht keine Schmerzen mehr. Aber leider war es zu kompliziert. Ich sollte Sango Koralle in Wasser aufgelöst dreimal am Tag trinken. Durfte aber eine halbe Stunde davor und danach nichts anderes zu mir nehmen. Dann noch morgens Zeolith in Wasser aufgelöst, aber auch da nichts eine halbe Stunde vorher und danach. Dann das basische Essen, am besten Rohkost. Dann zig Vitamintabletten, frisch gepresste Gemüsesäfte, regelmäßig Einläufe machen, jeden Tag mindestens 20 Minuten auf dem Trampolin schwingen und und und … ich war nur noch mit dem Essen und dem Sport- und Entspannungsprogramm beschäftigt. Und das war nichts, was auch nur ansatzweise reisetauglich war. Und ich bin nun mal berufsbedingt viel unterwegs. Alles, was mir geraten wurde, war toll. Definitiv. Doch zu viel, zu schnell und zu extrem.

Einer meiner Lieblingssätze ist: »Das Leben darf leicht sein.« Diesen Satz hat mir mal ein Coach gesagt. Und Ähnliches sagt mein lieber Kollege Steve bei seinen Vorträgen. Das Leben darf leicht sein. Essen darf einfach und unkompliziert sein.

Hunger → Essen → satt → glücklich Deswegen auch dieser ganz simple Stufenplan, bei dem es nicht darum geht, dass Sie abnehmen. Er ist perfekt, um das Gewicht ab sofort zu halten. Bleiben Sie, wie Sie sind, aber machen Sie eine gesündere Variante daraus. Mit Sport und frischem, leckerem, selbst gekochtem Essen. Ich jedenfalls denke, dass genau das mein Weg ist. Ich sage nicht Nein, wenn mein Körper sich durch Sport immer schöner formt. Ich sage nicht Nein, wenn ich durch gesündere Ernährung von allein – und ohne den Fokus darauf zu legen – abnehme. Was ich nicht mehr mache, sind Diäten.

Ich bin schön, so wie ich bin. Und Sie sind es auch!

Auf den Punkt gebracht: Lipödem-Ernährung

- Raus aus der Essstörung
- Keine Diät mehr
- Drei Mahlzeiten pro Tag
- Keine Zwischenmahlzeiten
- Alles selbst frisch zubereiten
- Weg von den Fertiggerichten
- Mehr Gemüse und Obst
- Eventuell basische Ernährung oder Ayurveda
- Spaß am Essen haben!

Weitere hilfreiche Strategien

Ein für Sie passendes Bewegungsprogramm und eine Ernährung, mit der Sie Ihr Gewicht halten können, sind das A und O. Was könnte darüber hinaus noch helfen?

Faszienmassage: schmerzhaft, aber wirkungsvoll

»Aaaaarrrgh!« – Ich ziehe meinen Arm weg und fange an zu weinen. Aus tiefster Seele. Ich bin bei der Faszienmassage bei Benjamin, auch Benny genannt. Er ist Physiotherapeut in dem Fitnessstudio, in dem ich auch immer mit Max trainiere. Meine Freundin Kirsten hat mir zum Geburtstag einen Gutschein geschenkt mit den Worten »Warum nur einen …« – Zettel umdrehen – »… wenn man auch zwei haben kann«. Bis dahin habe ich immer nur mit Max trainiert, aber nun lerne ich auch noch Benny kennen.

Ich dachte am Anfang an eine schöne Massage, die ich mir mal gönnen könnte. Aber dann kam meine Erfahrung mit diesem Ayurveda-Arzt. Ich war so fasziniert, dass mein linkes Bein sich nach seiner Behandlung so viel leichter anfühlte als das rechte unbehandelte Bein. Der Arzt hat mir ja gesagt, ich solle das ruhig selbst machen und in den Schmerz »reingehen«.

Das habe ich zu Hause ausprobiert. Mit Faszienrollen. Großen und kleinen, harten und weicheren. Keine gute Idee. Ich bin zwar keine Memme, aber bei zu starken Schmerzen zucke ich unwillkürlich zurück und übe dann weniger Druck aus. Außerdem tun mir meine Oberschenkel weh, wenn ich seitlich auf dem Boden liege, um mit der Wade über die Faszienrolle zu gleiten.

Nein, danke. Ich muss mir ja nicht an zwei Stellen gleichzeitig wehtun. Ich krame den Gutschein von Kirsten hervor und mache einen Termin mit Benny aus. Mit Lipödem-Patientinnen hat er bisher noch nicht gearbeitet, weil er gelernt hat, dass man auf gar keinen Fall das Gewebe bei einem Lipödem zusätzlich belasten und schädigen darf.

Die einen sagen so, die anderen so. Mit Max habe ich das Thema auch diskutiert. Er hat in seinen Unterlagen vom Studium und im Internet drei fachliche Berichte darüber gefunden. In zweien stand, dass ein Faszientraining und eine Faszienmassage durchaus sinnvoll seien. Denn wenn das Gewebe verklebt sei, dann schmerze es erst recht. Wenn man aber die Verklebungen aufbricht und dem Gewebe dabei hilft, sich wieder optimal anzuordnen, dann sei es möglich, dass die Schmerzen in den Beinen weniger werden. Je mehr ich mich damit beschäftige, desto mehr steht für mich fest, dass ich mir mit »Wehe, es fasst jemand meine Beine und Arme an« keinen Gefallen tue. Ganz im Gegenteil.

Das sagt mir zumindest mein logischer Menschenverstand. Max und Benny sehen es genauso, obwohl im dritten Bericht stand, dass man – um Gottes willen – nie bei Lipödem eine Faszienmassage machen soll. Das geht also in dieselbe Richtung, wie Benny es auch gehört hat. Glauben Sie mir, ich wäre nicht einmal im Traum auf die Idee gekommen, mir aktiv solche Schmerzen zufügen zu lassen, wenn ich nicht durch die mir damals sehr seltsam erscheinende Massage des ältlichen Ayurveda-Arztes am eigenen Leib gespürt hätte, welch einen großartigen Effekt das hat. Und dann kam ja noch der Bericht von der Podcasterin Natalie, die bei ihrer Ayurveda-Kur in Bali gequält wurde, aber dann merkte, wie gut sich ihre Arme hinterher anfühlten.

Mein Selbsttest mit Faszienmassage

»Versuch macht kluch«, hat mein Großvater immer in breitem plattdeutschem Hamburger Dialekt gesagt. Also starte ich, mit meinem Gutschein bewaffnet, meinen Selbsttest bei Benny. Eine halbe Stunde. Nur die Waden. Was heißt hier »nur«? Mir laufen die Tränen runter. Aber ich bin stolz, dass ich nicht weggezuckt bin. Im Moment gehe ich zweimal die Woche zu ihm. Er bearbeitet die Unter- und Oberschenkel und die Arme. Und auch wenn ich diesen Selbsttest gerade erst gestartet habe, merke ich schon, dass es mir richtig guttut.

Benny fühlt, dass sich das Gewebe verbessert. Ich merke es auch und klopfe mir selbst gedanklich auf die Schulter, dass ich diesen Weg gehe und die Schmerzen aushalte. Doch es ist für mich eine einfache Rechnung: Eine halbe Stunde starke Schmerzen, die an der Grenze des Erträglichen sind, und danach leichtere Beine mit deutlich weniger Schmerzen. Was ist schon eine halbe Stunde gegen ein paar Tage?

Beim letzten Mal, als Benny die Faszien an den Oberarmen bearbeitete, ist es auch das erste Mal gewesen, dass ich den Arm weggezogen habe und richtig anfing zu weinen. Aber an den Unterschenkeln, die schon häufiger dran waren, lassen die Gewebsschmerzen nach. Wenn er mich dort behandelt, dann habe ich langsam das Gefühl, dass mir an einigen Stellen »nur« noch die Faszien wehtun, wie bei jedem anderen Menschen auch. Denn Faszienmassagen sind für fast jeden schmerzhaft.

Auch Natalie macht ja mit diesem Selbstversuch weiter und geht intensiv in den Schmerz rein, wenn die Oberarme anfangen wehzutun. Sie erzählt mir, dass sie früher bei solchen Schmerzen richtig unleidlich wurde. Dass Sie jetzt eine Lösung hat, um den Schmerz zu lindern, ist großartig. Sie massiert erst in den Schmerz hinein und dann schüttelt sie die Arme durch.

Auch festgehaltene Emotionen lösen sich

Spannend ist, dass ich nach diesen Massagen den ganzen Tag unendlich traurig bin. Die letzten beiden Male, als Benny die Oberschenkel und die Arme bearbeitet hat, war es besonders heftig. Ich habe mich nach meiner halben Stunde bei Benny sofort wieder mit meinem Ayurveda-Tee an den Schreibtisch gesetzt und an diesem Buch weitergeschrieben. Und auf einmal höre ich auf zu schreiben, weil ich wie ein kleines Kind weine. Ich spüre eine bleierne Schwere und ich bin so unglücklich, aber ich weiß gar nicht, warum. Denn ich habe gerade einen Heidenspaß, dieses Buch zu schreiben. All meine Erkenntnisse von einem Jahr auf Papier zu bringen. All die schönen Begegnungen wieder Revue passieren zu lassen. Wieso weine ich so heftig, dass ich nicht weiterschreiben kann und erst einmal eine Pause einlegen muss?

Ich frage einfach mein wandelndes Lexikon: meine Freundin und Therapeutin Kilia. Sie erklärt es mir folgendermaßen: Jede Emotion wird über Hormone und Neurotransmitter in den Körper transportiert. Was dann auch einen Einfluss auf das Fasziengewebe hat. Denn bei Trauer und Wut entstehen Stresshormone, dadurch zieht sich das Fasziengewebe extrem zusammen und verhärtet sich. Wenn diese verhärtete Faszie nun wieder geöffnet wird, dann fallen der Muskel und der Körper erst einmal in den Zustand zurück, in dem sie waren, als sie sich aufgrund der Traurigkeit oder Wut verhärtet haben. Da alle Verknüpfungen von bestimmten Körperhaltungen und Emotionen im Gedächtnis abgespeichert sind, realisiert das Gehirn in dem Moment: Oh, der Muskel fühlt sich wieder genauso an wie zu der Zeit, als er sich aufgrund der Traurigkeit oder Wut verhärtet hat. Und dadurch spüren wir dann – allein aus dem Gedächtnis heraus – wieder diese Traurigkeit oder Wut.

Spannend. Was es nicht alles gibt. Bisher fühlte ich mich hinterher nur traurig. Mal sehen, ob auch irgendwann mal heftige Wut in mir hochkommt nach einer Behandlung bei Benny. Vielleicht sollte ich ihn vorwarnen. Apropos »warnen«, ich gebe Ihnen erst einmal Entwarnung. Denn dieses Gefühl geht schnell wieder weg. Bei mir hielt es sich deswegen einen ganzen Tag, weil ich Dussel gleich weitergearbeitet habe. Kilia meint, ich solle mich nach der nächsten Behandlung ein bis zwei Stunden hinlegen und ausruhen. Ich darf meinem Körper die nötige Zeit geben, um mit diesen Emotionen klarzukommen. Durch das Aufbrechen ist der Körper geschlaucht und fängt an, sich wieder komplett neu auszurichten. Das schafft er schneller, wenn ich schlafe oder döse, als wenn ich gleich weiterarbeite und meinen Körper mit immer neuen Informationen füttere, die ich durch äußere Einflüsse aufnehme. Schlafen hilft, habe ich schon gemerkt, denn am nächsten Tag war die Traurigkeit jedes Mal wie verflogen.

Darüber hinaus rät mir Kilia, nach einer Faszienmassage sehr viel Wasser zu trinken.

»Rolfing« war die erste Faszienbehandlung

Zur Faszienarbeit gibt es seltsamerweise noch keine wissenschaftlichen Erkenntnisse und Veröffentlichungen. Um es präzise zu sagen: Es gibt wissenschaftliche Erkenntnisse darüber, dass sich die Faszien zusammenziehen und wie das funktioniert. Diesen Vorgang kann man schon mit zahlreichen Studien beweisen. Aber für den Weg rückwärts gibt es noch keine wissenschaftlichen Studien. Obwohl es keinen Beleg dafür gibt, dass es funktioniert, wird es in der Praxis schon sehr lange angewandt. Zum Beispiel von Ida Rolf, die in den 50er-Jahren das Rolfing erfunden hat.

Schnell mal bei Wikipedia reingeklickt. Da steht ein Zitat von der längst verstorbenen Ida Rolf:

> *Die Faszien sind das Organ der Körperhaltung. Niemand erwähnt dies jemals, alle sprechen nur über Muskeln. Dennoch ist dies ein sehr wichtiges Konzept, und weil es so wichtig ist, müssen wir Kenntnisse in Anatomie und Physiologie haben, jedoch insbesondere bezüglich der Anatomie der Faszien.*
>
> *Ida Rolf*

Laut ihrer Theorie passt sich unser Körper bei lang anhaltender Belastung mit einer Veränderung der Faszien an. Die werden dann so verstärkt bzw. verhärten sich, damit die neu erworbene Fehlhaltung fixiert werden kann. Was aber natürlich auf Dauer die Beweglichkeit einschränkt. Ida Rolf war davon überzeugt, dass man mit der von ihr entwickelten Behandlung der Faszien die Körperhaltung nachhaltig verbessern kann.

Kilia fügt noch hinzu:

> *Ida Rolf hat damals schon festgestellt, dass es emotionale Abreaktionen gibt, wenn man den Körper aufmacht, also die Muskulatur über die Faszienarbeit löst. Aber genau dieses emotionale Abreagieren sei sehr wichtig.*
>
> *Kilia M. Ultes*

Faszientraining macht Spaß und tut nicht weh

Falls Sie keine Lust auf die Schmerzen bei einer Faszienmassage haben, könnte das Faszientraining eine Alternative für Sie sein. Das habe ich auf einer Lipödem-Konferenz kennengelernt. Ich bin in einem Seminarraum mit Gymnastikmatten mit circa 20 anderen Kongressteilnehmerinnen. Vorne steht die fröhliche Theresa und erklärt erst noch einmal genau, was eine Faszie ist und warum eine Faszienbehandlung so wichtig ist. Sinngemäß sagt sie:

Die Faszien sind ein strapazierfähiges Bindegewebsnetzwerk, das sich wie eine eigene Haut um die Muskeln schmiegt. Wenn die Faszien nun verklebt, verkürzt oder beschädigt sind, dann ist die Kommunikation zwischen den Sehnen, Muskeln und Gelenken gestört. Warum sie verkleben? Durch psychische Belastungen, ungünstige Bewegungen, Fehlbelastungen oder auch durch zu viel Sport. Damit wir uns ohne Probleme bewegen können, brauchen wir aber eine gut funktionierende Kommunikation zwischen Sehnen, Muskeln und Gelenken. Und genau dafür sorgt die Faszienbehandlung, indem sie die Verklebungen aufbricht.

Bei der Faszienmassage werden die Faszien vom Behandler gedehnt und massiert. Ein ähnlicher Dehn- und Lockerungseffekt ergibt sich, wenn wir selbst die entsprechenden Bewegungen ausführen.

Nach einer kurzen Einführung von Theresa turnen wir deshalb herum. Ohne Faszienrolle und ohne uns ins Gewebe zu greifen. Es tut überhaupt nicht weh und selbst die Teilnehmerinnen mit Knieproblemen können alles ohne Probleme mitmachen. Theresa nennt es 3D-Bewegungen. Sie dreht und wendet sich und geht ständig in die Rotation und wir machen es alle nach. Es sollen Bewegungen sein, die wir normalerweise nicht machen und die der Körper nicht kennt.

Wir schwingen die Arme hin und her. Auf eine ungewohnte Art und Weise und voller Schwung. Es erinnert mich etwas daran, wie ich mich als Kind bewegt habe. Diese sinnlosen Bewegungen, das Hüpfen, das schnelle Bewegen. Damals waren meine Faszien wahrscheinlich noch in Ordnung, da ich unbewusst ein 3-D-Faszientraining machte.

Auch gut für die Faszien: Yoga

Gutes, tiefes Yoga wirkt sich ebenfalls positiv auf die Faszien aus. Daher kann es auch beim Yoga passieren, dass sich angestaute Emotionen lösen, die im Körper verankert sind, und Sie sich hinterher mal traurig fühlen. Das ist dann aber ein gutes Zeichen. Da löst sich etwas.

Völlig begeistert von der neuen Idee mit dem Faszientraining gehe ich zu Dr. Oberlin. Ich erzähle ihm von der Theorie, dass der Körper im Prinzip mit jeder Krankheit – auch dem Lipödem – klarkommt, wenn die Faszien richtig funktionieren. Neugierig warte ich seine Antwort ab. Über sein Gesicht huscht ein Lächeln:

> *Je länger Sie im Geschäft sind, desto mehr von solchen Sachen hören Sie. Diese ganzen Therapieversuche auch mit Unterdruck und immer wieder das Fettgewebe durchwalken – im Endeffekt kommt über die Zeit nichts Vernünftiges dabei raus.*
>
> *Dr. Michael Oberlin*

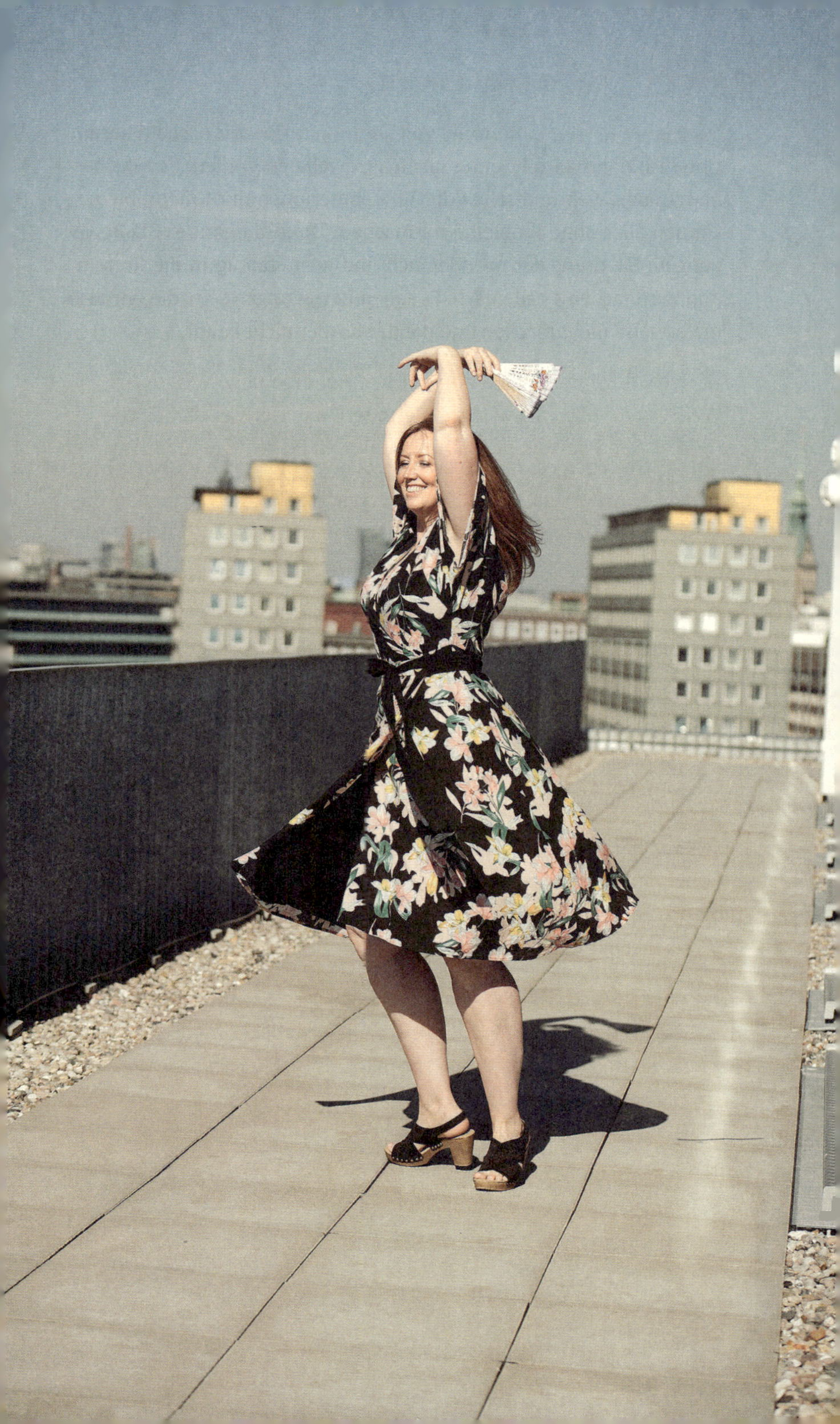

Ich kann mir gut vorstellen, dass es immer wieder neue Therapie-Ideen gibt, die dann genauso schnell wieder vom Markt verschwinden, wie sie aufgetaucht sind. Doch Ayurveda und Yoga haben eine sehr lange Tradition und auch bei diesen Bewegungs- bzw. Behandlungsformen werden die Verklebungen bei den Faszien gelöst. Beim Ayurveda über die Massage und beim Yoga über die Bewegung. Die Prinzipien sind also sehr alt, allerdings taucht das Modewort »Faszie« dort nicht auf. Die Podcasterin Natalie erzählt mir, dass der Masseur in Bali ständig in gebrochenem Englisch murmelte: »Die Muskeln, die Muskeln.« Sie wollte ihn dann immer wieder darauf hinweisen, dass ihr das Gewebe gerade sehr wehtut, aber er murmelte wieder: »Muss so sein. Die Muskeln, die Muskeln.« Erst später hat sie verstanden, dass er damit die Faszien meinte, die sich wie eine Haut um den Muskel legen.

Natalie und ich sind also völlig begeistert vom Thema Faszien. Wir gehen den schmerzhaften Weg mit der manuellen Massage. Sie massiert sich selbst und ich gehe zu Benny.

Mein Rat: Tun Sie was für Ihre Faszien

- Ich gehe den schmerzhaften Weg mit der Faszienmassage beim Physiotherapeuten.
- Sie können sich auch – wie Natalie – selbst massieren. Ihr Tipp: in den Schmerz »reinmassieren«.
- Schütteln Sie danach die massierten Arme/Beine.
- Anschließend viel trinken und eine Ruhepause einlegen, in der Sie dösen oder schlafen und alles emotional verarbeitet werden kann.
- Oder Sie machen Faszientraining mit Yoga, 3-D-Training oder das Online-Angebot von Lipoletic.

Lymphdrainage ist nur in Einzelfällen sinnvoll

Kompressionsstrumpfhose und Lymphdrainage haben mich jahrelange begleitet, bis ich erst mit der Lymphdrainage aufhörte und dann auch die Kompression erst sporadisch und dann komplett wegließ. Die ganze Zeit dachte ich, dass ich ein Alien sei, weil bei mir beides nichts gebracht hat. Pustekuchen. Es scheint einigen nichts oder wenig zu bringen und daher ändert sich die konservative Therapie gerade maßgeblich.

Streichen wir erst einmal das von der Liste, was offensichtlich nicht mehr dazugehört: die MDL. Ausgeschrieben: die manuelle Lymphdrainage. Am Anfang einer Behandlung oder in Sonderfällen könnte sie noch hilfreich sein, wie Dr. Martin mir erläutert. Bei der Erstdiagnose sei manchmal noch etwas mehr Flüssigkeit in den Beinen einer Lipödem-Patientin. Das kann sein, muss aber nicht. Falls dem so ist, dann hilft natürlich für einen kurzen Zeitraum die Lymphdrainage. Im Rahmen der stationären Therapie wird das auch in der Klinik, in der Dr. Martin arbeitet, angeboten. Doch als Dauertherapie ist die Lymphdrainage – seiner Meinung nach – für das Lipödem nicht geeignet. Aus dem einfachen Grund, weil die Lymphgefäße beim Lipödem meistens normal funktionieren. Warum sollte also mit einer Lymphdrainage ein Lymphsystem unterstützt werden, das einwandfrei funktioniert?

Das ist der große Unterschied zum Lymphödem. Da funktioniert das Lymphsystem eben nicht so gut. Und daher wird dies mit der Lymphdrainage unterstützt. Bei der Wasser-Variante vom Lipödem ist dies eine große Hilfe. Dr. Martin kann sich aber nicht vorstellen, dass die Fettzellen beim Lipödem in irgendeiner Weise auf eine Lymphdrainage reagieren.

Die Lymphdrainage wird anfangs angewendet, um die Flüssigkeitsmobilisation zu unterstützen oder mal wieder als Serie, wenn jetzt zum Beispiel wetterbedingt wieder dellbare Ödeme entstehen. Aber wenn keine dellbaren Ödeme da sind, würde man sich zu Recht fragen müssen, was eine Lymphdrainage bringen soll.

Dr. Klaus-Peter Martin

Störungen des Lymphflusses sind eher selten

»Aber was ist, wenn ich doch Lymphabflussstörungen habe?« – Dann gehören Sie zu den Sonderfällen, bei denen eine Lymphdrainage natürlich sehr sinnvoll ist und eindeutig hilft. Dr. Deling sagt:

Eine Lipödem-Patientin, die lymphatische Abflussstörungen hat, die gehört gelympht. Zweifelsohne.

Er meint, dass die Sonografiegeräte heutzutage so hochauflösend seien, dass er eindeutig sehen könne, ob es im Fettgewebe Lymphabflussstörungen gibt oder nicht. Wenn ja, dann verschreibt er die Lymphdrainage. Wenn nicht, dann nicht. »Aber es tut mir doch so gut.« – Diesen Einwand hört Dr. Deling häufiger. Doch »mir tut es gut« sei kein Qualitätskriterium. Das hat Dr. Deling auch mal auf einem Kongress gesagt und wurde dafür harsch angegiftet von den Verfechtern des Dogmas »Ein Lipödem gehört gelympht«. In seinen Augen ist das vollkommener Unsinn.

Also die Lymphdrainage tut sicherlich gut. Guttun ist aber nicht dasselbe wie medizinisch notwendig. Ich sage dann gern, dass mir der Rotwein am Abend auch guttut. Trotzdem wird er mir nicht von der Krankenkasse bezahlt.

Dr. Tobias Bertsch

Wenn Sie also ein reines Lipödem haben wie ich, dann können Sie sich die Zeit für die Lymphdrainage sparen. So haben Sie mehr Zeit für sich.

Falls Sie zu den Sonderfällen gehören und noch Lymphdrainage bekommen, dann ist es ganz wichtig, dass erst die Klappen am Hals geöffnet werden, bevor die Lympharbeit am Bein beginnt. Sonst kann das Lymphwasser nämlich nicht vom Körper abtransportiert werden. Das wird manchmal vergessen, also achten Sie darauf.

Verwechseln Sie etwas Wasser in den Beinen, das sich tagsüber mal anstauen kann, nicht mit einem Lymphödem. Denn wenn Sie ins Bett gehen und morgens aufstehen, ist das Ödem meistens weg und die Beine sind wieder ohne Wasser. Dies ist dann ein normaler Vorgang, den ich auch kenne. Und bei mir liegt es dann am vielen Stehen im Seminar oder am vielen Sitzen, wenn ich ein Buch schreibe, oder daran, dass ich keine Essenspausen mache und dadurch meinen Insulinspiegel hochtreibe, was ja auch wieder zu Wassereinlagerungen führen kann. Als ich vor einem Jahr noch meine Periode hatte, da hatte ich während dieser Tage vermehrt Wasser in den Beinen. Denn das Östrogen fördert die Wassereinlagerung und das Progesteron führt das Wasser dann wieder ab. Das alles gilt bei jeder Frau. Mit und ohne Lipödem.

Auch Ärzte lernen dazu

Die Lymphdrainage wird also von vielen Ärzten nicht mehr verschrieben. Wie kam es zu diesem Meinungswechsel? Vor 20 Jahren, bei meinem Kuraufenthalt, da war die Lymphdrainage noch Pflicht beim Lipödem.

> *Dr. Martin und ich haben beide das Gefühl: So klar und so stringent unser Wissen und unsere Möglichkeiten im Bereich des Lymphödems sind, so schlangenlinienmäßig ist unsere Geschichte, was das Lipödem angeht.*
>
> *Dr. Michael Oberlin*

Wenn er sich heute manchmal Diagnosen anschaut, die er vor 15 Jahren gestellt hat, dann wird ihm bewusst, dass er heute häufig anders entscheiden würde. Beim Lymphödem sind sich die Kollegen meistens einig über die Behandlungsweise. Beim Lipödem prallen schon eher unterschiedliche Sichtweisen aufeinander. Die Spezialklinik, in der ich meine Kur gemacht habe, ist eine lymphologische Fachklinik. Sie sind die absoluten Experten, was das Lymphsystem angeht. Nur funktionieren die Lymphe bei Lipödem-Patientinnen meistens einwandfrei. Vielleicht ist dies der Grund, dass das Lipödem in der Vergangenheit eine kleine Aschenputtel-Rolle eingenommen hat.

Genau zu dem Zeitpunkt, als bei mir die Krankheit diagnostiziert wurde, kam langsam Schwung in die Sache. Es gab immer mehr Ärzte, die sich für das Lipödem starkgemacht und darum gekämpft haben, dass es endlich als Krankheit anerkannt wird. Während beim Lymphödem meist eine klare Meinung vertreten wird, weichen beim Lipödem die einzelnen Arztmeinungen voneinander ab. Was ich aber gut finde. Das bringt Leben in das Thema. Und ich finde Ärzte, die mir bestätigen, dass sie gerade alles hinterfragen, was sie vor einigen Jahren noch empfohlen haben, viel glaubwürdiger als jemanden, der behauptet, er könne – schnipp, schnapp – mein Lipödem einfach wegoperieren.

Kompression ist für viele hilfreich

Dr. Oberlin geht neugierig auf jeden Einzelfall zu und hinterfragt die bisher gängigen Methoden. Zum Beispiel auch die Kompressionsstrümpfe. Wenn eine Patientin mit einem besonders hübschen Modell zu ihm kommt, dann fragt er: »Ganz ehrlich: Wenn Sie nun im Urlaub sind, am Strand oder wo auch immer, geht es dann auch mal drei Wochen ohne die Strümpfe?« – Häufig bejaht die Patientin das. Denn im Urlaub würde sie sich ja mehr bewegen und schwimmen gehen und da bräuchte sie die Strümpfe nicht. Dann fragt er sich zu Recht, wofür diese Frau die Strümpfe überhaupt braucht. Nur um dem Bein mehr Form und Halt zu geben oder hat sie tatsächlich weniger Schmerzen mit der Kompression? Mit diesen Fragen startet er dann ein ehrliches, offenes Gespräch und so manches Mal kommt dabei heraus, dass die Patientin die Kompression nicht braucht. Zumindest nicht täglich von morgens bis abends.

Vielleicht sollten wir einfach ehrlicher sein. Zu uns und den Ärzten: Brauchen wir die Strumpfhose wirklich jeden Tag? Lindert sie die Schmerzen? Bei mir war das nicht der Fall. Ich hatte keinen Vorteil dadurch. Ich werde mir wahrscheinlich bald mal wieder eine anpassen lassen, damit ich sie zum Fliegen nutzen kann oder um damit Sport zu treiben. Aber für jeden Tag brauche ich sie nicht.

Bitte nicht erbost das Buch zuknallen. Ich sage nicht, dass die Kompression gestrichen wird. Natürlich nicht. Dafür gibt es zu viele Frauen, die nur mit der Kompression die Schmerzen aushalten können, denen es damit deutlich besser geht. Ich möchte nur vor Augen halten, dass es nicht bei jedem so ist. Ich denke, dass es wichtig war, meine Kompression über Jahre regelmäßig zu tragen. Denn dadurch habe ich den Strümpfen eine echte Chance gegeben. Aber wenn ich selbst nach Jahren keinen einzigen Vorteil spüre, dann kann ich genauso gut ohne Kompression herumlaufen. Seien Sie sich bewusst, dass nur Sie allein das entscheiden. Das muss Ihnen kein Arzt aufzwingen. Es ist wie bei fast allen Dingen: Manchen hilft es und manchen nicht.

Eine Strumpfhose aussuchen und anpassen

Wenn Sie also gerade erst erfahren haben, dass Sie ein Lipödem haben, dann probieren Sie erst einmal konsequent die Kompression aus. Heute haben Sie auch den Vorteil, dass es viele schöne Modelle gibt. Sie können im Sanitätshaus selbst entscheiden, von welchem Unternehmen Sie gern eine Strumpfhose hätten. Wenn es die erste Kompression ist, bekommen Sie erst einmal nur eine. Denn die erste passt häufig noch nicht. Gehen Sie einfach davon aus und pfeffern Sie sie nicht frustriert in die Ecke. Gehen Sie neugierig an das Experiment »Kompression« heran und gönnen Sie sich ein paar Versuche, bis Sie die perfekt sitzende Kompression gefunden haben.

Eine Flachstrick wird für Sie maßgeschneidert

Die Kompression ist ein Geschenk, eine Stütze und keine Strafe. Wenn sie gut passt, kann sie die Schmerzen reduzieren, die Beine fühlen sich eventuell weniger schwer an und das weiche Bindegewebe wird in Form gehalten. Bei einem Lipödem lassen Sie sich bitte unbedingt eine Flachstrick verschreiben. Bei einer Flachstrick wechselt die Anzahl der Maschen. Unten am Knöchel sind es weniger, an den Waden mehr, am Knie wieder weniger und an den Oberschenkeln werden es wieder mehr Maschen. Das wird Reihe für Reihe gestrickt und dann hinten zusammengenäht. Deswegen die dicke, fette Naht. Und deswegen auch die aufwendigen Vermessungen im Sanitätshaus. Die Flachstrick wird Ihnen auf den Leib geschneidert.

Ausgiebiges Testen muss sein

Falls die Strumpfhose dennoch nicht passt, falls sie rutscht oder im Schritt zu tief hängt oder einfach nur unangenehm ist, dann warten Sie nicht lange: ab zum Sanitätshaus. Reklamieren. Wenn Sie es innerhalb von zwei Wochen machen, kann das Sanitätshaus das anstandslos beim Hersteller reklamieren. Wenn Sie damit zwei Monate warten, geht das nicht mehr. Also nach dem Kauf ausgiebig testen, mehrmals waschen und zur Not reklamieren. Falls Sie eine perfekte erste Strumpfhose gefunden haben, dann bekommen Sie noch eine mit genau demselben Schnitt. Dies ist dann Ihre Wechselversorgung. Denn manchmal wird die Kompression nicht schnell genug trocknen, und damit Sie nicht mit einer nassen Hose herumlaufen müssen, bekommen Sie eine Strumpfhose zum Wechseln.

Es gibt sogar Kompression mit Reißverschluss

Ich denke nicht, dass Sie sich intensiv mit den einzelnen Herstellern auseinandersetzen müssen. Denn es kommt nicht nur auf die Farben an, sondern hauptsächlich auf Ihre Figur. Lassen Sie sich da vom Sanitätshaus beraten. Die kennen die Hersteller besser und wissen, welche Strumpfhose bei einem kräftigen Hintern oder schmaleren Waden besser sitzt. Es gibt einteilige oder auch zweiteilige Kompressionen. Auch das können Sie wählen. Zum Beispiel Strümpfe und eine Caprihose drüber. Das erleichtert ungemein das Anziehen und den Gang zur Toilette. Andererseits kann es aber auch dort wehtun, wo sich die Strümpfe mit der Caprihose überlappen. Denn dort haben sie dann die doppelte Kompression. Es gibt sogar Kompressionen mit Reißverschluss, was sehr praktisch ist. Bei der Kompression hilft Mundpropaganda wenig, denn jeder Lipödem-Körper ist anders. Testen Sie sich also selbst durch die unterschiedlichen Modelle.

Eine Rundstrick hat zwar keine Naht, aber diverse andere Nachteile

Zu guter Letzt gibt es noch die Rundstrick. Die ist im Prinzip wie eine normale Damenstrumpfhose, nur deutlich dicker und fester. Die Flachstrick bekommen Sie nur im Sanitätshaus, weil sie individuell angepasst wird. Aber die Rundstrick können Sie auch in der Apotheke kaufen. Bei der Rundstrick haben Sie überall dieselbe Maschenzahl. An den Fesseln, an den Waden, an den Knien und an den Oberschenkeln. Der Vorteil ist, dass Sie nicht die fette, unansehnliche Naht auf der Rückseite haben, weil mit derselben Maschenzahl nahtlos nach oben gestrickt wird.

Bei einem Lipödem ist die Rundstrick allerdings häufig unangenehm, weil Sie dann an einigen Stellen zu viel Druck haben. Deswegen sollten Sie lieber zu einer Flachstrick greifen. Pro Jahr bekommen Sie zwei Kompressionsstrumpfhosen. Im ersten Jahr bekommen Sie drei Stück, weil Sie ja die Wechselversorgung brauchen. Natürlich wird im Notfall auch mal ein Auge zugedrückt. Wenn Ihre Strumpfhose schnell zerschlissen ist oder falls Sie fälschlicherweise am Anfang eine Rundstrick bekommen haben, aber eine Flachstrick brauchen oder falls Sie auf einmal deutlich mehr oder weniger wiegen, dann bekommen Sie eine neue Kompressionsstrumpfhose.

Zum Anziehen brauchen Sie Handschuhe

Wichtig sind auch die Handschuhe. Ohne bekommen Sie die Strumpfhose nicht vernünftig angezogen. Ein Kompressionshersteller stellt extra Handschuhe dafür her, aber Sie können auch einfach gut sitzende Gummihandschuhe kaufen, die Sie normalerweise zum Geschirrspülen oder für die Gartenarbeiten nutzen. Am besten mit Noppen.

Die richtige Pflege

Kurz zur Pflege der Kompression. Bei einer Konferenz war eine Vertreterin eines Kompressionsherstellers da und betonte, wie wichtig es sei, dass die Kompression auf links gezogen in der Waschmaschine und nicht per Hand gewaschen werde. Sonst würde sie nicht richtig sauber. Wenn nämlich die Hautschuppen noch festhingen, würde sich etwas Schmodder bilden, der dafür sorge, dass die Kompression anfängt zu rutschen. Im selben Vortrag wurde auch gesagt, dass die Kompression auch in den Trockner dürfe, weil sie sonst ja nicht schnell genug trocknet. Damit wird sich aber das Sanitätshaus besser auskennen und zu jeder Kompression punktgenau sagen können, wie sie gepflegt werden soll. Falls Sie Schwierigkeiten mit dem Anziehen der Kompression haben, dann fragen Sie nach Anziehhilfen.

Beim Sport sollten wir Kompression tragen

Dr. Oberlin hat das Gefühl, dass bei maximal 20 Prozent der Lipödem-Patientinnen mit der Kompression das Schweregefühl verschwindet, die Schmerzen weniger werden und das Spannungsgefühlt weggeht, sodass sich die Beine nicht mehr anfühlen, als würden Sie gleich platzen. Bei den anderen wird hauptsächlich die Flüssigkeitsansammlung vermieden, die im Laufe des Tages entstehen kann. Vor allem beim Sport wird dazu geraten, die Kompression zu tragen. Das ist aber nicht nur für das Lipödem gut, sondern auch für Otto-Normal-Leistungssportler ohne Lipödem. Ich sehe immer mehr Marathonläufer, die auch Kompressionsstrümpfe tragen, damit die Beine nicht so schwer werden. Und anscheinend hilft das auch, damit die Muskeln sich schneller regenerieren.

Nun liegt noch das Gerücht in der Luft, dass Kompression ohne vorherige Lymphdrainage nichts bringt und umgekehrt: dass eine Lymphdrainage nichts bringt, wenn man hinterher keine Kompression anzieht. Das stimmt nicht. Die Lymphdrainage bringt anscheinend kaum etwas beim Lipödem und wird nur in Sonderfällen, wenn das Lymphsystem doch mal gestört sein sollte, über einen kurzen Zeitraum verschrieben. Die Kompression bringt bei vielen Frauen eine deutliche Erleichterung. Auch ohne vorherige Lymphdrainage.

Es gibt auch Apparate für eine Lymphdrainage zu Hause. Die werden sogar häufig von der Kasse bezahlt. Falls Sie zu den Sonderfällen gehören, bei denen das Lymphsystem nicht einwandfrei funktioniert, dann können Sie sich das ja überlegen. Der Apparat ist zwar recht groß, aber immerhin müssen Sie dann nicht ständig zum Physiotherapeuten laufen. Er ersetzt keine MLD, aber es kann in den Tagen dazwischen Erleichterung bringen.

Was Sie auf gar keinen Fall einnehmen sollten, sind wassertreibende Medikamente. Die ziehen das Wasser raus. Was beim Lipödem wenig bringt, weil wir selten ein Problem mit Wasser haben. Aber trotzdem bestehen wir Menschen ja hauptsächlich aus Wasser. Wenn Sie also wassertreibende Mittel nehmen, dann wirken die ein paar Tage. Es bedeutet, Sie verlieren Wasser und nehmen dadurch ein paar Kilo ab. Nach den paar Tagen hört das allerdings wieder auf. Sie verlieren nicht noch mehr Wasser und nehmen auch nicht weiter ab. Sie erhöhen dann die Dosis. Wieder verlieren Sie Wasser und somit zeigt die Waage weniger an. Dann hört dieser Effekt wieder auf. Sie erhöhen die Dosis … Ich hoffe, Sie erkennen den Kreislauf. Das Blöde ist, dass der Körper natürlich gegensteuert und dadurch dann wirklich Ödeme entstehen, selbst wenn Sie vorher kein Problem damit hatten. Die kommen dann aber als Reaktion auf die wassertreibenden Mittel. Und sobald Sie damit aufhören, nehmen Sie innerhalb von ein paar Tagen auf einmal bis zu sieben Kilo zu. Das gilt es auszuhalten, denn anders kommen Sie aus diesem Kreislauf nicht raus.

Meine gesammelten Erkenntnisse zu Kompression und Lymphdrainage

- Versuchen Sie, die Kompression als Geschenk zu sehen.
- Tragen Sie diese ein Jahr lang konsequent und fragen sich dann ehrlich, ob sie Ihnen hilft oder nicht.
- Lassen Sie sich unbedingt eine Flachstrick-Strumpfhose verschreiben.
- Verwenden Sie zum An- und Ausziehen Handschuhe mit Noppen oder lassen Sie sich eine Anziehhilfe verschreiben.
- Ihre erste Kompression sollten Sie so lange reklamieren, bis sie perfekt sitzt.
- Danach holen Sie sich die Wechselversorgung.
- Alle sechs Monate zahlt die Kasse eine neue Kompression (im ersten Jahr drei, danach pro Jahr zwei), aber in Ausnahmefällen auch häufiger.
- Eine manuelle Lymphdrainage ist nur bei einer Lymphabflussstörung medizinisch notwendig und wird mittlerweile auch nur dann verschrieben.
- Wichtig bei einer Lymphdrainage ist, dass zuerst die Klappen am Hals geöffnet werden.

Mentale Selbsthilfe

Dieses Thema zieht sich schon durch das ganze Buch. Hier gebe ich Ihnen noch einmal ein paar gebündelte Tipps mit auf den Weg.

Er grinst verschmitzt direkt in die Kamera und sagt: »Ich habe eine Grafik. Eine wunderschöne Grafik. Wenn Sie der folgen, dann verspreche ich Ihnen, wird Ihr Leben anders werden.« – Ich schaue mir ein kurzes Video mit dem indischen Priester Gaur Gopal Prabhu an. Es ist ein kurzer Mitschnitt von einem seiner Vorträge. Er trägt ein leuchtend gelbes Gewand und ich sehe den Schalk in seinen Augen. Kurz darauf zeigt er folgende Grafik:

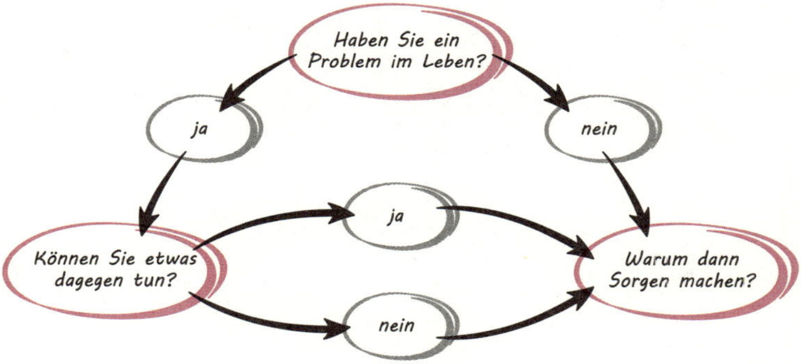

Und sagt dazu: »Haben Sie ein Problem im Leben? – Nein? – Warum dann Sorgen machen?« Er grinst breit.

Und fährt fort: »Haben Sie ein Problem im Leben? – Ja? – Können Sie etwas dagegen tun? – Ja? – Warum dann Sorgen machen?« Gelächter aus dem Publikum.

Dann sagt er: »Haben Sie ein Problem im Leben? – Ja? – Können Sie etwas dagegen tun? – Nein? – Warum dann Sorgen machen?« Jetzt folgt schallendes Gelächter aus dem Publikum.

Aus dem Sorgenkarussell aussteigen

Bei Lipödem-Patientinnen hängen ständig viele Sorgen wie eine dunkle Wolke über ihren Köpfen. Die Sorge, dass die Krankheit schlimmer wird. Die Sorge, dass sie die Krankheit vererben. Die Sorge, dass die Schmerzen immer schlimmer werden. Die Sorge, dass das Lipödem noch mehr Folgeerkrankungen nach sich zieht.

Ich kann das gut verstehen, weil ich selbst so lange in dieser Endlosschleife hing. Doch leider machen genau diese Gedanken unsere Krankheit schlimmer.

- Ständiger Fokus auf Schmerz → negative Gedankenmuster → Depression
- Gefühlte Hilflosigkeit / Opfermentalität → Depression
- Negative Gedanken → Stress → Cortisol → vermehrte Fetteinlagerung
- Negative Gedanken → Stressessen über den Tag verteilt → konstant hoher Insulinspiegel → vermehrte Fetteinlagerung
- Vermehrte Fetteinlagerung + Lipödem = mehr Schmerzen
- Seelischer Schmerz + physischer Schmerz = mehr Schmerzen
- Übergewicht → Ödembildung, evtl. sogar Lymphödem
- Übergewicht → Depressionen

Da schließt sich der Kreis wieder. Ich habe diese möglichen Zusammenhänge mal so plakativ dargestellt, um sie einfach zu verdeutlichen. Wir schaden uns selbst mit dem Sorgenmachen und den vielen negativen Gedanken.

Der eigenen Denkweise auf die Schliche kommen

Dani schaut bei unserem Gespräch von ihrem prall gefüllten Lipödem-Ordner auf und meint: »Ich weiß, dass mein Problem im Kopf liegt und nicht im Magen.« Dies soll keine Steilvorlage für die Krankenkassen sein, die gern mal Liposuktionen ablehnen mit den Worten, dass die Patientin nur psychisch krank sei. Ein richtiges Lipödem bilden wir uns nicht ein. Das ist da. Wenn die Krankenkasse keine Liposuktion zahlt, dann lässt man uns mit den Schmerzen allein. Das führt langfristig dazu, dass wir uns mental viel zu sehr auf die Krankheit fokussieren und genau das meinte Dani mit ihren Worten.

Die Podcasterin Natalie sagt, dass alles mit dem Mindset anfängt. Damit ist unsere innere Einstellung gemeint. Das sei die Basis. Nicht nur für das Lipödem, sondern für das ganze Leben. Deswegen heißt ihr Podcast auch MindBodyLife. Natalie findet Achtsamkeit und Ehrlichkeit ganz wichtig. Wie sagt sie so schön: »Radikale Ehrlichkeit zu sich selbst.«

Fast genau dasselbe hat mir auch die Yogalehrerin Waltraud erzählt:

Die Ehrlichkeit ist so wichtig. Wie ehrlich sind die Frauen, wenn sie sagen, dass etwas nicht funktioniert. Lipödem hat etwas mit Festhalten zu tun. Wenn wir es loswerden möchten, dann gilt es, loszulassen. Und da darf jede Frau sich ehrlich fragen, ob sie schon bereit dafür ist, loszulassen.

Waltraud Scheller

Was bedeutet loslassen? Definitiv nicht, dass der Schmerz dann weg ist. Der ist noch da, aber er verliert an Relevanz. Er ist einfach nicht mehr so wichtig.

Die Krankheit – bzw. jede schlimme Krankheit – hat auch Vorteile. Tanja ist eine liebe Kollegin von mir und sie hält Vorträge über Mut. Sie hat eine Autoimmunerkrankung und infolgedessen fielen ihr fast alle Haare aus. Sie erzählt mir in ihrem schönen Büro, dass sie dadurch auch Vorteile hatte. Einen sekundären Krankheitsgewinn, wie sie es nennt. Als sie mal in der Bahn beim Schwarzfahren erwischt wurde, musste sie keine Strafe zahlen. Als sie einmal in den Urlaub fliegen wollte und feststellte, dass ihr Pass abgelaufen war, ließ man sie trotzdem freundlich lächelnd in den Flieger.

Ähnlich hat es mir Eric mal erzählt, ein Kollege, der Vorträge zum Thema Selbstverantwortung hält. Er sagte mir bei einem Treffen in Hamburg: »Bei einer Diät kassieren wir doppelte Aufmerksamkeit. Zum ersten Mal, wenn wir mit der Diät anfangen und alle uns dazu gratulieren. Und zum zweiten Mal, wenn die Diät gescheitert ist und alle uns bemitleiden.« Und genauso war es bei mir. Beim Start und beim Ende einer Diät habe ich ein volles Pfund Aufmerksamkeit bekommen. Ich bekomme auch jetzt Aufmerksamkeit, wenn ich über meine Krankheit rede. Und über meine Schmerzen. Das ist auch gut so. Doch es ist wichtig für mich zu wissen, dass ich diese Aufmerksamkeit auch bekäme, wenn ich weder auf Diät wäre noch ein Lipödem hätte.

Natalie hat bei unserem Telefonat noch einen schönen Gedanken geäußert:

Ich schaue mir an, wie es jetzt gerade ist. Den Ist-Zustand. Und dann überlege ich mir, wie ich gern denken würde. Was für Gedanken würden mir gefallen. Und dann mache ich es einfach. Ich denke genau diese Gedanken, selbst wenn es noch nicht so ist. Ich erschaffe mir meine neue Wirklichkeit.

Natalie Stark

Einer sehr lieber Freund von mir ist der Mentaltrainer Mathias. Als ich vor sechs Jahren mal in einem heftigen Tief war, da hat er mir mit einer ähnlichen Idee geholfen, wie sie Natalie eben erzählt hat. Er meinte, dass ich doch einen Tag lang einfach mal so tun könnte, als ob es mir gut ginge. Als ob ich Spaß daran hätte aufzustehen. Als ob ich verliebt wäre in den Tag und in mich. Und als ob ich Spaß an meiner Arbeit hätte. Da mein Ist-Zustand in der Zeit weit von diesen positiven Gedanken entfernt war, sagte er:

Und morgen kannst du einfach wieder in die Traurigkeit zurückgehen. Aber heute tust du so, als ob du Spaß an allem hast, was du gerade tust.

Mathias Fischedick

Klingt bescheuert, aber es funktioniert. Natürlich nur, wenn ich auch bereit bin loszulassen, wie Waltraud schon gesagt hat. Es gab damals immer wieder Tage und Wochen, in denen ich meine Traurigkeit gar nicht loslassen wollte. Denn meine Traurigkeit hing mit einem Menschen zusammen, den ich verloren hatte. Und ich wollte ihn nicht loslassen. Und dadurch auch die Trauer nicht. Doch Stück für Stück konnte ich es. Wie ist es bei Ihnen? Seien Sie ehrlich: Sind Sie bereit loszulassen? Darf das Leben leicht sein? Dürfen Sie über die Sprüche im Schwimmbad lachen? Dürfen Sie sich kichernd mit anderen Frauen passende Hosen nähen? Dürfen Sie sich schön finden, trotz der gängigen Schönheitsideale?

Auch wenn Mathias mir damals mit seinen Tipps geholfen hat, so gibt es in diesem Bereich keinen Zauberstab. Wie die Glücksexpertin Maike schon gesagt hat: Glück ist Arbeit. Und genauso arbeitsintensiv ist es auch, die meiste Zeit am Tag positiv und humorvoll zu verbringen. Das wird einem nicht in den Schoß gelegt. Besonders wenn das Umfeld nicht mitzieht. Mathias vergleicht das gern mit den Mexiko-Krabben. Es gibt dort eine Krabbenart, die werden – frisch gefangen – von Fischern in offenen Eimern aufbewahrt. Die obersten könnten rauskrabbeln. Aber sobald das eine Krabbe versucht, ziehen die anderen Krabben sie wieder runter in den Eimer. Als wollten sie sagen: »Du bist eine von uns. Wir sind Opfer. Du kommst nicht raus.« Deswegen brauchen die Fischer auch keine Deckel für die Eimer.

Ein aus meiner Sicht typisches Beispiel für eine Umgebung, die einen eher runterzieht als aufbaut, sind verschiedene Foren zum Thema Lipödem. Da bestärken sich die Negativ-Redner häufig gegenseitig. Und wenn ein Gruppenmitglied es wagt zu sagen, dass die Krankheit nicht fortschreitend sei oder es ihr mit Ayurveda-Ernährung besser gehe oder sie dank des Kraftsports kaum noch Schmerzen habe, dann ziehen sie die anderen Krabben wieder zurück in den Eimer. Welche Krabbe sind Sie? Klettern Sie hoch oder ziehen Sie runter?

Ist Ihr Umfeld bestärkend oder zieht es Sie eher runter?

Schauen Sie sich mal um. Der Unternehmer und Motivationstrainer Jim Rohn hat mal gesagt, dass wir der Durchschnitt sind von den fünf Menschen, mit denen wir am meisten Zeit verbringen. Wie sind diese fünf Menschen bei Ihnen drauf? Fröhlich, sachlich, motzig, depressiv, glücklich ... Und Sie sind ja auch bei anderen Menschen einer im Fünfer-Team. Was geben Sie da rein?

Calvin ist nicht nur Fotograf, sondern hält auch Vorträge zu den Themen Motivation und Social Media. Als wir nach dem Fotoshooting für das Vorher-Bild (Cover-Foto) in Schwetzingen zusammen asiatisch essen gehen, erzählt er mir von einer schönen Liste, die er regelmäßig erstellt. Und zwar die Not-to-do-Liste. Er schreibt sich auf, was er *nicht* mehr tun will. Wir vergeuden ja häufig Zeit mit Dingen, die uns gar nicht wichtig sind, uns nicht voranbringen und keinen Spaß machen. Solche Dinge packt Calvin auf die Not-to-do-Liste.

Wie wäre es, wenn Sie diese Liste leicht abwandeln und eine Not-to-*see*-Liste daraus machen? Wen wollen Sie nicht mehr sehen? Denken Sie über jede Krabbe nach, die Sie nach unten zieht. Darf die in Ihrem Leben bleiben? Wenn ja, muss sie so nah dran sein? Können Sie die Person vielleicht seltener sehen? Ich mache das immer wieder. Werfe Menschen aus meinem Leben, die mir nicht guttun. Damit meine ich nicht, dass ich nur Menschen drinlasse, die mir nach dem Mund reden. Nein. Das sind Menschen, die mir guttun. Die mich rausklettern lassen. Die mir sogar noch dabei helfen.

Natürlich ist es schmerzhaft, wenn auch ich mal von jemandem aus dessen Leben geschmissen werde, der findet, dass ich ihm nicht guttue. Das habe ich vor zwei Jahren mit einer tollen Frau erlebt, der ich leider nicht gutgetan habe. Und deswegen bin ich rausgeflogen. Das tut weh, aber für sie war es der richtige Schritt. Muss ja auch nicht für immer und ewig sein. Menschen ändern sich.

Welches Bedürfnis steckt hinter dem Essen?

Mathias erzählt mir von einem Klienten, der zu Hause ständig Stress und Streit hatte. Ständig war es laut. Nur wenn gegessen wurde, war Ruhe. In dem Fall hatte das Essen die klare Funktion: für Ruhe sorgen. Bei mir war Essen eine Ausweichstrategie für unangenehme Gefühle, weil mich Essen betäubt hat und ich dann weniger gespürt habe. Es gilt herauszufinden, warum Sie essen. Damit meine ich nicht die drei normalen Mahlzeiten. Ich rede von den vielen Süßigkeiten, Kuchen, Chips oder was auch immer Sie zwischendurch essen, was Ihr Körper überhaupt nicht braucht: Wozu dient Ihnen dieses Futtern zwischendurch? Was hat Essen bei Ihnen für eine Funktion?

Bewusst finden wir häufig keine Antwort, weil die meistens tief in unserem Unbewussten steckt. Deswegen arbeitet Mathias in seinen Coachings gern mit einer leichten Trance. In einer Trance kommen wir ans Unbewusste heran, finden die Antworten und können dann auch gleich herausfinden, welche Alternativen es geben könnte zu dem ungesunden Essen. Während der Klient noch in der leichten Trance ist, wird das neue Essverhalten ausprobiert. Zum Beispiel so: »Immer wenn ich Lust auf Schokolade habe, greife ich nach einem Glas Wasser." Danach wird die Trance aufgelöst. Nun hat der Klient die Antworten, schon eine Lösung und hat sie in Gedanken sogar schon ausprobiert. Dadurch verknüpft unser Gehirn die neue Strategie mit einer guten Erfahrung und es klappt viel eher, sie umzusetzen: Glas Wasser statt Schokolade.

Das klingt nach einer schnellen Lösung, aber Mathias ist für den nachhaltigen Weg, über Langsamkeit, Geduld und Selbstliebe.

Wie wäre es mit etwas mehr Ruhe?

Kilia streichelt bei unserem Gespräch gedankenverloren ihre Hündin und erzählt mir, dass Meditationen Ruhe reinbringen ins Leben. »Lustig, Kilia, ich kann meine Beine nicht so überkreuzen.« – »Das macht nichts. Dann sitzt du einfach auf einem Stuhl.« – Ich meditiere jetzt. Noch nicht regelmäßig und jeden Tag, aber es gilt ja auch alles langsam umzusetzen und nicht holterdiepolter. Dafür nutze ich eine App. Dann brauche ich mir nämlich nicht selbst etwas zu überlegen, sondern werde entspannt durch die Meditation geführt.

Einen schönen Tipp hat aber auch die Ärztin Dr. Anke Frischmann, die ich in Dresden treffe:

> *Ich meditiere häufig beim Gehen. Ich atme vier Schritte ein und denke mir bei jedem Schritt ‚gesund, gesund, gesund, gesund' und atme dann vier Schritte aus mit den Gedanken ‚entspannt, entspannt, entspannt, entspannt.'*
>
> *Dr. Anke Frischmann*

Das finde ich klasse. Ich nehme die Worte Ruhe und Glück.

Beim Einatmen sage ich »Ruhe, Ruhe, Ruhe, Ruhe« – und beim Ausatmen »Glück, Glück, Glück, Glück«.

Sich selbst lieben

Was ich so wichtig finde, ist, dass wir lernen, uns selbst zu verzeihen und uns selbst zu lieben. Mein Kollege Veit spricht immer wieder davon, wie gut es wäre, sich selbst zu heiraten. Als ich davon vor einigen Jahren hörte, habe ich den Gedanken noch als esoterischen Quatsch zur Seite geschoben. Doch jetzt halte ich es für eine ganz großartige Idee: sich selbst heiraten.

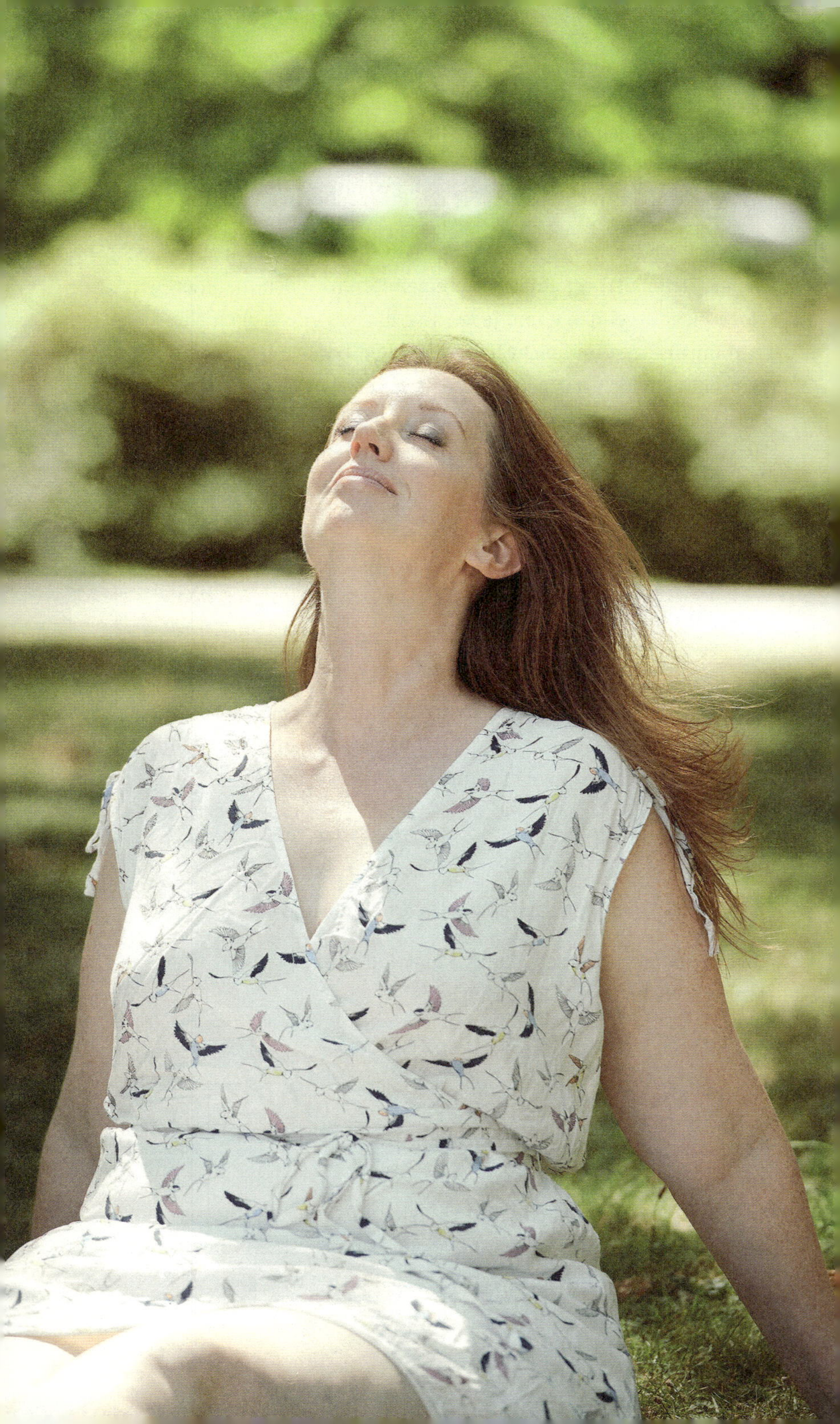

Wir sind nämlich bei unserem Ehe- oder Lebenspartner häufig viel sanfter und verzeihen schneller als uns selbst. Dem anderen verzeihen wir Macken, uns nicht. Lassen Sie das Buch ruhig mal kurz sinken und sagen Sie sich: »Ich habe mich lieb.« Nicht trotzig, sondern aus vollstem Herzen. Sie sind eine tolle Frau. Ohne Wenn und Aber.

Die neueste Studie von Dudek zeigt psychologische/ psychiatrische Probleme bei bis zu 60 Prozent der Patientinnen mit Lipödem!! Dieser Aspekt sollte wirklich behandelt werden, wird aber oft vergessen. Und die Patientinnen sagen nichts, weil sie nicht als geisteskrank oder verrückt dastehen wollen.

Dr. Robert Damstra

Schade, oder? Dass wir uns selbst so ein Bein stellen. Helfen Sie sich selbst oder lassen Sie sich helfen. Damit Sie entspannter sind, mit den Schmerzen leichter umgehen können und anfangen, sich selbst als die sensationelle Frau zu sehen, die Sie sind. Denn mit guten Gefühlen wird alles besser:

Lipödem-Patientinnen sagen mir, dass das Lipödem auf einmal eine untergeordnete Rolle spielt, wenn es ihnen gut geht, frisch verliebt zum Beispiel, oder sie einen tollen Job haben. In solchen Momenten werden die Schmerzen viel weniger wahrgenommen, als wenn sie gerade verlassen worden sind, Liebeskummer haben, gemobbt werden bei der Arbeit oder Ähnliches.

Wir wissen ja, dass es einen ganz engen Zusammenhang gibt zwischen Depressionen und Schmerzempfinden. Und auch unsere Psychologinnen hier haben festgestellt: Wenn die Depression sich verbessert, verbessert sich auch das Schmerzempfinden und damit auch das Lipödem. Das ist ein ganz entscheidender Faktor.

Dr. Tobias Bertsch

Meine Ideen zur mentalen Selbsthilfe

- Lieben Sie sich ohne Wenn und Aber.
- Suchen Sie sich ein stärkendes Umfeld.
- Erstellen Sie eine Not-to-see-Liste mit Personen, die Ihnen nicht guttun.
- Fokussieren Sie sich nicht nur auf Ihr Lipödem! Sie sind viel mehr als Ihre Beine!
- Üben Sie sich in Achtsamkeit.
- Beginnen Sie zu meditieren – im Sitzen oder Gehen.
- Finden Sie heraus, welche Funktion das Essen (außer der Ernährung) bei Ihnen hat.
- Achten Sie auf Ihre Gedanken und denken bewusst das, was Sie gern denken möchten.
- Beschreiten Sie von nun an einen nachhaltigen Weg – mit Langsamkeit, Geduld und Selbstliebe.

Liposuktion als letzte Maßnahme

Eine Operation ist keine Selbsthilfe im eigentlichen Sinne. Aber weil viele ihre Energie und Hoffnung nur auf die Liposuktion richten, passt es doch hierher. Was spricht dafür, was dagegen?

Jetzt kommen wir zu einem heiklen Thema. Für viele scheint die Liposuktion der einzige Weg zu sein: »Dreimal absaugen, bitte« und hinterher ist alles gut. Wenn das stimmen würde, dann würde ich dieses Thema auch an erste Stelle packen, aber dem ist nicht so. Diese vielen Liposuktionen sind kein Spaziergang. Sie haben hinterher riesige Wunden unter der Haut. Dr. Schmidt führt Liposuktionen durch. Er macht das gut und gern. Er ist auch ein Befürworter, dass das Fett schon bei einer jungen Frau abgesaugt wird, damit sich die Krankheit gar nicht so entfalten kann. Doch obwohl er für eine Fettabsaugung ist, spricht er auch ganz klar über die Risiken. Was ich gut finde. Auf diversen Konferenzen habe ich hauptsächlich von Ärzten gesagt bekommen, dass es fast ein Spaziergang sei. Da wird dann eine ältere Dame gezeigt, die schon direkt nach der Operation wieder stehen und am Tag darauf schon wieder leicht spazieren gehen konnte.

Diese Ausnahmen gibt es. Realität ist aber auch, dass viele erst mal flachliegen und der Körper sich nur langsam von dieser wahnsinnig großen Wunde unter der Haut erholt. Deswegen ist es auch nicht zu empfehlen, die Operationen Schlag auf Schlag durchzuführen. Natürlich klingt es verlockend, innerhalb von drei Monaten alles hinter sich zu haben, mit einer Liposuktion pro Monat. Doch Dr. Schmidt sagt klar: »Je länger man zwischen den Operationen wartet, desto besser ist es. Wenn man zwei Operationen im Jahr macht, ist es besser, als drei oder vier.«

Pro und Kontra

Auf meiner Rechercheреise habe ich mit vielen Experten über das Fettabsaugen gesprochen. Hier die aus meiner Sicht wichtigsten Gründe, die für und gegen die Liposuktion sprechen.

Was spricht für die Liposuktion?

- Häufig sind die Schmerzen hinterher weg oder stark reduziert.
- Mit weniger Fett an den Beinen werden die Frauen mobiler und treiben wieder mehr Sport.
- Mit dem Lipödem-Fett werden viele Entzündungen aus dem Körper geholt.
- Der Psyche geht es besser, weil die Beine »normaler« aussehen.

Da die konservative Therapie – abgesehen von der Kompression – kaum etwas bringt, klingt das natürlich verlockend.

Aber:

- Das Lipödem ist *nicht* weg!
- Einige Patienten sehen Jahre später genauso aus wie vorher.
- Wenn zu viel in zu kurzer Zeit abgesaugt wird, dann werden einige schon von einer Grippe ernsthaft krank, weil der Körper komplett überfordert ist. Das kann auch zum Tod führen.
- Einige wollen die Liposuktion nicht wegen der Schmerzen, sondern nur wegen des Aussehens. Dann ist es aber eine normale Schönheitsoperation und keine medizinisch notwendige Fettabsaugung.
- Es kann sein, dass Sie hinterher unschöne Hautlappen haben, weil zu viel abgesaugt wurde. Je weniger man absaugt, desto größer ist die Wahrscheinlichkeit, dass die Haut nicht hängt.

Dr. Deling ist für Liposuktionen, sagt aber auch:

Es wird zu viel abgesaugt, es wird falsch abgesaugt, es wird die falsche Indikation gestellt beim Absaugen. Das ist nun mal Fakt. Was ich kritisiere, ist eben, dass so viele Leute mit der Liposuktion so viel Geld verdienen und auch in den nächsten zehn Jahren verdienen werden oder wahrscheinlich auch noch länger, aber die Patienten über ihre Erkrankung nicht aufklären. Und das ist halt falsch und das wird irgendwann zum Bumerang für die Patienten.

Dr. Olaf Deling

Mit Aufklärung meint Dr. Deling, dass der Patientin erklärt wird, dass sie eben nicht geheilt ist, dass sie weiterhin auf ihre – in seinem Fall basische – Ernährung achten und Sport treiben muss. Und vor allem, dass diese Patientin vor, während und nach der Operation psychologisch betreut wird. Damit sie nicht wieder zurückfällt in die alte Figur, nur weil die Essstörung noch nicht geheilt wurde.

Ich erinnere mich an eine Patientin ganz am Anfang meiner Zeit hier als Operateur. Sie hat einige Jahre nach der Fettabsaugung den Job verloren, dann noch Stress gehabt in der privaten Beziehung und hat dann nachher genauso viel gewogen wie vorher.

Dr. Herbert Schmidt

Und warum hat sie beim Jobverlust und bei dem Beziehungsstress wieder mehr gegessen? Weil im Kopf noch die alten Verhaltens- und Tröstungsmechanismen aktiv waren. Mir ging es doch genauso: Wenn mich etwas emotional aus der Bahn geworfen hat, dann waren Fast Food und Schokolade meine besten Freunde.

Ich bin mir mit erfahrenen Kollegen aus dem Ausland einig, dass es mit der Liposuktion in Deutschland im Moment übertrieben wird. Diese Idiotie: Ich habe noch zwei Liter mehr abgesaugt als du. Sechs, acht, zwölf Liter werden mittlerweile abgesaugt. Das ist völliger Schwachsinn. Das sind Riesenwundflächen und dann einfach diese Patientinnen nach vier Wochen wieder zu operieren, erneut so was zu machen, das ist verantwortungslos.

Dr. Olaf Deling

Die Klinik, in der ich die Kur gemacht habe, ist nicht komplett gegen die Fettabsaugung. Dort herrscht die Ansicht, dass sie durchaus Sinn ergibt bei Patientinnen mit einem BMI unter 32. Wenn diese vorher die Kompression konsequent getragen haben, auch eine Ernährungsumstellung und Sport nichts brachten und die Schmerzen schlimm sind, dann rät auch Dr. Oberlin zu einer Liposuktion. Bloß bei zu übergewichtigen Patientinnen raten sie ab, weil diese hinterher häufig schlimmer aussehen als vorher und die Schmerzen eben nicht weg sind. Dr. Schmidt sagt auch, dass es viel einfacher ist, bei einem Lipödem Fett abzusaugen, wenn die Patientin vorher abgenommen hat und nur noch das reine Lipödem übrig ist.

Sollen nur die Beine oder auch die Arme operiert werden?

Nun zu der heiß diskutierten Frage, ob man alles operieren lässt – Arme und Beine komplett – oder ob man nur den Teil operiert, der am stärksten betroffen ist. Dr. Schmidt entscheidet dies im Einzelfall. Er zieht kein Standardprogramm durch, sondern entscheidet individuell. Er hat natürlich auch Fälle erlebt, wo nach der Fettabsaugung an den Beinen dann die Arme regelrecht explodiert sind. Wobei ja das Fett nicht von Luft und Liebe kommt. Wenn Sie nach einer Fettabsaugung zum Beispiel an den Beinen auf die Ernährung achten und Ihr Gewicht halten, dann ist es wahrscheinlich, dass dies nicht passiert oder das Lipödem sich an den Armen sogar zurückentwickelt. Davon hat mir Dr. Deling berichtet. Eine seiner Patientinnen hat sich nach der Operation an den Beinen basisch ernährt und spürte eine starke Verbesserung an den Armen, weil der Körper nun leichter gegen die Entzündungen ankämpfen konnte.

Auf Instagram lese ich immer mal wieder von Frauen, die auch nach der Operation verwundert feststellen, dass sie nicht essen können, was sie wollen. Sonst nehmen sie wieder zu. Und sie stellen ebenso fest, dass nach der Operation die Beine auch mal dick und voller Wasser sind, wenn sie sich zu wenig bewegen. Willkommen im normalen Leben. Das hat fast jede Frau: Wassereinlagerungen bei zu wenig Bewegung und zu viel Stehen und Zunahme bei zu viel Essen. Die Operationen sind keine Wunderpille, die auf einmal alles wegnehmen. Sie schrauben vielmehr Ihre Figur mal um 10 oder sogar 15 Jahre zurück.

Was sich bei mir absolut lohnen würde. Wenn ich mich mit 50 operieren lassen würde, dann hätte ich also bis 65 oder sogar 70 die Figur, solange ich natürlich weiterhin die Psyche, das Essen und den Sport im Blick behalte. Ich bin gespannt, wie es in 15 Jahren bei all den Frauen aussieht, die sich jetzt haben operieren lassen. Ob sie dann wohl eine zweite Welle der Operationen einleiten? Ich wünsche allen, die eine Liposuktion hinter sich haben, dass es hält. Für immer. Ich wünsche es mir und drücke auch Ihnen die Daumen.

Wann übernimmt die Krankenkasse die Kosten?

Wie kommt es, dass in einigen Vertragskrankenhäusern die meisten Liposuktionen von den Krankenkassen übernommen werden und bei anderen Kliniken nicht? Das liegt daran, dass einige gesetzliche Krankenkassen nach §5 SGB V Selektivverträge mit Krankenhäusern zu unterschiedlichen Krankheiten abschließen. Falls Ihre gesetzliche Krankenkasse einen Selektivvertrag mit einem Vertragskrankenhaus für das Lipödem hat, dann werden die Kosten auch übernommen. Nur leider wird über diese Selektivverträge nicht gesprochen. Sie können von außen also nicht sehen, welches Krankenhaus einen für Lipödem und somit die Liposuktion abgeschlossen hat oder nicht.

Ich spreche mit einer Mitarbeiterin einer Krankenkasse, die leider auch nur als Privatperson mit mir spricht und sich nicht offiziell äußern darf. Ich erzähle ihr davon, dass ich von einem Krankenhaus weiß, bei dem über 80 Prozent der Liposuktionen beim Lipödem gezahlt werden. Sie meint, dass dies nur möglich sei, weil dieses Krankenhaus einen Selektivvertrag habe. Über den darf aber weder das Krankenhaus sprechen noch die Krankenkasse.

Ein möglicher Weg könnte trotzdem sein, dass Sie zu einem Vertragskrankenhaus gehen und dort besprechen, wie die Chancen stehen. Sobald Sie Ihre Krankenkasse nennen, werden Sie vielleicht eine Antwort bekommen, ob eine Kostenübernahme möglich ist. Wenn die Antwort negativ ausfällt, können Sie ja zum nächsten Vertragskrankenhaus gehen. Oder auch zaghaft vorfühlen, ob das Vertragskrankenhaus mit »Daumen hoch« und »Daumen runter« andeuten kann, ob es einen Selektivvertrag gibt und bei welcher Krankenkasse.

Laut meinen Recherchen zahlt weder die Techniker Krankenkasse noch die Barmer etwas. Da müssten Sie sehr lange kämpfen, wobei Sie von guten Vertragskrankenhäusern auch bei diesem Schritt unterstützt werden. Sie erstellen dann gerichtliche Atteste und Gutachten. Welche Krankenkassen zahlen nun? Sie könnten bei einer AOK Glück haben. Von denen gibt es ja mehrere in Deutschland. Und bei kleinen Krankenkassen. Oder natürlich auch bei privaten Krankenkassen. Die zahlen zwar häufig nur einen Teil, aber das ist mehr als gar nichts.

Wichtig ist noch die Unterscheidung zwischen einer Schönheitsoperation und einer medizinisch notwendigen Operation. Das können Sie daran erkennen, ob Sie Mehrwertsteuer bezahlen oder nicht. Bei der plastischen Chirurgin (S. 34) wären noch 19 Prozent Mehrwertsteuer obendrauf gekommen. Bei einer medizinischen Liposuktion beim Lipödem sollte auf der Rechnung keine Mehrwertsteuer stehen.

Warum das wichtig ist? Ich könnte mir vorstellen, dass es leichter ist, die Operation als außergewöhnliche Belastung von der Steuer abzuziehen, sich also vom Finanzamt Geld zurückzuholen, wenn die Operation als medizinisch notwendig angesehen wird. Am besten fragen Sie, bevor Sie die ganzen Anträge bei der Krankenkasse für die Kostenübernahme stellen, beim Steuerberater nach. Er kann Ihnen hilfreiche Tipps geben, worauf Sie achten müssen. Falls Sie keinen Steuerberater haben, können Sie zur Not auch einfach vorher das Finanzamt fragen, wie viel Sie von den Liposuktionen erstattet bekommen.

To-do-Liste, wenn bei Ihnen eine Liposuktion ansteht

Eine mögliche Reihenfolge wäre:

- Lassen Sie die Diagnose Lipödem von einem Arzt bestätigen.
- Finden Sie ein Vertragskrankenhaus Ihrer Wahl.
- Dieses erstellt ein Attest mit Bildern, um eine medizinische Fettabsaugung zu begründen.
- Vom Steuerberater oder direkt vom Finanzamt Tipps holen, wie und welche OP-Kosten von der Steuer abgesetzt werden können.
- Reichen Sie den Antrag für die Fettabsaugung bei Ihrer Krankenkasse ein.
- Lassen Sie sich von der ersten Ablehnung nicht entmutigen und legen Sie Einspruch ein (dabei hilft das Vertragskrankenhaus).
- Eventuell können Sie den Medizinischen Dienst aufsuchen, damit er eine Besonderheit findet, die zu einer Ausnahme führt.
- Lassen Sie sich erst operieren, wenn Sie eine Zusage von der Krankenkasse haben.

- Falls Sie doch selbst zahlen müssen, setzen Sie die Tipps vom Steuerberater oder Finanzamt um.
- Wenn Sie eine Kostenzusage von einer gesetzlichen Krankenkasse bekommen, dann meistens für alle erforderlichen zwei bis drei Operationen. Denn entweder lehnt die Kasse es komplett ab oder sie zahlt alle notwendigen Liposuktionen, verrät mir Dr. Schmidt.

Es wäre schön, wenn ich hier klare Aussagen treffen und Ihnen eine Liste von Krankenkassen vorlegen könnte, die die Operationen bezahlen. So einfach ist das leider nicht, denn Dr. Schmidt sagt mir, dass es sich ständig wandelt, welche Krankenkasse Kosten übernimmt und welche nicht. Und ob ein Selektivvertrag verlängert wird oder nicht.

Es gibt auch noch die Möglichkeit, auf eine Nachlässigkeit von den Krankenkassen zu hoffen. Wenn Sie den Antrag auf Kostenübernahme bei der Krankenkasse stellen, dann müssen die innerhalb von drei Wochen antworten oder innerhalb von fünf Wochen, wenn der Medizinische Dienst hinzugezogen wird. Wenn diese Fristen nicht eingehalten werden, dann können Sie nach § 13 SGB V klagen und haben dann deutlich bessere Chancen, dass die Krankenkasse wegen dieser Nachlässigkeit doch die Kosten der Liposuktion übernehmen muss. Ziehen Sie am besten einen Anwalt hinzu, der sich auf Fristeinhaltungen spezialisiert hat. Und damit Sie einen Beweis in den Händen halten, jeden Antrag und auch Einspruch stets per Einschreiben mit Rückschein verschicken.

Falls bei der Studie vom G-BA irgendwann herauskommt, dass die Liposuktion nachweislich etwas bringt, dann wird es schon wieder ganz anders aussehen. Das kann aber noch Jahre dauern. Und selbst dann bitte nicht unüberlegt in eine Fettabsaugung reinstolpern. Es ist eine tolle Möglichkeit und ich bin auch sehr froh, dass es sie mittlerweile gibt. Doch es ist die letzte Option. Das sage nicht nur ich, sondern auch seriöse Chirurgen wie Dr. Schmidt: erst Ernährung, dann Sport, dann konservative Therapie und dann die Operation. Bei Dr. Deling käme bei dieser Reihenfolge noch die psychologische Begleitung dazu, die ich auch sehr wichtig finde. Ob mit oder ohne Liposuktion.

Wenn Sie sich für eine Liposuktion entschieden haben, beachten Sie bitte Folgendes

- Lassen Sie max. zwei Liposuktionen pro Jahr mit sechs bis acht Monaten Pause dazwischen durchführen.
- Lassen Sie nicht zu viel Fett absaugen.
- Behalten Sie trotz der Liposuktion die Psyche, die Ernährung und den Sport im Blick.
- Wenn Ihre Krankenkasse zahlen soll, beachten Sie die Reihenfolge in der To-do-Liste.
- Verschicken Sie die Anträge an die Krankenkasse per Einschreiben mit Rückschein, um die Fristen belegen und eventuell nutzen zu können (laut § 13 SGB V muss die Kasse spätestens nach drei bzw. fünf Wochen antworten).

Das Leben darf leicht sein

In diesem letzten Kapitel möchte ich Ihnen noch einige Anregungen geben, wie unser Leben leichter und schöner werden kann. Da darf natürlich auch die Liebe nicht fehlen.

Was werden Männer zu meinen Beinen sagen, die ich neu kennenlerne? Und was ist, wenn es der Mann meines Lebens ist und wir ein Kind bekommen wollen? Vererbe ich das Lipödem weiter? Und falls ich dann eine Tochter habe, wie früh kann ich erkennen, ob Sie auch ein Lipödem hat? Ist es überhaupt sicher, dass ich als Lipödem-Betroffene meine Krankheit an meine Tochter weitervererbe?

Auf Partnersuche

Die Schauspielerin Madlen Kaniuth schreibt in ihrem Buch »Dicke Beine trotz Diät«: »Liebe und Lipödem – das sollte wirklich kein Thema sein.«

Es ist Juli 2017. Heute ist ausnahmsweise mal ein sehr heißer Tag. Hamburg hat rückblickend diesen Sommer echt vergeigt mit kalten Temperaturen und viel Regen. Ich sitze auf dem Balkon, lese diesen Satz und lasse verdutzt das Buch sinken. Nachdenklich blinzle ich in die Sonne. Liebe und Lipödem ist kein Thema? Für mich schon. Bin ich damit die Einzige?

Gerade jetzt. Ich bin nämlich mal wieder auf der Suche nach einem Lebenspartner und habe mir dafür – nicht lachen – die App Tinder als Mittel zum Zweck ausgesucht. Immer wieder Blind Dates. Dadurch steht für mich mein Lipödem gerade ganz weit oben auf meiner Prioritätenliste. Denn gerade in solchen Flirt-Phasen denke ich besonders häufig darüber nach. Wann sage ich einem Mann, dass die Beine unter dem Kleid nicht so sind wie bei anderen Frauen? Welche Fotos stelle ich bei Tinder ein? Verrate ich da schon, wie viel ich wiege? Stelle ich ein Ganzkörperfoto ein? Habe ich überhaupt eins? Und beim Treffen würden hohe Absätze meine Beine strecken, mich schlanker machen, das Treffen aber auch automatisch auf ein oder zwei Stunden verkürzen, weil ich damit nicht ewig durch die Gegend gehen kann.

Ich bin keine Heldin, was Beziehungen angeht. Meine längste On-off-Beziehung hielt zwei Jahre. Bei einigen konnte ich das Einjährige feiern, aber meistens bin ich schon froh, wenn es ein paar Monate hält. Vor einem halben Jahr habe ich einem guten Freund erzählt, dass ich gerade Single bin. Und da meinte er: »Wieso? Das bist du doch immer.« Rückblickend hat er recht. Die meiste Zeit in meinem Leben war ich Single. Und die kurzen Beziehungen waren teilweise schön, teilweise intensiv, teilweise nicht so schön, aber sie haben eines gemeinsam: Sie sind alle vorbei.

Ich muss gerade lachen, weil mich das an meinen Termin bei dem merkwürdigen Ayurveda-Arzt erinnert, der auf meine Handflächen schaute und meinte: »Beziehungen halten bei Ihnen nicht.« – Unheimlich. Woher weiß er das? Steht das in meiner Handfläche? Aber dann verglich er meine rechte mit meiner linken Hand und sagte: »Aber das wird besser. In Ihrer rechten Hand ist der Trend für die Zukunft und die sieht besser aus.« – Beruhigend zu wissen. Er schaut mich direkt an: »Wenn ich sehe, dass es in der rechten Hand schlechter aussieht, dann erwähne ich das natürlich nicht. Aber bei Ihnen kann ich das sagen.«

Als On-off-Single habe ich natürlich viel Erfahrung im Flirten. Und ich habe einige Plattformen ausprobiert. Oder auch das reale Leben. Immer auf der Suche nach der einen wahren Liebe, die dann bis zum Rest meines Lebens halten möge. Da stecke ich immer wieder körperlich in der Bewerbungsphase. Mit meinem Verstand, meinem Humor, meinem Wesen konnte ich häufig punkten. Auch noch mit meinem Gesicht. Wenn ich nur ein Porträt von mir auf Kennenlern-Plattformen im Internet eingestellt habe, dann hagelte es Angebote. Viele Männer wollten mich kennenlernen. Manchmal kam dann auch die Frage: »Hast du auch ein Ganzkörperfoto?« – Nicht wirklich. Ich lasse mich selbst bei Fotoshootings meistens nur bis zur Taille ablichten. Wenn es überhaupt Ganzkörperfotos gibt, dann nur mit einem langen Kleid.

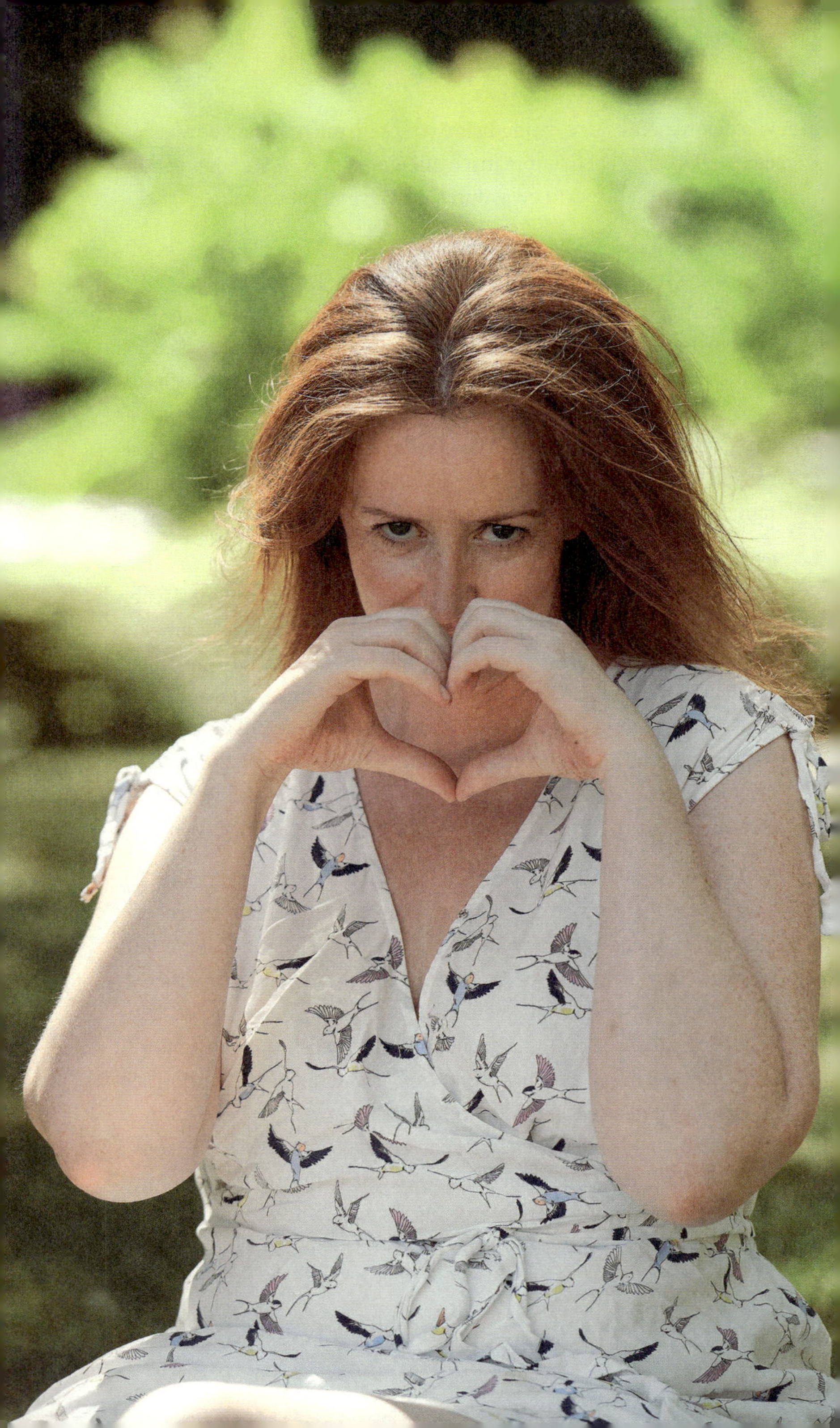

Dann geht bei mir das Kopfkino los: Schicke ich nur ein Foto mit Kleid? Aber dann sieht er nicht, wie ich wirklich aussehe, und er wird vielleicht böse sein, wenn er auf einmal die »Wahrheit« sieht. Soll ich von mir ein Foto vor dem Spiegel schießen, auf dem mein ganzer Körper in Sportklamotten zu sehen ist? Kann ich machen. Aber von vorne sehe ich immer noch um einiges schlanker aus als von hinten. Ist doch auch wieder geschummelt. Möchte ich mit einer Schummelei ins Kennenlernen starten? Nein. Aber will ich vor dem ersten Date schon von meiner Krankheit reden? Auch nicht.

Wenn der Mann mit dem Ganzkörper-Foto-Wunsch zu heftig drängelte, dann klickte ich ihn weg und fokussierte mich auf den nächsten, der mich anschrieb. Meistens habe ich dann doch im Vorfeld zugegeben, dass meine Beine nicht so schlank sind. Habe von der Krankheit aber nichts erwähnt. Bei einem Mann hat es dann 2015 klick gemacht. Ein toller Typ, mit dem ich mich einige Male getroffen habe und der sich schon nach unserem ersten Treffen sicher war, dass er sich in mich verliebt hat. Vor unserem vierten Treffen habe ich ihm dann von meiner Krankheit erzählt und bat ihn, sich im Internet ein paar Fotos von Betroffenen anzusehen. Mit dem Hinweis »bei mir ist es nicht ganz so arg«. Die Beziehung konnte ich danach schnell ad acta legen. Offiziell gab es noch ein Treffen, aber er war auf einmal sehr zurückhaltend und kurz darauf hat er sich komplett aus meinem Leben verabschiedet.

Es könnte natürlich andere Gründe gegeben haben, die dazu führten. Ich glaube aber, dass er mit den Fotos nicht klarkam. Diese Strategie habe ich also nicht noch einmal wiederholt. Lange Rede, kurzer Sinn: Liebe und Lipödem *ist* ein Thema.

Optimale Sexstellungen

Selbst wenn ich dann eine Beziehung habe, ist das Lipödem ein Thema. Oder bin ich die Einzige, die beim Sex häufig »Aua« denkt? Einmal zu hart am Oberschenkel angepackt und ich möchte am liebsten vom Bett springen. In Flensburg gibt es die sehr sympathische blonde Variante von Fräulein Spitz. Einerseits ist das ein Online-Shop, in dem Sie Dessous und Sexspielzeug kaufen können, und andererseits sind die beiden spitzen Fräuleins in Sachen Aufklärung unterwegs und bieten persönliche Beratung via Skype und am Telefon an. Die eine rothaarig, die andere blond. Und die wunderschöne Blondine steht im April in meiner kleinen Hamburger Wohnung und wir überlegen gemeinsam, welche Sexstellung wohl beim Lipödem am wenigsten wehtut.

Die erste Idee ist eine Liebesschaukel mit Fußschlaufen. Da kann dann wirklich gar nichts mehr wehtun. Sie ist bei fülligen Frauen mit und ohne Lipödem sehr beliebt. Am besten nicht in diesem großen Stahlgestell kaufen, weil Sie das nicht mal eben verstauen können, wenn überraschend Besuch kommt. Sie können die Liebesschaukel aber auch mit einem Haken an die Decke hängen. Da gehen Auf- und Abbau ganz schnell. Im Bett oder an anderen Orten ist es ratsam, Kissen und Polster zu nutzen, um sie bei bestimmten Stellungen unter die Hüfte zu legen. Wenn die Hüfte nämlich schon von einem Polster gestützt ist, dann muss der Mann Sie nicht an den Hüften und Oberschenkeln anfassen, wo es häufig wehtut.

Es gibt im Kamasutra zahlreiche Stellungen, bei denen es gut sein kann, dass Sie Ihre Lipödem-Schmerzen nicht spüren: Waffenstillstand, die Amazone, die heiße Sitzung, mit dem Rücken zur Wand, der Rückenakt, die Standhafte und die Kerze. Diese Empfehlungen bekomme ich von Fräulein Spitz per E-Mail zugeschickt, nachdem sie nach meinen Vorgaben recherchiert hat. Uns fallen aber spontan schon einige Stellungen ein, während wir gemeinsam in Hamburg meinen Ayurveda-Tee trinken. Zum Beispiel die Löffelchen-Stellung, Doggy Style oder Oralverkehr.

Ich werde jetzt nicht weiter ins Detail gehen und zu diesem Thema meine privaten Vorlieben außen vor lassen. Vielleicht finden Sie auch noch etwas ganz anderes, mit dem Sie und Ihr Partner Spaß haben. Sex ist häufig ein wichtiger Bereich in der Liebe. Es wäre schade, wenn wir keinen haben, nur weil wir immer mal wieder zusammenzucken vor Schmerzen. Auch Sex darf leicht sein. Es geht darum, sich fallenzulassen, und vielleicht sind Sie ja neugierig geworden und probieren mal die ein oder andere Stellung aus. Und wenn es nicht klappt, dann haben Sie wenigstens zusammen gelacht.

Am wichtigsten ist es, dass Sie anfangen zu reden. Dass Sie seine Hand lenken. Damit er weiß, was Ihnen Spaß macht und wo es Ihnen wehtut. Helfen Sie Ihrem Lebenspartner. Denn wenn er ständig denkt, dass er Ihnen wehtun könnte, ist das für ihn nicht schön und das Letzte, was er will. Auch wenn das jetzt nach Sado-Maso-Spielchen klingt, ein Code-Wort wäre auch nicht schlecht. Damit Ihr Partner nicht bei jedem Lustschrei denkt, dass er Ihnen gerade wehtut. Dann weiß er, dass es erst wehtut und er sofort loslassen darf, wenn Sie das Code-Wort sagen.

Kommunikation ist immer wichtig, finde ich. Aber in diesem Fall ganz besonders, wenn sich zwei Menschen lieben und nahe sein möchten, ohne dass einer dies nur unter Schmerzen erträgt.

Kann hormonelle Verhütung das Lipödem verschlimmern?

Vor 20 Jahren galt noch: bloß keine Pille nehmen und alles mit Hormonen vermeiden. Wieso? Weil das Lipödem irgendwie – warum auch immer – mit den Hormonen zusammenhängt. Nichts Genaues weiß man. Meine Lipödem-Klinik hat mal versucht, Licht ins Dunkel zu bringen, und mit Hormonbehandlungen angefangen. Das war »schweineteuer«, so Dr. Oberlin und es gab zwar kleine Erkenntnisse, aber nie den großen Durchbruch.

Es könnte ja an den Östrogenen liegen. Wenn die Östrogen-Konzentration steigt, dann verschlimmert sich das Lipödem. So wie in der Pubertät und der Schwangerschaft. Dann wäre aber die Frage, warum es auch in den Wechseljahren einen Schub geben kann. Das kann dann eigentlich nicht mehr am Östrogen liegen. Vielleicht hängen verstärkte Schmerzen wirklich meistens mit der Gewichtszunahme zusammen, denn das hätten Pubertät, Schwangerschaft und die Wechseljahre gemeinsam.

Sie merken, dass dies noch großes unerforschtes Neuland ist. Also ging man auf Nummer sicher, indem man allen Lipödem-Patientinnen empfahl, die Finger von Hormonen zu lassen.

Es scheint tatsächlich zu stimmen, dass das Lipödem irgendwie mit Hormonen zusammenhängt. Aber keiner weiß, in welchem Maße genau. Nur dass die Beschwerden häufig bei einer extremen Hormonumstellung schlimmer werden.

Der typische Beginn dieser Fettgewebsvermehrung in den Beinen ist in einer Zeit hormoneller Umstellung. Wobei auch die Pille nehmen und wieder absetzen im Prinzip ein Eingriff in das Hormonsystem ist. Einige Frauen erzählen, dass mit dem Beginn der Pilleneinnahme die Beine dicker wurden. Selbst nach einem Wechsel zu einer anderen Pille kam es nicht zum Stillstand. Erst als eine andere Form der Verhütung gewählt wurde.

Dr. Klaus-Peter Martin

Auf den Konferenzen habe ich auch von einigen Frauen gehört, dass sie, seit sie die Pille nehmen, Ruhe haben, weil die Pille die monatlichen extremen Hormonschwankungen etwas reduziert hat. So viele Meinungen und ich stehe dazwischen und frage mich, wo der goldene Weg ist. Gott sei Dank bin ich jetzt in den Wechseljahren. Über Verhütung muss ich mir keine Gedanken mehr machen. Aber ich persönlich habe sehr gute Erfahrungen mit der Spirale gemacht. Und zwar mit einer ohne Hormone. Es gibt die Spirale auch mit einem Zink-Faden. Die wurde mir einmal eingesetzt, nur einmal im Jahr kontrolliert und ich musste mir fünf Jahre lang keinen Kopf wegen der Verhütung machen.

Die Pille muss also das Lipödem nicht verschlimmern, es kann manchmal sogar einen Hauch besser werden, aber es gibt deutlich mehr Fälle, in denen die Beschwerden durch die Pille schlimmer geworden sind. Wenn ich noch über Verhütung nachdenken müsste, dann würde ich weiterhin hormonfreie Alternativen wählen: Das Kondom ist immer noch die sicherste Verhütung und absolut hormonfrei.

Was Sie über Vererbung wissen sollten

Ich habe in der Selbsthilfegruppe von Dani einmal die Frage gestellt: »Welches Thema sollte in meinem Buch vorkommen?« Als Antwort kam unter anderem der Wunsch, dass ich etwas darüber schreibe, wie es vererbt wird und woran ich erkennen kann, dass die Tochter ein Lipödem hat. Ich habe das Thema schon hier und da im Buch angesprochen. Hier die kurze Zusammenfassung:

- Wird das Lipödem vererbt? – Ja.
- Kann es auch ohne Vererbung auftreten? – Ja.
- Wird es immer vererbt? – Nein.
- Wird es nur an Frauen vererbt? – Nein.
- Wie hoch ist die Wahrscheinlichkeit, dass ich es an meine Tochter weitervererbe? – Hoch.

Der Defekt wird vererbt. An Töchter und Söhne. Wenn Sie einen Sohn haben, dann wird er es eventuell an seine Kinder weitervererben. Bei den Männern bricht es meistens nicht aus, aber sie vererben es weiter. Bei den Frauen bricht es auch nicht immer aus. Zum Beispiel habe ich ein Lipödem, meine Schwester aber nicht. Das Lipödem kann auch mal eine Generation überspringen. Es kann also gut sein, dass Ihre Tochter es nicht bekommt, aber deren Tochter dann wieder.

Ist eine Lipödem-Früherkennung möglich?

Können Sie dies früh erkennen? Nein. Erst in der Pubertät. Die Frage ist: Was würden Sie tun, wenn Sie es schon früher wüssten? Dem Rat von Dr. Deling folgen und die Tochter von Kindesbeinen an basisch ernähren? Oder viel Sport mit ihr treiben? Ob Lipödem oder nicht, gegen Bewegung und eine gesunde Ernährung spricht nie etwas. Aber wenn Sie dann in der Pubertät merken, dass Ihre Tochter auch ein Lipödem hat, dann gilt für die Tochter genau dasselbe wie für Sie:

- Nie eine Diät machen lassen
- Gewicht halten
- Sport
- Gesunde Ernährung mit großzügigen Ausnahmen (nur drei Mahlzeiten am Tag)
- Positive Einstellung

Das Wichtigste ist, dass Sie Ihre Panik nicht auf Ihre Tochter übertragen. Wenn Stress, Schmerz, Frust und Leid dazukommen, haben wir wieder die Cortisol-Problematik (S. 207), die dann die Fetteinlagerung fördert. Würden Sie Ihr Kind jeden Tag nonstop essen lassen, dann wäre der Insulinspiegel hoch und auch das führt wieder zur Fetteinlagerung. Es sind die normalen Mechanismen, die für jeden Menschen gelten, sich aber bei uns besonders extrem auswirken.

Natürlich möchten Sie als Mutter nicht, dass Ihre Tochter so leiden muss wie Sie. Das wird aber wahrscheinlich nicht passieren, wenn Sie die oben aufgeführten Punkte beherzigen. Und ganz wichtig: Sagen Sie Ihrer Tochter, wie schön sie ist.

Einen Mann finden, der Sie so liebt, wie Sie sind

Ich möchte in diesem Kapitel noch einmal auf die Schauspielerin Madlen Kaniuth zurückkommen. In Ihrem Buch bezog sie sich darauf, dass ihr Lebenspartner mit ihren Beinen kein Problem hat und sie genauso liebt, wie sie ist. Mit dünnen oder dickeren Beinen. Ich gebe Madlen in dem Punkt absolut recht, dass Liebe und Lipödem sich nicht gegenseitig ausschließen, wenn Sie einen Partner an Ihrer Seite haben, der Sie aufrichtig liebt. Sie als Person. Als Menschen. Ihm sind dann Äußerlichkeiten nicht so wichtig, weil Sie nicht nur sein Statussymbol sind. Wenn Sie so einen Mann in Ihrem Leben haben, dann spielt sich die Lipödem-Problematik tatsächlich mehr in der grauen Schwabbel-Zone zwischen den beiden Ohren der Frau ab als beim Mann. Dr. Bertsch hat häufig auch die Ehemänner der Lipödem-Patientinnen bei sich im Büro sitzen. Die sehen zwar, dass ihre Ehefrauen mit den Beinen ein Problem haben, aber zucken selbst mit den Achseln und sagen: »Ich finde dich schön, so wie du bist. Und ich liebe dich auch genauso, wie du bist.« So einen Mann gilt es zu halten oder überhaupt erst zu finden.

Was beim Umgang mit Liebe und Partnerschaft helfen könnte

- Wenn Sie sich mit einem potenziellen Partner treffen, sprechen Sie Ihr Lipödem an, ohne ein Drama daraus zu machen.
- Finden Sie Sexstellungen, die nicht wehtun.
- Verabreden Sie mit Ihrem Partner ein Code-Wort zum Abbruch.
- Sagen Sie Ihrem Partner, was Sie mögen und wo es wehtut.
- Lenken Sie beim Sex seine Hand.
- Vielleicht wollen Sie mal gemeinsam die Liebesschaukel mit Fußschlaufen testen.
- Verhüten Sie lieber hormonfrei mit Kondom oder einer Spirale mit Zink-Faden.
- Falls Sie eine Tochter haben, beugen Sie mit allen Tipps aus diesem Buch vor.

Ich gönne mir eine Stilberatung

Ich stehe in Berlin vor einem großen Spiegel. Während ich geradeaus mein Spiegelbild betrachte, zupft Vivien mal hier und da an meinen Klamotten. Sie krempelt die Hose hoch, schneidet zwei Knöpfe von meinem Oberteil ab, fixiert die Schulterpartie mit Stecknadeln, legt mir eine Kette um den Hals, schoppt das Oberteil an den Armen hoch und tritt zurück. Sie strahlt. Ich strahle. Das kann doch nicht sein. Ich habe noch genau dasselbe an wie vor zehn Minuten, aber jetzt sehe ich mindestens fünf Kilo schlanker aus. Vivien ist Modedesignerin und macht Stilberatungen.

Sie ist eine Freundin von Kirsten, die mir gesagt hat, dass ich dringend zu Vivien müsse. Hier bin ich nun bei diesem zauberhaften, elfengleichen Wesen, die aber trotzdem sehr stark auf mich wirkt. Wenn Vivien mich anschaut, dann sieht sie Zahlen, Daten und Fakten. Wo ist Isabel lang und wo ist sie kurz? Welche Aufteilung wäre nun angebracht? Die 5:3- oder 2:3-Variante. Sie sieht meine Beine, aber denkt nicht »bäh«, sondern: »Spannend. Wie kann ich diesen Körper mittels Kleidung in Harmonie bringen?« Vivien sieht Lösungen. Natürlich ist es einfacher, eine Figur einzukleiden, die überall füllig oder überall schlank ist. Aber diese Herausforderung lässt ihre Augen leuchten und macht es mir so einfach, neben ihr zu stehen, auch wenn sie gefühlt nur ein Drittel von mir wiegt.

»Harmonie durch Wiederholung« ist einer ihrer Leitsätze. Sie vermisst mein Gesicht und wählt eine Kette aus, die genau so weit vom Hals herunterhängt, wie mein Gesicht lang ist. Ich könnte auch einen Ausschnitt tragen, welcher die Länge meines Gesichts nach unten hin spiegelt. Falls der Ausschnitt allerdings tiefer ist, als mein Gesicht lang, dann lieber mit einer Kette arbeiten, um die Harmonie herzustellen. Und wenn die Harmonie oben hergestellt ist, dann achten die Leute weniger auf die Beine. Der Trick ist also, die Aufmerksamkeit auf meinen Oberkörper zu lenken. Aber nicht nur provokativ mit einem tiefen Dekolleté inklusive hochgepressten Brüsten, sondern durch Wiederholungen.

Ein weiterer prüfender Blick: »Alles an dir ist rund.« – Wie bitte? Bis eben fand ich Vivien noch sympathisch. Sie lacht: »Schau doch mal. Selbst dein schmales Gesicht ist rund und weich. Deine Lippen sind rund und weich. Deine Augen sind groß und rund. Deine schmalen Schultern sind auch weich und rund. Du hast nichts Eckiges und Kantiges an dir.« Okay. Die Aussage kaufe ich. Und warum ist das wichtig? »Wenn du schon von der Figur her rund und weich bist, dann trage doch auch runde und fließende Stoffe.« Als Wiederholung. Ich begreife das Konzept langsam und verstehe jetzt auch, warum ich häufig so viele Komplimente bekomme, wenn ich meinen neuen Overall anhabe. Es ist aus ganz weichem Stretchstoff, schmiegt sich an die Figur und ist mit lauter Kreisen gemustert. Ich zeige Vivien ein Foto und sie nickt bestätigend. Genau das meint sie.

Ich gehe in Gedanken einige Frauen durch, die ein Lipödem haben. Unter weich und rund fallen fast alle. Selbst Natalie mit ihrem wunderschönen schmalen Gesicht hat etwas Weiches an sich. Rund bedeutet nicht dick, sondern es geht um eine geometrische runde Form. Natürlich gibt es auch Ausnahmen, denn Vivien hat selbst ein Lipödem, ist aber kantig. Frauen mit knöchernen Hüften können feste Stoffe vertragen. Zum Beispiel eine Jeans. Bei runden Frauen mit weichen Hüften sind weiche und fließende Stoffe besser. Das ist gar nicht so schwer. »Genau«, stimmt Vivien zu. »Deswegen reicht auch eine einmalige Beratung. Denn wenn die Frauen verstanden haben, was ihnen steht, dann können Sie das bis zu ihrem Lebensende selbst hinbekommen. Ich berate zwar noch ab und an per Chat, aber meistens haben sie danach keine Fragen mehr.«

Sie hat echt einen schönen Job. Eine Arbeit, die Frauen glücklich macht. So glücklich, dass schon viele nach einer Stilberatung einige Kilo abgenommen haben. Ohne Diät und Sportprogramm, sondern nur mit purer Freude.

»Na super.« – Ich schaue auf meine graue Jeanshose und denke, dass die nun ein Fehlkauf war. Denn als weicher, runder Typ sind feste Jeansstoffe für mich tabu. »Nein.« Sie fasst meine Hose an: »Die ist ganz weich. Die kannst du super tragen. Das ist ja kein fester Stoff.«

Puh. Noch einmal Glück gehabt, denn die Hosen sind nicht billig. Dani, die eine Lipödem-Selbsthilfegruppe leitet, hat mir von der Kleidermarke erzählt. Das ist ein deutsches Unternehmen, das Hosen für kurvige Frauen mit Lipödem schneidert. Tolle Idee. Nach dem Gespräch mit Dani habe ich mir sofort zwei bestellt. Anprobiert. Und sofort wieder zurückgeschickt. Die waren viel zu groß. Meine anderen Hosen sitzen bei Größe 46 schon eng an, aber Größe 44 von diesem Hersteller schlackert um meine Beine. Aufgeregt bestelle ich die beiden Hosen nun in der Größe 42. Die sitzen klasse. Einmal ist es eine graue Jeans und dann eine schwarze lange Stoffhose mit seitlichen rot-weißen Streifen. Beide Hosen sind extra lang. Vorbei die Zeiten der Hochwasserhosen. Ich bin überglücklich.

Falls Sie dort auch mal etwas bestellen möchten (siehe Service, S. 285) dann bestellen Sie stets zwei Kleidergrößen kleiner. Dani grinst mich an: »Ob die das machen, um der Psyche zu schmeicheln? Keine Ahnung. Aber es tut gut, oder?« – Ja, das tut es.

Und laut Vivien sind beide auch super für meine Figur. Wobei ich ihr auch Fotos von Ioana zeige, die viel Jeans trägt. Aber eben auch so weiche Jeansstoffe, die sich wie eine zweite Haut an die Kurven schmiegen. Das ist wieder okay. Aber wir kennen ja alle die harten, festen Jeansstoffe. Die sind für mich nicht so günstig. Natürlich ist das kein Dogma. Ich darf tragen, was ich will. Vivien zeigt mir ja nur, wie ich noch mehr glänzen kann.

Lipödem-Mode

Ich zeige Vivien eine Homepage, wo gezeigt wird, wie man sich trotz Kompression modisch anziehen kann. Vor allem die wunderschönen Fotos von Caroline. Sie trägt sowohl Kompression an den Beinen als auch an den Armen. Und sie hat den Dreh mit der Harmonie durch Wiederholung gut drauf. Sie greift die Farbe von ihrer knalligen Kompression in der Handtasche oder dem Gürtel auf. Wenn sie die richtige Farbe wählt, dann sieht es aus, als ob ihre Armkompression elegante lange Abendhandschuhe wären. Vivien findet die Stylingtipps auf der Seite sehr gut.

Viele Frauen greifen auch zu Kleidern. So wie ich. Lange und kurze Kleider und darunter dann die Kompression. Da es die Strumpfhosen heutzutage auch mit wunderschönen Farben und Mustern gibt, ist es kein Problem mehr, wenn sie sichtbar sind. Ganz im Gegenteil.

Sehen Sie? Es gibt mittlerweile eine Menge Tipps und Sie werden Ihren Weg finden. Natürlich wird jetzt bei der ein oder anderen ein »Aber« hochploppen. Aber ich mag keine Kleider. Aber die Hosen, die speziell für Lipödemfiguren hergestellt werden, sind mir zu teuer. Aber ...

Wie wäre es, wenn Sie sich selbst eine Hose nähen? Und falls Sie das nicht können, dann fragen Sie mal in der Selbsthilfegruppe, ob es jemand kann. So ein gemeinsames Treffen zum Nähen macht bestimmt viel Spaß. Von Vivien gibt es nämlich das Buch »Hosen nähen«. Während wir beide gemütlich in Berlin eine leckere, reife Mango essen, erzählt mir Vivien, dass die meisten Hosen nicht für uns Frauen entworfen werden, sondern nur für den Laufsteg. Da sind wir schon wieder beim Thema Schönheitsideal. Dabei wäre beides in Kombination schön: Die Hose darf gut aussehen und passen.

Es kommt jetzt nur darauf an, welche Figur Sie haben. Vivien beschreibt in dem Buch viele Figur-Formen, aber wenn ich gedanklich alle Frauen durchgehe, die ich mit Lipödem kenne, dann haben wir hauptsächlich den A-Typ (das Dreieck). Bei starkem Übergewicht auch mal den O-Typ (das Oval).

Das Dreieck oder der A-Typ

- Die Hüfte und das Gesäß sind stark ausgeprägt, die Schultern und die Taille hingegen schmal.
- Hier empfehlen sich Hosenformen, die entweder die starke Hüfte überspielen oder nach unten hin breiter werden.
- Die Samuraihose ist ein um das Bein schwingendes Modell. Die Latzhose greift die gesamte Körpersilhouette auf und ist in ihrer dreieckigen Schnittführung durch den festen Stoff bewusst steif.

Vivien sagt mir, dass der A-Typ zwar sehr weiblich aussieht mit der schmalen Taille und den ausladenden Hüften, aber es mit dieser Silhouette oft schwer ist, eine Hose von der Stange zu finden. Stimmt. Das kennen wir bestimmt alle. Und diese beiden Hosentypen sind der Hammer. Ich habe mich sofort verliebt und werde mir ganz bald von einer Freundin eine Latzhose schneidern lassen. Die Schnittmuster sind im Buch »Hosen nähen« mit dabei.

Das Oval oder der O-Typ

- Die Taille ist deutlich breiter als die Schultern und die Hüfte.
- Das Oval ist an der Taille am stärksten. Schultern und Hüften sind schmaler, sodass sich eine ovale Form ergibt
- Hier empfehlen sich Hosenformen, die nach unten hin schmaler werden oder die ovale Form aufgreifen, wie die Röhre oder die Sarouelhose.
- Die Röhre ist der Klassiker und ist bei dieser Silhouette zu lang getragenen Oberteilen vielseitig einsetzbar. Die Sarouelhose greift die Form auf und ist ein praktisches und lässiges Modell.

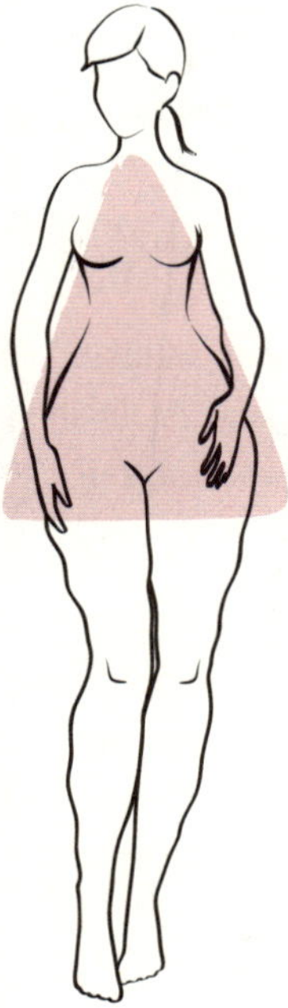

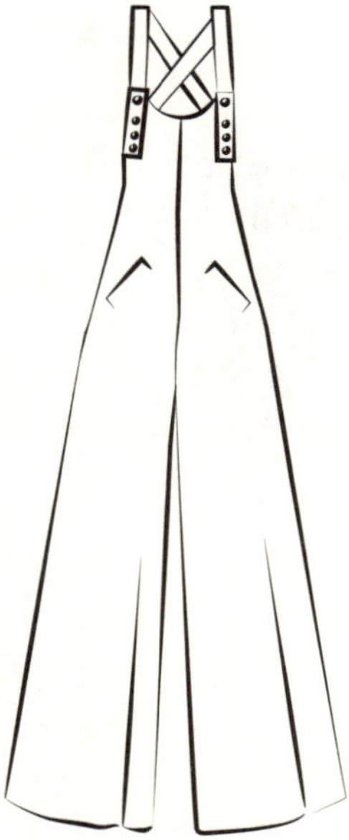

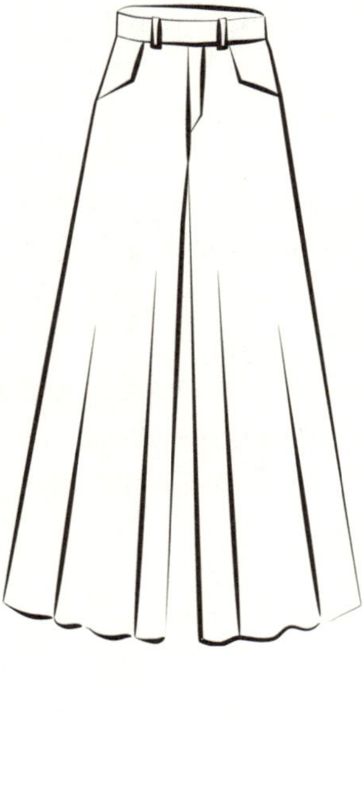

Der A-Typ

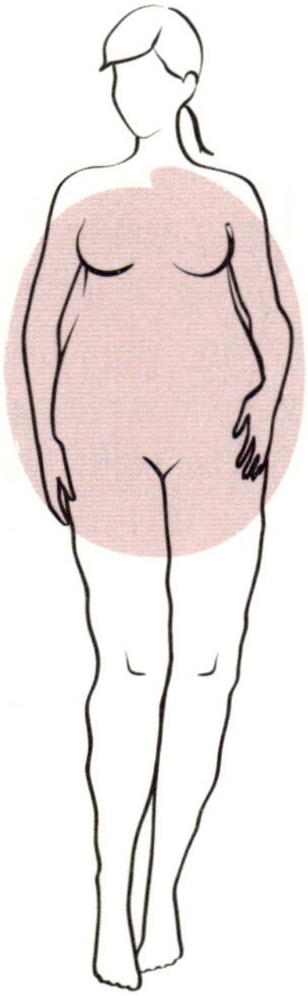

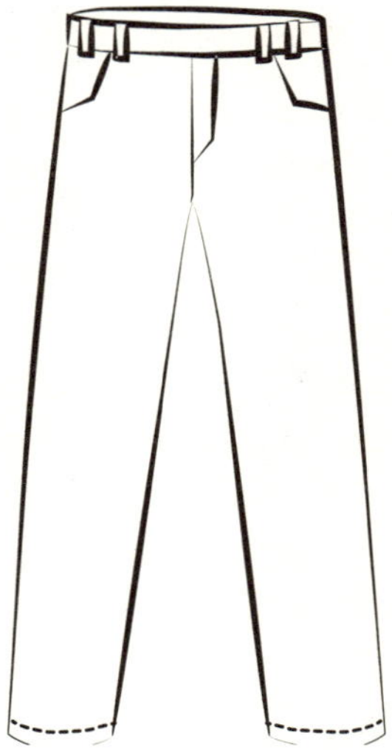

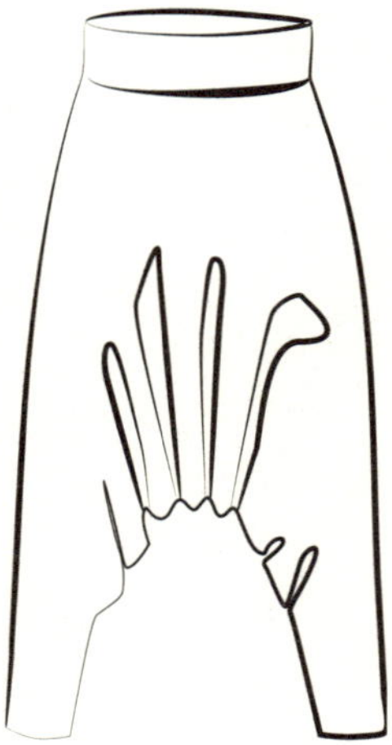

Der O-Typ

Mein Mode-Fazit

Ich finde, dass die Hosen speziell für Lipödem-Frauen ihr Geld wert sind. So detailverliebt, wie diese Hosen verarbeitet sind. Ich gebe lieber etwas mehr Geld für eine gute Hose aus als für fünf billige Hosen, die dann nur einen Monat halten. Aber das ist nur meine Meinung. Jeder entscheidet das für sich. Oder Sie gönnen sich eine einmalige Stilberatung. Falls Sie für beides kein Geld ausgeben möchten, dann nähen Sie sich zum Beispiel eine Latzhose oder tragen Sie weiterhin Kleider. Das ist bei meiner Figur am einfachsten. Bestimmt gibt es in der Selbsthilfegruppe Tipps von Geschäften, in denen auch wir schöne und passende Kleidung finden.

Sich schön kleiden

- Zeigen Sie Ihre Figur wie Ioana: Tragen Sie kurze Kleider, kurze Hosen und knallenge Jeans.
- Achten Sie auf Harmonie durch Wiederholung.
- Als runde, weiche Frau ist es ideal, ebenfalls weiche fließende Stoffe zu tragen.
- Wenn Sie eine spezielle Lipödem-Hose bestellen, dann fragen Sie vorher, wie die ausfallen, damit Sie eventuell gleich eine oder zwei Nummern kleiner bestellen können.
- Lassen Sie sich im Internet auf entsprechenden Homepages speziell von Lipödem-Frauenmode inspirieren.
- Nähen Sie sich selbst Hosen für den A- oder O-Typ.

Nun möchte ich noch darauf eingehen, wie Sie sich auch im Umgang mit anderen Menschen das Leben leicht machen können. Solange wir anders aussehen als die Norm, werden wir wahrscheinlich immer mal wieder mit Beleidigungen und hässlichen Kommentaren konfrontiert. Aber ab jetzt wird gekontert.

Wie Beleidigungen einfach an Ihnen abperlen

Ich habe während meines Gesangstudiums im Schauspielunterricht auch Improvisieren gelernt. Damit bekam ich endlich solide Werkzeuge an die Hand, um verbal gut zu kontern. Das war bei mir als schüchternem und introvertiertem Menschen mit einem Lipödem auch wichtig. Schließlich musste ich mit Sprüchen auf der Straße umgehen wie »Hat dir schon mal jemand gesagt, dass du richtig fette, hässliche Beine hast?«, auch im Internet, wenn jemand unter ein Video von mir postet »ihr Unterleib erscheint extrem überdimensioniert im Gegensatz zum Brustbereich oder kommt nur mir das so vor?« und tuschelnde Gruppen von Jugendlichen, die auf meine Beine zeigen und sich ausschütten könnten vor Lachen.

Selbst Ioana bekommt immer mal wieder fiese Bemerkungen. Letztens schrieb jemand, sie solle sich nicht »Ioana_fit« nennen, sondern »Ioana_fat«. Wenn ich betone, dass »selbst« Ioana solche Bemerkungen erntet, dann meine ich damit nicht, dass sie besser aussieht oder schlankere Beine hat als der Rest von uns. Sondern vielmehr, dass sie von solchen Sprüchen weniger erntet, weil sie mit so viel Selbstvertrauen auftritt. Das habe ich auch schon bei mir festgestellt: Wenn ich versuche, meine Krankheit zu verbergen, möglichst normal auszusehen und nicht aufzufallen, dann bekomme ich viele Sprüche. Je offensiver ich einfach sage und zeige, dass meine Beine anders sind, desto weniger Gegenwind bekomme ich.

Ich habe vor vielen Jahren einen Ratgeber für Kinder geschrieben, damit sie lernen, in der Schule schlagfertiger zu sein. Und genau dieselben Regeln, die ich dort vorgestellt habe, gelten auch hier. Ich überlege mir, was mein Gegenüber wohl möchte: Mich verletzen? Mich runtermachen, um damit seinen eigenen Status zu erhöhen? Von seinen Baustellen ablenken, indem er über mich lacht? Oder ist es einfach Unsicherheit? Wenn ich das herausgefunden habe, dann gebe ich der Person oder der Gruppe genau das eben nicht. Und das klappt am besten, indem ich ihnen mit einer Zustimmung den Wind aus den Segeln nehme.

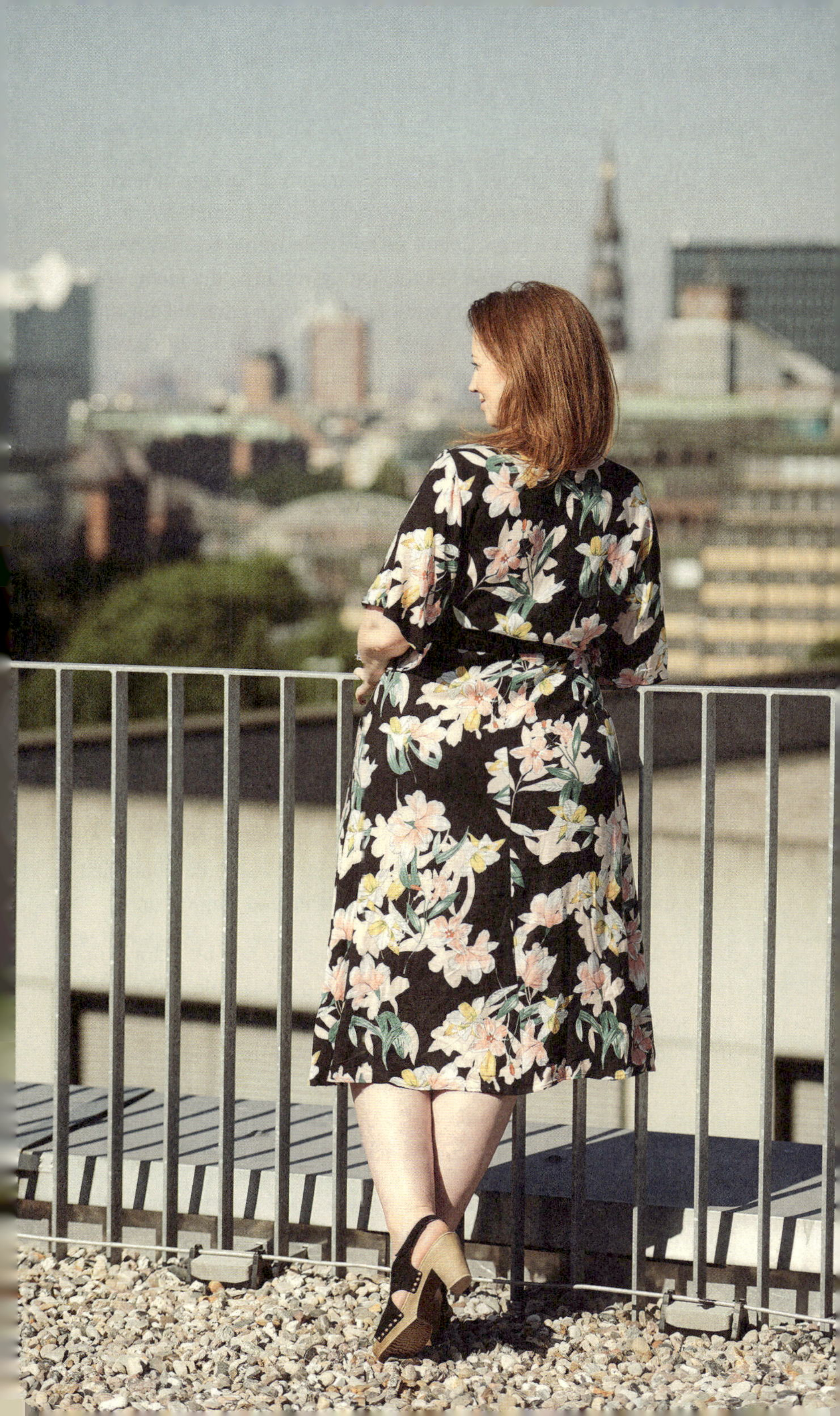

»Wow, hast du dicke Beine.« – »Stimmt.« – »Bäh, und dann hast du ja auch noch Orangenhaut bis zu den Waden.« – »Richtig.« – »Das siehst du doch selbst, oder?« – »Ja.«

Und dabei grinse ich breit. Damit rechnen die wenigsten. Die freuen sich vielleicht auf eine große Rechtfertigung von mir oder einen Wutanfall, weil ich doch gar nichts dafür könne, oder warten auf ein trauriges Wegschleichen meinerseits. Stattdessen lache ich sie freundlich an und stimme ihnen zu. Das erinnert mich daran, als mir mal beim Radio ein Fehler passiert ist. Hinterher kam der Chef vom Dienst zu mir und meinte: »Das war nicht gut.« – »Stimmt.« – »Nein, ehrlich, das war richtig bescheuert von dir.« – »Da hast du recht.« – »…«

Was passiert dann ganz häufig? Den Leuten gehen die Argumente aus. Für ihre Segel brauchen Sie Gegenwind. Aber den gebe ich ihnen nicht. Dadurch erschlafft das Segel und sie dümpeln mit ihren Argumenten nur noch so dahin. Ich gebe ihnen kein neues Futter. Würde ich mich rechtfertigen und erklären, dann würde ich immer wieder neue Argumente liefern, die mein Gegenüber dann in der Luft zerreißen kann. Aber die gebe ich nicht. Ich stimme zu.

Selbst dann, wenn die anderen aus meiner Sicht absolut unrecht haben, aber mir eine Diskussion darüber keine Atemluft wert ist, dann stimme ich zu. Will ich mich wirklich über jeden aufregen, der meine Krankheit nicht kennt? Möchte ich jeden schütteln, bis die Dummheit aus seinem Kopfe rieseln möge? Nein. Ich lächle und stimme zu.

Das ist die beste Taktik überhaupt. Wenn Sie also nun ins Schwimmbad gehen und dort einen Spruch kassieren, dann lächeln Sie herzlich und sagen Sie: »Stimmt.« – »Oh, ist die doof. Die weiß, dass sie fett ist, und kommt trotzdem ins Schwimmbad.« – »Richtig.« – »Ist die dämlich. Schau mal, die stimmt mir in allem zu.« – »Ja. Genau.« Ich spiele einfach Teflon-Pfanne und lasse das Geschmiere an mir abrutschen. Mit einem Lächeln. Mit einem ehrlichen, herzlichen, breiten Grinsen.

Die Zustimmung ist die einfachste Technik, weil ich mir dann nicht schnell einen tollen Konter einfallen lassen muss. Früher habe ich häufig geschwiegen, weil mir nichts einfiel. Oder ich wurde emotional und schlug verbal um mich. Auge um Auge, Zahn um Zahn. Du verletzt mich? Dann verletze ich dich noch viel mehr. Das mache ich nicht mehr. Ich habe den Krieg nicht angefangen, aber ich beende ihn. Nicht von oben herab, sondern mit einem Lächeln.

Zwei Improvisationsregeln, die das Leben leichter machen

Es gibt einige einfache Grundregeln beim Improvisieren. Ich greife mal zwei heraus, die für Sie besonders wichtig sind:

- Verlange nur 70 Prozent
- Alles ist ein Angebot

Uns fällt meist keine gute Antwort ein, wenn wir ganz schnell, sofort, hier und jetzt eine perfekte, mega-geniale Antwort brauchen. Unter diesem Druck entsteht häufig keine geschliffene, diamantengleiche Antwort, sondern es folgt Sprachlosigkeit. Wenn Sie von sich aber gar keine perfekte Antwort erwarten, sondern sich sagen: »Eine Drei ist auch gut«, dann fällt Ihnen viel schneller etwas ein. Und das gilt für das gesamte Gespräch, für jeden Tag und das Leben im Allgemeinen. Wenn etwas nicht so läuft, wie Sie es haben wollten, dann fällt das unter die 30 Prozent. Darüber brauchen Sie sich nicht aufzuregen, denn Sie wollen ja ohnehin nur 70 Prozent erreichen. Das entspannt ungemein. Und je entspannter wir sind, desto eher fällt uns eine tolle Antwort ein.

Wenn jemand mit Ihnen redet, ist das ein Angebot. Ein Gesprächsangebot. Auch eine Beleidigung ist ein Gesprächsangebot. Und ein Angebot können Sie annehmen oder ausschlagen. Wenn ich bei jedem Kommentar nicht mehr denke, dass es ein Angriff sei, sondern mir nur bewusst mache, dass dies ein Angebot ist, das ich ablehnen werde, dann bekommt die ganze Situation Leichtigkeit. So extrem das auch ist, aber selbst wenn Dr. Deling sagt, dass eine Patientin auf dem Weg in seine Praxis angespuckt wurde, so ist das ein Gesprächsangebot. Und das schlage ich aus. Ich gehe nicht darauf ein. Was soll ich auch machen? Mich wehren? Zurückbeleidigen? Zurückspucken? Mich den ganzen Tag über solche Übergriffe ärgern? Nein. Ich bin Gott sei Dank noch nie angespuckt worden. Das ist schon sehr heftig. Doch ich habe dafür viele andere Sprüche kassiert und ich sage aus meiner eigenen Erfahrung: Es macht mein Leben nicht schöner, wenn ich mich darüber aufrege.

Je mehr Energie ich in diese Situationen gebe, desto mehr bestimmen sie mein Leben. Denken Sie an die 150 000 Wahrnehmungen pro Sekunde und behalten Sie im Hinterkopf, dass Sie selbst entscheiden, welche sieben Gedankenkugeln vom Unbewussten ins Bewusste rollen dürfen. Wenn ich mich über so etwas mal aufrege, ist das kein Problem. Rege ich mich ständig darüber auf und empfinde das Leben als ungerecht, dann wird mein Gehirn von vielen wunderschönen, großartigen Momenten nur die schlimmen auswählen und ins Bewusstsein lassen. Weil mich das ja anscheinend am meisten interessiert.

Das war äußerst praktisch, als ich überlegt habe, mir ein Wohnmobil zu kaufen. Seit dem Moment sah ich auf der Straße und am Wegesrand ständig Wohnmobile und ich bekam immer wieder neue Ideen, was mir bei meinem Wohnmobil wichtig wäre. Ich habe dann auch ein wunderschönes für meine Geschäftsreisen gekauft.

Ganz viele andere Autos habe ich zu der Zeit nicht mehr gesehen. Nicht bewusst wahrgenommen. Weil sie mich nicht interessierten zu dem Zeitpunkt. Und genau das passiert auch mit all diesen Beleidigungen, wenn Sie sie nicht als Angebot, sondern als Angriff bewerten. Denn dann sind die Angriffe Ihr Wohnmobil. Und Sie werden ständig und überall nur noch solche Übergriffe sehen und sich fragen, ob die Welt noch zu retten ist.

Ein Angebot ist dagegen ein neutrales Wort. Es bringt Leichtigkeit in eine schwierige Situation. Schauen Sie genau hin, wenn jemand zum Beispiel sagt: »Hoffentlich kracht der Stuhl unter Ihnen nicht zusammen.« Das ist ein Angebot. Möchten Sie es haben? Nein? Gut. Dann lächeln Sie, setzen sich oder gehen weiter.

Musterunterbrechung: anders als sonst reagieren

Eines der schönsten Werkzeuge, um andere zu überraschen, ist die Musterunterbrechung. Im ersten Schritt sezieren Sie mal, wie Sie normalerweise reagieren. Das wäre dann das gewohnte Muster. Und danach brechen Sie das Muster, indem Sie etwas ganz anderes machen. Zum Beispiel bestellen Sie sich in der Konditorei an der Theke ein Stück Kuchen. Nun raunt jemand von links: »Warum nicht gleich die ganze Torte? Würde bei der Figur auch nicht mehr schaden.« Wie sieht bei solchen Sprüchen Ihr Muster aus? Wie würden Sie normalerweise reagieren? Sich mit Tränen in den Augen umdrehen? Stumm weggehen? Die Konditorei ohne Kuchen verlassen? Den Jemand wütend darüber aufklären, dass Sie eine Krankheit haben? Sich trotzig mit dem Kuchen hinsetzen, der Ihnen dann beim Essen vor lauter Wut im Hals stecken bleibt? Was machen Sie?

Wenn Sie das herausgefunden haben, dann machen Sie einfach eine Sache anders. Sie könnten zum Beispiel lachen und sagen: »Stimmt. Bei meiner Figur ist es egal. Wissen Sie was? Ich nehme drei Stücke.« Und dann drehen Sie sich lächelnd zu dem Mann um und sagen: »Danke für die Idee.«

Das ist eine Musterunterbrechung. Sie machen etwas anders, als Sie es normalerweise tun. Sie könnten auch einfach herzlich lachen und zu dem Menschen sagen: »Sie haben so recht. Ich bin einfach ein schwaches Wesen. Keine Willenskraft.« Ich meine damit nicht, dass Sie andere verbal angreifen. Ich rede davon, dass Sie eine Sache anders machen. Und da wir die Palette mit Traurigkeit und Wut häufig schon in jeglichen Formen ausgereizt haben, probieren Sie es doch mit Fröhlichkeit.

Eine Musterunterbrechung wäre es auch, wenn Sie die Situation ansprechen. Damit meine ich keine langatmige Aufklärung über unsere Krankheit, sondern: »Blöd. Mir fällt nichts ein. Ein genialer Konter hätte früher kommen müssen. Nun gut. 1:0 für Sie. Ich setze mich jetzt hin und genieße meine Kuchen.« Nicht böse. Lächelnd. Was will er darauf noch antworten? Glauben Sie ernsthaft, dass dann noch mehr

Beleidigungen hinterherkommen? Häufig nicht. Ich bin schlagfertig, aber in solchen Situationen halte ich gern die zweite Wange hin. Häufig reicht das humorvolle Hinhalten. Nur selten wird dann noch zugeschlagen.

Wobei ich das gelassen machen kann, wenn es nur um mich geht. Wenn jemand angegriffen wird, der neben mir steht, dann spreche ich auch die Situation an, aber deutlich sachlicher: »Es ist schön, dass Sie sich so für den Kuchenkonsum von anderen Menschen interessieren. Ich werde übrigens gleich einen Karamell-Macchiato bestellen und dazu diesen Obstkuchen dort. Notieren Sie das.«

Natürlich fallen mir solche Antworten manchmal auch erst hinterher ein. Je angespannter ich bin, desto blockierter ist mein Gehirn. Ich fokussiere mich deswegen darauf, dass ich entspannt bin und bleibe. Und mit Humor auf die Situation schaue. Je besser ich das hinbekomme, desto eher fallen mir gute Antworten ein. Ich rate Ihnen, dass Sie mal einen Improvisationskurs machen. Da lernen Sie Schlagfertigkeit in einem geschützten Rahmen. Sie können ja mit einigen aus der Selbsthilfegruppe hingehen. Das wird bestimmt lustig.

Beleidigungen abperlen lassen oder schlagfertig kontern

- Sie nehmen jedem verbalen Angriff den Wind aus den Segeln, indem Sie einfach zustimmen.
- Verlangen Sie nur 70 Prozent von sich, damit lebt und kontert es sich viel entspannter.
- Jede Äußerung ist ein Angebot, das Sie auch ablehnen können, indem Sie es ignorieren.
- Erkennen Sie Ihre Reaktionsmuster und unterbrechen Sie diese, indem Sie komplett anders reagieren, zum Beispiel mit Fröhlichkeit statt Traurigkeit.
- Bleiben Sie entspannt und lächeln Sie.
- Wenn Sie gern schlagfertiger wären, besuchen Sie einen Improvisationskurs.

Fazit am Ende der Reise

Was waren meine wichtigsten Erkenntnisse dieser intensiven Recherche und Beschäftigung mit dem Lipödem? Wie sieht nun mein »Schlachtplan« aus?

Was hilft beim Lipödem? Was hilft wirklich? Die konservative Therapie wurde ja gerade von Fachleuten fast pulverisiert, weil sie vielen nichts bringt. Machen Sie sich aber keine Sorgen: Es wird immer weiter geforscht. Ich habe von Dr. Deling gehört, dass sich eine 18-köpfige Gruppe von Chemikern, Physikern, Biochemikern, Biologen und einigen Lymphexperten um August 2017 getroffen hat und nach vier Tagen Klausur festgestellt hat, dass sie über das Lipödem nichts wissen. Aber sie fangen nun an zu forschen. Jeder für sich. Es wird also Antworten geben. Von dieser Gruppe und von anderen. Überall bekommt das Lipödem eine höhere Priorität und rückt immer weiter in den Vordergrund des Interesses. Aber Stand Mai 2018 ist: Die Ärzte wissen nicht viel, aber wiederholen zumindest nicht mehr mantraartig sinnlose Verordnungen von vor 20 Jahren.

Ich freunde mich immer mehr mit dem Gedanken an, dass ich gewichtsmäßig so bleibe, wie ich bin. Ich will jedoch auch nicht noch mehr wiegen. Und ein »noch mehr« kann ich leicht erreichen, wenn ich vorher abnehme und dies dauerhaft – wie 95 Prozent der Bevölkerung – nicht halte. Ich erinnere mich an einen Kalenderspruch: »Ich wünschte, ich wäre noch so schlank wie früher, als ich dachte, ich wäre zu dick.« Ich will nicht irgendwann die 100 Kilo knacken und mir denken: »Hätte ich mal auf Dr. Bertsch gehört und mein Gewicht ab 2018 gehalten.«

So weit bin ich allerdings noch nicht. Ich habe immer noch die Hoffnung, dass ich ganz langsam mein Gewicht solide reduzieren und halten kann. Auf alle Fälle möchte ich die Schmerzen reduzieren und das schaffe ich mit einem Mix aus Faszienmassage, Kraftsport, Achtsamkeitstraining und indem ich Nahrungsmittel esse, die ich gut vertrage.

Weiterhin ziehe ich bei Kilia meine Therapie durch. Denn da bin ich der Meinung von Dr. Deling, dass eine dauerhafte Begleitung wichtig ist. Ich kann nicht ein Pflaster über meine Seele kleben und dann denken, dass alles gut sei. Es ist ein ständiges Wachsen. Ich lerne mich selbst immer besser kennen und stabilisiere mich. Das ist auch genau der Grund, warum ich denke, dass ich nach einer langsamen Abnahme die schmalere Figur werde halten können. Weil ich nicht mehr versuchen werde, dies allein zu machen. Denn was treibt uns wieder zum vermehrten Essen und zur Zunahme? Die Psyche.

Und noch einmal: Ich habe keinen nennenswerten Dachschaden und ich gehe davon aus, dass dies bei Ihnen auch nicht der Fall ist. Wobei Dr. Deling da Einspruch erheben würde, weil er meint, dass es auch Patientinnen mit Psychose geben würde. Klar. Natürlich gibt es die auch. Gehen wir mal nicht davon aus, dass Sie und ich dazugehören. Trotzdem ist es wichtig, dass ich mich dauerhaft begleiten lasse. Denn nur mit einer einzigen Hypnosesitzung wird meine Essstörung wahrscheinlich nicht für immer und ewig weg sein. Daher will und werde ich alle großen Steine anheben, die mich in die Essstörung geführt haben. Ich werde darunterschauen, mir und anderen vergeben und dann leichten Schrittes weitergehen.

Nach den vielen Recherchen sieht meine Prioritätenliste fürs Lipödem – die ich sowohl mir selbst als auch Ihnen ans Herz lege – folgendermaßen aus:

1. Holen Sie sich dauerhaft Unterstützung von einem Therapeuten, Coach, Achtsamkeitstrainer o. Ä.
2. Halten Sie Ihr Gewicht.
3. Passen Sie Ihre Kompression an: Wenn sich nach einem Jahr konsequentem Tragen keine Schmerzlinderung einstellt, könnten Sie auch darauf verzichten. Beim Sport sollte die Kompression jedoch immer getragen werden.
4. Sorgen Sie für Bewegung und finden Sie Sportarten für sich, die Ihnen Spaß machen und die Sie dauerhaft betreiben: am besten eine Mischung aus Kraft- und Ausdauersport.

5. Lassen Sie sich Faszienmassagen geben und/oder machen Sie Faszientraining, was kurzfristig schmerzhaft sein kann, aber dauerhaft wohltuend ist.
6. Stellen Sie Ihre Ernährung langsam um und halten Sie dabei weiterhin das Gewicht.
7. Gehen Sie zur Stilberatung. Verstecken Sie Ihre Figur nicht mehr unter Klamotten, sondern zeigen Sie sich: auf eine optimale, individuelle Weise.
8. Üben Sie Gelassenheit und Schlagfertigkeit, damit Sie bei Anfeindungen oder Beleidigungen entspannt bleiben und bei Bedarf spontan kontern können.
9. Reduzieren Sie eventuell langsam Ihr Gewicht, aber nur, wenn Sie die Punkte 1 und 4 weiterhin beibehalten.
10. Wenn nichts anderes geht, dann fassen Sie entweder bei Adipositas eine Magenverkleinerung oder bei nur leichtem Übergewicht eine Liposuktion ins Auge. Und auch hier ist Punkt 1 der wichtigste überhaupt. Denn ohne eine dauerhafte, jahrelange Unterstützung sind diese Operationen häufig nicht erfolgversprechend.

Sie sind keine Frau mit Lipödem: Sie sind eine Frau. Sie sind keine Lipödem-Kämpferin: Sie sind eine schöne Frau. Streichen Sie das Wort Lipödem doch ab und an mal von Ihrer Lieblingsliste. Streichen Sie das Wort mal eine Stunde, einen Tag komplett aus Ihrem Vokabular. Nicht, um die Krankheit zu ignorieren, sondern um das große Ganze zu sehen. Und Sie sind mehr als eine Krankheit. Sie sind mehr als nur kranke Beine und Arme. Die Krankheit ist schlimm genug. Halten Sie nicht noch den Scheinwerfer drauf.

Ich möchte Ihnen für Ihren Weg alles nur erdenklich Gute wünschen. Sie sind eine besondere Frau. Sie sind wunderbar – so, wie Sie sind. Leben und lieben Sie Ihre Einzigartigkeit. Suchen Sie sich Gleichgesinnte und haben Sie Spaß an Ihrem Leben. Immer im Hinterkopf behalten: »Das Leben darf leicht sein.«

Alles Liebe, Ihre Isabel García

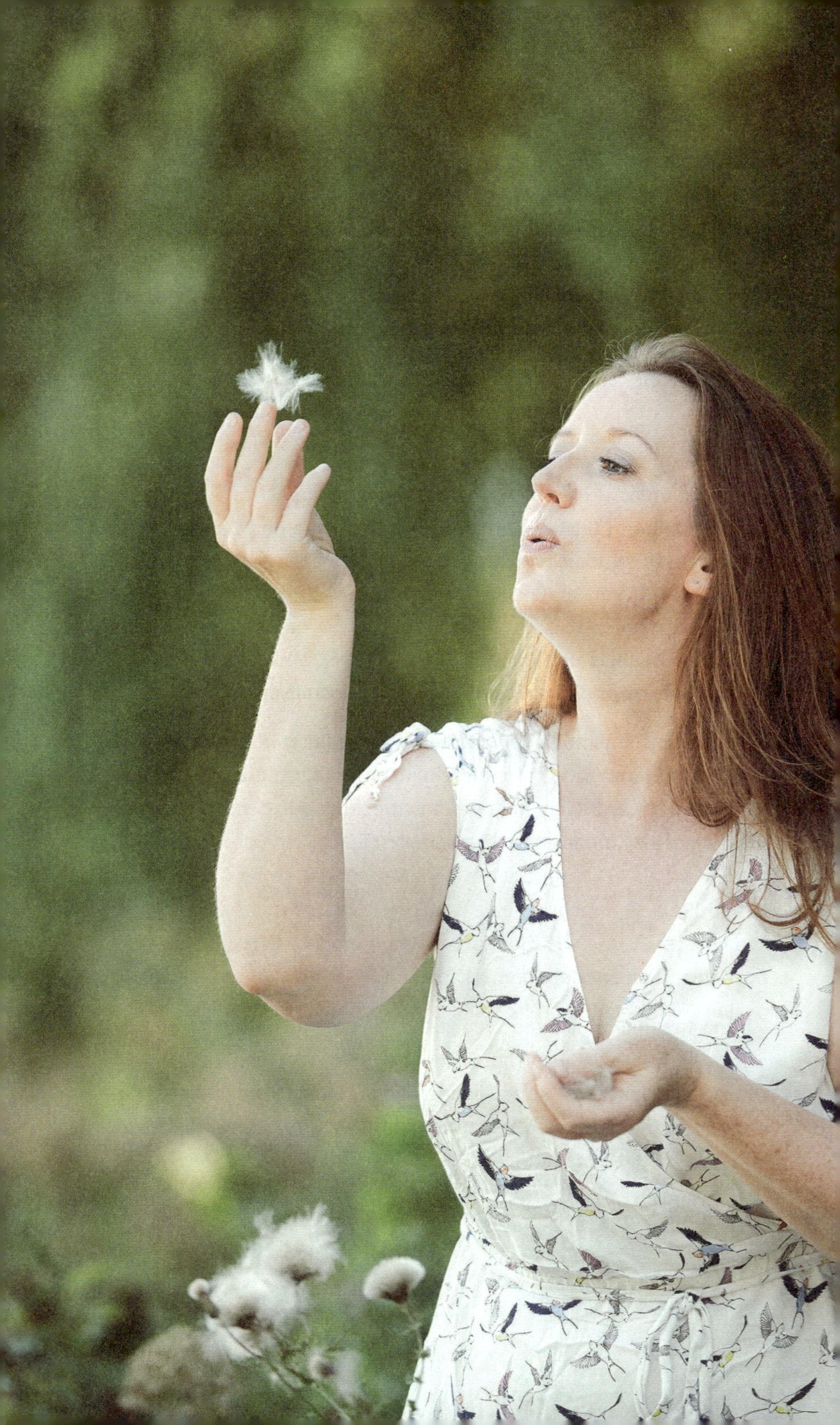

Service

Hilfreiche Anlaufstellen

Die Földiklinik – Fachklinik für Lymphologie, Europäisches Zentrum für Lymphologie im Schwarzwald (www.foeldiklinik.de)

Die Földiklinik ist eine Fachklinik für Lymphologie, in der stationäre und ambulante Behandlungen von Erkrankungen des Lymphgefäßsystems, onkologische Rehabilitationen und Anschlussheilbehandlungen (AHB) durchgeführt werden.

Dr. Olaf Deling, CURAMEUM, Praxis für Chirurgie und Ganzheitliche Medizin in Düsseldorf (www.docdeling.de)

bietet die komplette Diagnostik und Therapie des Lipödems an.

Dr. Regina Michels (https://www.lymphnetz-hamburg.de/vereinsmitglieder.html)

Ärztin fürs Lipödem. Zu finden mit vielen anderen Fachärzten beim Lymphnetz Hamburg e. V. Der Verein möchte die qualifizierte Behandlung von Lip- und Lymphödem-Patienten sowie Patienten mit lymphatischen Erkrankungen sichern.

Dr. Robert Damstra, Ziekenhuis Nij Smellinghe Klinik (www.nijsmellinghe.nl)

Dr. Damstra arbeitet als Dermatologe im Nij Smellinghe Krankenhaus in den Niederlanden. 1992 hat das Krankenhaus Nij Smellinghe ein Kompetenzzentrum auf dem Gebiet des Lymphödems aufgebaut.

UKE Klinik, Hamburg (www.uke.de/kliniken-institute/kliniken/dermatologie-und-venerologie/index.html)

Können den Kaloriengrundumsatz berechnen.

Lipödem Hilfe Deutschland e. V. (www.lipoedem-hilfe-ev.de)

Der Verein Lipödem Hilfe Deutschland hat sich zum Ziel gesetzt, durch Aufklärungsarbeit die Aufmerksamkeit für die Krankheit Lipödem in der Öffentlichkeit zu steigern. Ein weiteres wichtiges Anliegen sind bessere Behandlungsmöglichkeiten für Betroffene.

mindbodylife von Natalie Stark (www.mindbodylife.de)

Podcast zum Thema Lipödem, in dem Natalie Stark über ihre bisherigen Erfahrungen rund um das Leben mit der Krankheit berichtet.

LOPI (www.Lopi2017.de)

LOPI ist eine allgemein zugängliche Datenbasis für Lipödem-Patientinnen, basierend auf einem Online-Panel. LOPI will für Lipödem-Betroffene eine verlässliche Grundlage schaffen, auf der persönliche Entscheidungen getroffen werden können. Sie können sich bisherige Umfragen anschauen oder selbst aktiv mitmachen.

Frauensache – deine starke Seite (www.deinestarkeseite.de)

FRAUENSACHE ist eine Initiative der Julius Zorn GmbH (Juzo), eines Herstellers medizinischer Hilfsmittel für die Kompressionstherapie.

BeYOUnique (www.lymphcaredeutschland.de)

Eine Lipödem-Kampagne. Die Plattform LymphCare wird von dem Kompressionsstrümpfe-Hersteller JOBST betrieben.

Lipödem-Mode (www.lipoedemmode.de)

Bei Lipödem-Mode dreht sich alles um Stylingtipps, Beispieloutfits, Sport, Ernährung, Lifestyle und vor allem Kompressionsbestrumpfung. Der Blog wird von selbst an Lipödem erkrankten Frauen betrieben.

Hamburger Selbsthilfegruppe LiLy HH (www.lilyhh.de)

LiLy HH ist eine regionale Selbsthilfegruppe für Lip- und/oder Lymphödem-Betroffene in Hamburg und Umland, welche den persönlichen Austausch fördern, Erfahrungen teilen und Anlaufstellen vermitteln möchte. LiLy HH hat auch eine Facebook-Gruppe »Lipödem/Lymphödem Nordlichter – Hamburg und Umzu«.

Terminkalender von diversen Selbsthilfegruppen (www.lipoedem-portal.de/lipoedem-selbsthilfegruppen-kontaktdaten-termine.htm)

Hier finden Sie Termine von Selbsthilfegruppen deutschlandweit.

Luna Largo (www.lunalargo.com)

Ein Modelabel, das passende Kleidung für die anatomischen Besonderheiten von Frauen mit Lipödem anbietet.

Lipoletic (www.lipoletic.de)

Ein Online-Video-Trainingsportal speziell für Lipödem- und Adipositas-Patienten.

Fotoserie Lipödem (www.soul-feelings.de/lip.html)

Die Fotoserie Lipödem wurde von Frau Corinna Hansen-Krewer fotografiert. Sie ist selbst von der Krankheit betroffen und möchte damit andere möglicherweise betroffene Frauen aufklären.

JOBST (www.jobst.de)

bietet Kompressionsstrümpfe und andere Kompressionsversorgungen bei Venenschwäche oder Lip- und Lymphödem an.

JUZO (www.juzo.com/de)

entwickelt und fertigt Kompressionsbekleidung, Bandagen und Orthesen für die Venentherapie, Ödemtherapie, Narbentherapie und Orthopädie.

Medi (www.medi.de)

ist ein Hersteller von medizinischen Hilfsmitteln, unter anderem Kompressionsbekleidung.

Cerascreen (www.cerascreen.de)

Gesundheits-Diagnostik (Selbsttests), -Beratung und -Versorgung

Trimilin (www.trimilin.com)

Trampolin-Modelle für Menschen jeden Alters

Bellicon (www.bellicon.com/de)

Ein hochelastisches Minitrampolin

7 Mind (https://7 mind.de)

App mit kurzen Meditations-Einheiten und individuellen Tipps

Personen

Kilia M. Ultes (www.kiliaultes.de)

Diplom-Psychologin und Business-Coach, Münster

Kirsten Dehmer (www.kirsten-dehmer.de)

Beraterin und Coach, Freiburg

Waltraud Scheller (www.soultracks.de)

Yogalehrerin, Regensburg

Dr. Ernst Schrott (www.vedamed.de)

Arzt für Naturheilverfahren, Ayurveda-Medizin (D.G.A.), Homöopathie und Chiropathie mit einer Praxis in Regensburg

Dr. Ulrich Bauhofer (www.drbauhofer.de)

Ayurveda-Praxis, München

Vivien Altmann (www.vivien-altmann.de)

Farb- und Stilberaterin sowie Modedesignerin, Berlin

Ivona Gligic (www.instagram.com/ivona.gligic)

Auf ihrem Instagram-Profil zeigt sie ihren Lebensstil und ihren eigenen Kampf gegen ihr Lipödem.

Ioana Chira (https://www.instagram.com/ioana_fit)

Ioana zeigt auf Instagram und YouTube, wie sie mit der Krankheit Lipödem umgeht.

Mathias Fischedick (www.mathias-fischedick.de)

Redner, Coach und Autor, Köln

Annette Auch-Schwelk (www.auchschwelk.de)

Coach, Rednerin und Autorin mit Schwerpunkt Persönlichkeitsentwicklung, Stuttgart

Max von Daehne (https://www.instagram.com/mvd_bomaye)

Personal Trainer im Bereich Fitness, Hamburg

Rabea Kieß (www.personal-trainer-koeln.de)

Personal Trainerin und Ernährungsberaterin, Köln und Bergisch Gladbach

Alexander von Hausen (www.peacemaker.one)

Personal Trainer und Gesundheits-Coach, Berlin

Danielle Knidel (https://www.instagram.com/daniknidel)

Model, Hamburg

Benjamin Kühn (https://www.instagram.com/b.kuehn23)

Physiotherapeut, Hamburg

Till Jürgens (www.energiereich.com)

Physiotherapeut, Essen

Theresa Kwarteng (theresakwarteng.de)

Physiotherapeutin und Yogalehrerin, Hamburg

Calvin Hollywood (www.calvinhollywood.de)

Fotograf, Redner, Social-Media-Experte und Coach

Silvia Schnapperelle (www.gesundwege.com)

Beraterin und Coach für Gesundheit und Ernährung, Spanien

Literatur

Vivien Altmann, **Hosen nähen.** Die perfekte Hose für jede Körperform – Alle Modelle in den Größen 34–46. München: EMF 2018

Petra Jahrend, **Lipödem: lieben leben weinen**. Der Alltag mit Lipödem. Norderstedt: Books on Demand 2018

Madlen Kaniuth, **Dicke Beine trotz Diät.** Mein Leben mit Lipödem. München: mvg Verlag 2015

Franz-Josef Schingale, **Lymphödeme – Lipödeme.** Ein Ratgeber für Betroffene. Hannover: Schlütersche Verlagsgesellschaft mbH & Co. KG 2007

Annette Auch-Schwelk, **Mit Schmerzen leben.** Das Übungsbuch bei akutem und chronischem Schmerz. Paderborn: Junfermann Verlag 2017

R. H. K. Strößenreuther, **Lipödem und Cellulitis** sowie andere Erkrankungen des Fettgewebes. Köln: Viavital Verlag 2008

Thomas Weiss, **Lipödem.** Rechtzeitig erkennen und richtig behandeln. Wirksame Hilfe ohne OP. München: südwest 2015

Danksagung

Von völliger Verwirrung zu einem entspannten Lächeln.

Ich möchte mich von Herzen bei allen bedanken, die mit mir gesprochen und mir dabei geholfen haben, Licht in dieses Lipödem-Chaos zu bringen. Was ich von allen bekam, war das Wertvollste, was ihr mir geben konntet: Zeit. Darüber hinaus noch Herzenswärme, fachliches Wissen, ganz viel Empathie und Humor.

Danke!